乡村全科执业助理医师资格考试

实践技能图解

宏 胜 主编

编委会成员 宏 胜 张 伟 赵鸿峰
刘 洋 王冬竹 赵 静
许琳琳 崔波波 司 思

科学技术文献出版社
SCIENTIFIC AND TECHNICAL DOCUMENTATION PRESS
·北 京·

图书在版编目（CIP）数据

乡村全科执业助理医师资格考试实践技能图解/宏胜主编. —北京：科学技术文献出版社，2018.3

ISBN 978-7-5189-4043-1

Ⅰ. ①乡… Ⅱ. ①宏… Ⅲ. ①医师—资格考试—自学参考资料 Ⅳ. ①R192.3

中国版本图书馆 CIP 数据核字（2018）第 047608 号

乡村全科执业助理医师资格考试实践技能图解

策划编辑：王治华　　责任编辑：杜新杰　王治华　　责任校对：赵　瑗　　责任出版：张志平

出 版 者　科学技术文献出版社
地　　址　北京市复兴路 15 号　邮编 100038
编 务 部　（010）58882938，58882087（传真）
发 行 部　（010）58882868，58882874（传真）
邮 购 部　（010）58882873
官方网址　www.stdp.com.cn
发 行 者　科学技术文献出版社发行　全国各地新华书店经销
印 刷 者　北京睿和名扬印刷有限公司
版　　次　2018 年 3 月第 1 版　2018 年 3 月第 1 次印刷
开　　本　787×1092　1/16
字　　数　383 千
印　　张　16
书　　号　ISBN 978-7-5189-4043-1
定　　价　128.00 元

编写说明

随着现代社会的高速发展与国民健康意识的不断提高,我国医疗行业对于医师的要求也与日俱增。为了确保医师的专业能力与职业素养能够适应现代化诊疗的需求,国家设立了医师资格考试,并将其作为行业的准入性考试。通过医师资格考试,不仅是对医务人员专业能力的认可,更与其未来的职业发展密切相关。金英杰国家医学考试研究中心专家组主编了《乡村全科执业助理医师资格考试实践技能图解》这一图书。本书从考试考点出发，立足于考生，致力于成为广大考生顺利通过医师资格考试难关的绝对“利器”。

1 强强联手，精彩呈现

独家名师以最新考试大纲为基准，为考生量身打造。以教师实际操作为表达对象，以高清视频及高清图片为主要载体，全清晰字幕呈现，构图精致，动作精细，并且画面清晰流畅。本书涵盖所有考点，视频采用上千组实拍镜头，多机位取景拍摄，专业剪辑，多样化效果处理，帮助考生拒绝死记硬背，真正做到“授之以鱼，不如授之以渔”。

2 精准还原，直击考场

全书按照考试说明篇、第一站、第二站、第三站、第四站、第五站进行了详细讲述，名师现场指导，真实还原考试现场及考试流程。为了使烦琐复杂的知识点更加简单易懂，本书将晦涩生硬的知识点提炼为表格形式，使考生的记忆速度直线上升。对重要知识点进行标注，使考生能够规避盲点，侧重考点，力争达到一书在手，医考无忧。

3 扫码听课，专注体验

随着考生需求的日益增长，纸上谈兵类的图书已经越来越不能满足广大考生的学习需求。为此，本书中特别加入了二维码链接，以碎片化视频呈现，精准展示操作过程，使其与图书相对应，一秒直达名师精讲课堂，通过生动鲜明的视频操作，将技能考试通过全标准精准地呈现，使考生在学习过程中知其然更知其所以然。

4 一考五站，顺利通关

实践技能考试采用“五站式”的考试模式，在本书的第一站病史采集中，我们特别加入了应试技巧、万能公式、试题举例。第二、三、四、五站加入了具体图解、温馨提醒、真题演练这几大模块，使考生可以随时进行实战演练，体验虚拟的考场紧扣得分点，在练习过程中拒绝粗心大意、马虎丢分，提前进入考试状态，力求帮助考生顺利通过考试。

最后，金英杰人将在“始于细微，成于执着”的工作理念指导下，秉承“一流师资，专业服务”的宗旨，力求为考生打造权威、实用的辅导教材。也希望广大考生在使用过程中若发现问题与不足之处及时与我们联系，以便及时修正。

扫码看课

扫码解析

目　录

考试说明

一、考试性质

医师资格考试的性质是行业准入考试，是评价申请医师资格者是否具备从事医师工作所必需的专业知识与技能的考试。由国家行业主管部门制定考试大纲，统一组织，单独命题，考试合格人员发放乡村全科执业助理医师资格证书，限定在乡镇卫生院或村卫生室执业。取得乡村全科执业助理医师资格的人员可以按规定参加医师资格考试。

二、报名资格

具有临床医学或中医类高职专业学历，具有农村医学或中医类中职专业学历，在乡村两级卫生机构工作，并符合《医师资格考试报名资格规定(2014 版)》条件。

2017 年在天津市、河北省、山西省、辽宁省、上海市、江苏省、浙江省、安徽省、福建省、山东省、湖南省、广东省、广西壮族自治区、海南省、重庆市、四川省、贵州省、云南省、西藏自治区、陕西省、甘肃省、青海省、宁夏回族自治区、新疆维吾尔自治区开展乡村全科执业助理医师考试试点，符合报名条件的考生按有关规定报考。2018 年开始在所有省市全面开展乡村全科执业助理医师考试。

三、报名时间

2019 年网上报名时间为 2019 年 1 月 16 日至 2019 年 1 月 28 日 24 时，各位考生持有效身份证件按有关规定如实准确填报个人信息，从 2018 年起，不再受理个人报名信息修改。现场审核时间为 2019 年2 月 15 日至 2 月 28 日。预计 2020 年报名时间应在 2020 年 1 月。

四、报名方式

乡村全科执业助理医师考试报名分网上报名和现场确认两部分。乡村全科执业助理医师考试报名流程：

(一)网上报名

步骤 1：考生登录国家医学考试网(www.nmec.org.cn)，点击“网上报名”，进入报名系统。

步骤 2：参加报名前请先确认是否已注册，如果没有，请先点击“注册”按钮进行网上注册，注册成功后该用户名可用于国家医学考试中心开放的所有考试报名(注意：注册成功后，用户名将不能被更改，请选择容易记忆的用户名并牢记该用户名和密码)。

步骤 3：用上一步骤中的用户名和密码登录系统并完善“个人信息”项下相关内容。

步骤 4：在“考试报名”项下进行报名信息填写。

步骤 5：报名完成后，打印《医师资格考试网上报名成功通知单》。

(二)现场报名

网上报名成功以后，考生须打印《医师资格考试网上报名成功通知单》，并在规定时间内到所在考点指定的地点现场进行资格审核、确认报名信息、办理缴费手续等工作。对考生的现场资格审核时间及具体要求(包括考生照片采集方式)以考点通知为准。未在规定时间内到指定的报名现场进行资格审核、确认报名信息及办理缴费手续者，网上报名无效。

考生持所打印的《医师资格考试网上报名成功通知单》及书面报名材料等，按照所在考点的具体要求，进行现场资格审核，考生在考点打印的《医师资格考试报名暨授予医师资格申请表》上签字确认后，办理交费手续(如所报考的考区开通了网上缴费功能，可在规定的缴费时间段内进行网上缴费)。

五、考试大纲

2019 年乡村全科执业助理医师实践技能考试和医学综合笔试启用新版《乡村全科执业助理医师资格考试大纲》《乡村全科执业助理医师资格考试实施方案(试行)》。《乡村全科执业助理医师资格考试大纲》由国家卫生和计划生育委员会医师资格考试委员会制定及颁布，该大纲是乡村全科执业助理医师考试的命题依据，请广大乡村全科执业助理医师据此做好考试的有关准备工作。

六、考试时间

乡村全科执业助理医师考试分实践技能考试和医学综合笔试两部分。全国考试时间为6月9—15日，具体由各省、自治区、直辖市医师资格考试领导小组组织实施。

七、技能考试设置

乡村全科执业助理医师实践技能考试采用三站式考试的方式。考区、考点按照《医师资格实践技能考试实施方案》的要求设立实践技能考试基地，考生在实践技能考试基地依次通过“三站”接受实践技能的测试。每位考生必须在同一考试基地内完成全部考站的测试。

考生持《医师资格实践技能准考证》应考，并根据准考证上所注携带必需物品（如本人有效身份证、工作服、口罩、帽子以及口腔类所需的模型牙等）和着装要求（公共卫生类的考生请勿穿裙装和高跟鞋参加考试）。考试基地设候考厅，考生在候考厅等待考试，等待考试过程中不得外出，不得使用任何通信工具。考试基地设考试引导员，负责引导考生进入每个考站。

（一）考试内容及考试形式

1.第一站

（1）考试内容：病史采集。考核考生的全科思维理念、沟通交流能力、人文关怀素养等。

（2）考试方法：笔试。

2.第二站

（1）考试内容：体格检查。

（2）考试方法：主要考查考生进行体格检查的能力（**血压测量作为每个考生的必考项目**），配备标准体验者协助完成。

3.第三站

（1）考试内容：**西医基本操作**。

（2）考试方式：主要考核急救技术与基本操作，**初级心肺复苏为必考项目**。心肺复苏和其他操作考试方法采用在医学教学模拟人或医用模块等设备上进行操作，考生操作后，考官会提出相关问题让考生回答。

4.第四站

（1）考试内容：公共卫生项目。（1题左右）

（2）考试方式：主要采取口述方式。

5.第五站

（1）考试内容：中医项目。（1题左右）

（2）考试方式：穴位定位主要是口述，也需指出位置；其他操作需边口述边操作。

（二）各考站分数与考试时间

考站	考试项目	分值（分）	考试时间（分钟）
第一站	病史采集	30	20
第二站	体格检查	30	15
第三站	西医基本操作	20	15
第四站	公共卫生	10	8
第五站	中医项目	10	7
合计		100	65
备注：沟通与协作能力、人文关怀等职业素质的考核融合到各站中			

八、考试合格分数线

医师资格实践技能考试总分为 100 分,60 分合格。

九、乡村全科执业助理医师实践技能考试大纲

(一)病史采集

发热	腹泻
水肿	黄疸
咳嗽与咳痰	尿频、尿急、尿痛
咯血	血尿
胸痛	阴道出血
呕血与便血	头痛
腹痛	意识障碍

(二)体格检查

一般检查	全身状况	生命体征(体温、脉搏、呼吸、血压)、营养状态、体位
	皮肤	皮肤弹性、蜘蛛痣、肝掌
	淋巴结	颌下、颈部、锁骨上、腋窝、腹股沟淋巴结
头颈部检查	眼	外眼检查(眼睑、巩膜、结膜、眼球)、瞳孔的大小与形状、对光反射(直、间接)、集合反射
	口	咽部、扁桃体
	颈部	甲状腺、气管、颈部血管
胸部检查	胸部视诊	胸部体表标志:骨骼标志、垂直线标志、自然陷窝 胸壁、胸廓、呼吸运动、呼吸频率、呼吸节律
	胸部触诊	胸廓扩张度、语音震颤、胸膜摩擦感
	胸部叩诊	叩诊方法、肺界叩诊、肺下界移动度
	胸部听诊	听诊方法、正常呼吸音、异常呼吸音、啰音、胸膜摩擦音、语音共振
	乳房检查(视诊、触诊)	—
	心脏视诊	心前区隆起、心尖搏动、心前区异常搏动
	心脏触诊	心尖搏动、心前区震颤、心包摩擦感
	心脏叩诊	心界叩诊及前正中线垂直距离和左锁骨中线至前正中线的距离
	心脏听诊	心脏瓣膜听诊区、听诊顺序、听诊内容(心率、心律、正常心音、额外心音、杂音和心包摩擦音)
	外周血管	脉搏、血管杂音、周围血管征
腹部检查	腹部视诊	腹部的体表标志、腹部的外形、腹围、呼吸运动、腹壁静脉、胃肠型和蠕动波
	腹部触诊	腹壁紧张度、压痛及反跳痛、肝脏触诊、脾脏触诊、胆囊触诊
	腹部叩诊	全腹叩诊、肝界叩诊、脾脏叩诊、肾区叩击痛、移动性浊音
	腹部听诊	肠鸣音、血管杂音

续表

脊柱、四肢、关节、肛门检查	脊柱	脊柱弯曲度、脊柱活动度、脊柱压痛、脊柱叩击痛
	四肢、关节	—
	肛门检查	—
神经系统检查	生理反射	深反射：跟腱反射、肱二头肌反射、肱三头肌反射、膝反射、桡骨骨膜反射 浅反射：腹壁反射
	病理反射	巴宾斯基(Babinski)征、奥本海姆(Oppenheim)征、戈登(Gordon)征、霍夫曼(Hoffmann)征
	脑膜刺激征	颈强直、克尼格(Kernig)征、布鲁津斯基(Brudzinski)征

(三)操作项目

初级心肺复苏	肌内注射、静脉注射、皮内注射(皮试)
吸氧术	导尿术
切开、缝合、打结、拆线	四肢骨折现场急救外固定
开放性伤口的止血包扎	脊柱损伤患者的搬运
换药	刷牙指导(改良 Bass 刷牙法)

(四)公共卫生基本技能

卫生处理	喷洒消毒、浸泡消毒、擦试消毒
个人防护	消化道传染病个人防护、呼吸道传染病个人防护
手卫手	标准洗手法
医疗废弃物处理	感染性废弃物的处理、损伤性废弃物的处理
针刺伤的处理	处理方法

(五)中医基本技能

常用穴位的定位与操作	列缺、少商、合谷、曲池、肩髃、下关、天枢、足三里、三阴交、阴陵泉、神门、后溪、肾俞、大肠俞、委中、太溪、内关、支沟、风池、环跳、阳陵泉、太冲、大椎、百会、水沟、关元、中脘、太阳、四神聪、十宣
针刺操作	提插法、捻转法、平补平泻法
艾灸操作	隔姜灸、温和灸、隔盐灸、雀啄灸
刮痧操作	直线刮法、弧线刮法、摩擦法、梳刮法
拔罐操作	留罐法、走罐法、闪罐法
推拿操作	推法、拿法、按法、揉法、擦法

(六)职业素质

1.沟通能力
2.伦理判断能力
3.依法执业能力

(七)医学文书书写

1.门诊病历(SOAP)
2.处方

第一站

病史采集

抢分题库　　直播体验课

考纲要求

发热	腹泻
水肿	黄疸
咳嗽与咳痰	尿频、尿急、尿痛
咯血	血尿
胸痛	阴道出血
呕血与便血	头痛
腹痛	意识障碍

病史采集是医师诊断和治疗疾病的第一步，是获取病史资料的重要手段，一个可靠的病史资料对疾病的识别和诊断及处理是极其重要的。因此，具有全面、系统、正确地采集病史的能力是作为一个合格医师所必须具备的基本技能。

目前情况下，病史采集的考试仍然是采用纸笔形式，也就是说，给予几个简要病史（**包括性别、年龄和主要症状及时间，例如：患者，男性，35岁。3天来高热伴咳嗽、胸痛来急诊就诊**），要求应试者围绕以上简要病史，将如何询问患者的现病史和相关病史的内容写在答题纸上。病史采集考查的重点是病史采集包含的内容和病史采集的技巧两方面。

有关病史采集技巧的考试，采用笔试考试形式是很难考查到的。但是，考生是否具有全科观念、条理性是否强、能否抓住问诊的重点、能否围绕病情询问等技巧，从试卷的字里行间还是清晰可辨的。考试如果出现所答内容尽管都对，亦无遗漏，但全科理念、条理性较乱、重点不突出或未能紧密围绕病情询问，也要扣分。这往往说明应试者的基本功还不扎实，缺乏全科理念，临床思维比较混乱，应进一步学习和提高。

病史采集的内容

（一）现病史

1.根据主诉及伴随症状问诊

（1）发病可能的病因和诱因。

（2）根据**主诉症状**进行纵向询问。

(3)有助于鉴别诊断的横向询问,即伴随症状询问。

2.诊疗经过

(1)是否到医院就诊,做过哪些检查。应询问到医院做过的检查项目和可能的检查结果。

(2)治疗和用药情况,疗效如何?应具体询问治疗的方法和药物,有无疗效。

3.一般情况

发病以来饮食、睡眠、大便、小便和体重变化情况,以便了解患者的一般情况。

(二)其他相关病史

1.有无药物过敏史。

2.与该病有关的其他病史:包括相关的既往患病史、相关的个人史和家族史,女性必要时询问月经史、婚育史等。

病史采集的技巧

(一)条理性强,要抓住重点

病史采集一定要以主诉症状为重点,先把其问深、问透,然后再针对与鉴别诊断相关的阳性或阴性症状(即伴随症状)进行询问。如一位发热的患者,应以发热为询问的重点,询问发热的可能诱因、起病的缓急、病程的长短、加重或缓解的因素,询问热度和发热的特点,以确定热型,把发热问深、问透。然后再进行有助于鉴别诊断的伴随症状询问,如伴有寒战,见于肺炎链球菌肺炎、败血症等;伴有腹痛,可见于急性细菌性痢疾、急性胆囊炎、急性阑尾炎等;伴尿痛、尿频、尿急,见于尿路感染等。还有一些伴随症状,不一一列举。

(二)要紧密围绕病情询问

在病史采集过程中,患者所谈的内容一定要紧密围绕病情,以免离题太远,影响病史采集效果。这里面有一个重要的问题,就是医患沟通的技巧问题,这是能做到紧密围绕病情询问的重要保证。

(三)运用思维和判断

在病史采集过程中,要不断将采集到的信息运用思维和联想,对资料加以分析、综合和判断,逐步形成对患者可能的诊断意见,即从"症状"上升至"疾病",而不是单纯笔录的被动过程。问诊过程一定要自始至终贯彻临床思维分析的原则。

(四)病史采集语言要通俗易懂,避免使用复杂难懂的医学术语、暗示性语言和逼问

在病史采集过程中,一定要用通俗易懂的语言,避免使用患者不易懂的医学术语生硬地询问,如"鼻窦炎"和"里急后重"等,因为这些术语即使是对文化程度较高的患者来说,也难以理解,甚至被理解错误,以致结果可能会带来一个不准确的病史资料,导致诊断错误。在病史采集过程中,还应避免使用暗示性语言和逼问,若使用暗示性语言和逼问,这样更会带来一个不准确的病史资料,导致诊断错误。

(五)注意病史采集过程中的态度

医师必须对患者有高度的责任心和同情心,态度要和蔼可亲,耐心体贴,在病史采集一开始就主动形成一种体贴入微及宽松和谐的气氛,这对顺利完成病史采集是非常重要的。

上述病史采集的内容和病史采集的技巧适用于所有症状、体征和疾病。关于病史采集的具体内容将在下面分别予以介绍。

答题纸样式

乡村全科类病史采集答题纸

姓名：____________ 单位：____________

准考证：____________ 题号：____________

乡村全科执业助理医师

得分：____________ 考官签名：__________

答题(请用蓝色或黑色钢笔或圆珠笔答题)

(一)现病史

(二)相关病史

【病史采集的万能公式】

(一)现病史(10 分)

1.根据主诉及相关鉴别询问(7 分)

(1)发病的病因和诱因(受凉、饮食、药物、外伤、情志、劳累等)。

(2)主诉(发热、腹痛等)。

(3)伴随症状:有助于鉴别诊断的横向询问。

2.诊疗经过(2 分)

(1)是否到过医院就诊,做过哪些检查,如血常规、X 线等,检查结果如何。

(2)治疗用药情况:使用具体药物,疗效如何。

3.一般情况(1 分)

发病以来饮食、睡眠、二便、体重变化情况。

(二)相关病史(4 分)

1.有无其它药物过敏史

2.与该病有关的其他病史:包括既往个人史、家族史、烟酒嗜好史(女性询问月经史、婚育史,儿童还需询问生长发育史、预防接种史)。

具体的主诉精华记忆点:

(1)发热:发热的分度、热型、发热缓急、病程长短、加重与缓解因素。

(2)胸痛:部位、性质、持续时间、发作缓急、有无放射性、加重与缓解因素。

(3)咽痛:发生的时间、性质(是锐性痛还是钝痛),咽痛有无放射到其他部位如耳部,吞咽时咽痛有无加重。

(4)咳嗽:音色、性质、程度、缓急、时间和规律、加重与缓解因素。

(5)头痛:部位、性质、程度、有无放射性、加重与缓解因素。

(6)咳痰:性状、量、有无异味(有无季节性)、加重与缓解因素。

(7)咯血:咯血量、性状、急缓。

(8)呕血:次数、颜色、性状、量。

(9)便血:次数、颜色、性状。

(10)黑便:次数、量、具体性状。

(11)腹痛:部位、性质和程度,是否为持续性,剧烈程度,有无转移,加重与缓解因素。

(12)腹泻:腹泻的缓急、次数,大便的性状、量等(有无黏液、臭味、里急后重),加重与缓解因素。

(13)黄疸:黄疸波及的范围,是否皮肤、巩膜均黄染,黄疸的颜色特 点,黄疸持续的时间,波动情况。

(14)少尿、无尿:少尿出现的时间,具体尿量,尿色。

(15)多尿:多尿出现的时间,具体尿量,尿色。

(16)尿频:排尿频率,每次排尿量。

(17)尿痛:部位性质、程度和出现的时间,加重与缓解因素。

(18)血尿:尿的颜色,是否有血凝块,是否为全程血尿,是否为持续性抑制或间歇性,加重与缓解因素。

(19)意识障碍(神志不清):起病急缓,持续的时间,意识障碍前有无头痛、恶心呕吐,出现意识障碍后有无抽搐。

(20)恶心:程度,与腹痛的关系。

(21)呕吐:次数、性质,有无恶心,呕吐物的性状和量,有无胆汁,有无粪臭味。

第一节　发　热

发热

基本知识

(一)概述

发热是指人的体温超过正常范围,是体温调节中枢异常的结果。人的正常体温随测量部位不同而略有差异,**腋表为36~37 ℃,口表为36.3~37.2 ℃,肛表为36.5~37.7 ℃**。正常人的体温常有变异,一般下午较上午略高,但**24小时内波动不超过1 ℃**;妇女排卵后较高,月经期较低;运动或进食后略高;老年人略低。

(二)常见病因和临床特点

发热的病因多种多样,临床特点除有皮肤灼热而潮红、呼吸和心跳加速等发热的一般表现外,主要是引起发热的原发疾病表现,而且这也是发热疾病诊断和鉴别诊断的重要依据。

1.根据是否有感染划分　发热的病因常分为**感染性和非感染性**两大类,而**以感染性更常见**。

感染性发热	①**急、慢性传染病**;②急、慢性全身或局灶性感染:各种病原体包括细菌、病毒、真菌、支原体、立克次体、螺旋体、原虫、寄生虫等
非感染性发热	①风湿性疾病:如**风湿热、系统性红斑狼疮**等;②无菌性组织坏死:如心肌梗死、肺栓塞、烧伤、大手术等;③恶性肿瘤:如各种恶性实体瘤、血液系统恶性肿瘤(淋巴瘤);④内分泌及代谢疾病:如甲状腺功能亢进症(包括甲状腺危象)、严重脱水等;⑤中枢神经系统疾病:如脑出血、外伤、肿瘤等;⑥物理因素:如中暑等;⑦变态反应:如药物热、药物引起的溶血和血型不合输血引起的溶血等;⑧其他:如自主神经功能紊乱产生的功能性发热,包括感染后热和神经功能性低热

2.热度　热度不同,病因也各异,随着热度的增高,发热症状会逐渐加重。

低热(37.3~38 ℃)	**慢性低热(病程1个月以上)**,可为**结核、肝炎**、局灶性化脓性感染;也可为非感染性,如风湿、甲亢、肿瘤、功能性发热
中高热(中度热38.1~39 ℃)和高热(39.1~41 ℃)	急性(病程2周以内)主要由感染引起,也可能是全身疾病的早期表现。长期(病程2周以上)多由急性中高热迁延而来,常由感染、肿瘤、结缔组织病和变态反应疾病引起,但仍以感染为主
超高热(>41 ℃)	多见于中暑、热射病、丘脑病变、婴幼儿急性感染病、输液反应。常急性起病,干热无汗,可伴昏迷、惊厥

病史采集要点

诱因/病因	**着凉、过度劳累、不洁饮食等**
	起病的缓急、病程的长短:可有急性发热、长期发热和慢性低热
	热型和发热的特点,有无加重或缓解因素
伴随症状	是否伴有头痛、寒战、出血、胸痛、腹痛、尿痛、尿频、尿急、肌肉痛、皮疹、黄疸等
诊疗经过	诊:是否曾到医院就诊和检查(**血常规、尿常规、胸部X线片**和CT等)? 检查结果如何
	疗:是否到医院做过治疗,治疗和用药情况,如是否用过**抗生素和退热药**等,疗效如何

续表

一般情况	包括饮食、睡眠、大便、小便和体重变化等
其它相关病史	有无药物和食物过敏史;外伤、手术史;既往有无结核病、肝炎、结缔组织病、糖尿病和肿瘤等疾病史;有无传染病接触史
	有无长期疫区居住史;有无烟酒嗜好;性病和冶游史
	配偶健康状况,女性月经、婚育情况,有无流产史等
	有无遗传性疾病家族史

试题举例

简要病史:女,33岁。发热伴双侧颈部淋巴结肿大5天门诊就诊	
要求:请围绕以上简要病史,将应该询的患者现病史及相关病史的内容并写在答题纸上	
时间:10分钟	
评分标准	总分:15分
一、问诊内容	
(一)现病史	10分
1.根据主诉及相关鉴别问诊	
(1)发病诱因:有无面部皮肤和器官外伤、感染、有无受凉、劳累等	
(2)发热:程度、热型,有无畏寒、寒战	
(3)淋巴结肿大:如何发现,有无疼痛,肿大程度,是否呈进行性肿大,有无发现其他部位淋巴结肿大	
(4)伴随症状:有无咽痛、牙痛、流涕、咳嗽、有无口腔溃疡、关节痛、有无盗汗、消瘦	
2.诊疗经过	
(1)是否曾到医院就诊,做过哪些检查,结果如何	
(2)治疗用药情况,是否用过药物治疗,疗效如何	
3.一般情况	
发病以来饮食、睡眠、大小便及体重变化情况	
(二)相关病史	4分
1.有无药物食物过敏史	
2.与该病相关的病史:有无肺结核、肿瘤性疾病、风湿性疾病病史,有无肿瘤性疾病家族史,有无烟酒嗜好,月经婚育史	
二、问诊技巧(不写入答题纸上)	1分
(一)条理性强、能抓住重点	
(二)能够围绕病情询问	

第二节 水 肿

水肿

基本知识

(一)概述

人体组织间隙中过多液体积聚致组织肿胀称为水肿。水肿按范围分为全身性水肿与局部性水肿;体腔内液积聚过多称为积液,包括胸腔积液(胸水)、腹腔积液(腹水)和心包积液等。**通常意义的水肿不包括脑水肿、肺水肿等内脏器官水肿。**

(二)常见病因和临床特点

1.全身性水肿

液体在机体组织间隙呈弥漫性分布,称全身性水肿。好发于皮下组织较疏松处和身体最低部位(能活动者最早出现在踝内侧,卧床者则以腰骶部明显)。短时间内液体潴留使体重增加超过 10%,或指压凹陷明显,称显性水肿;体重增加在 10%以下,手指按压无明显肉眼可见凹陷,称隐性水肿。

心源性水肿	主要是右心功能衰竭的表现,常见于瓣膜、心肌等病变引起的充血性心力衰竭、缩窄性心包炎等。水肿严重者甚至出现胸水、腹水或心包积液
肾源性水肿	主要见于各类肾脏疾病。肾病综合征病人则可有“三高一低”表现(高度水肿、大量蛋白尿、高脂血症、低蛋白血症)
肝源性水肿	见于肝硬化失代偿期、肝癌等。主要为腹水,可出现下肢或全身性水肿。其水肿发展慢,先出现于足、踝部,呈上行性而至全身,头面部及上肢常无水肿
营养不良性水肿	常见于慢性消耗性疾病、长期营养缺乏、严重烧伤及维生素 B_1 缺乏等。水肿呈上行性,出现前先有消瘦及体重下降等,可有浆膜腔积液以及低蛋白血症

2.其他原因

黏液性水肿	为甲状腺功能减退引起,水肿以颜面、下肢的胫前较明显,为非凹陷性水肿
经前期紧张综合征	月经前 7~14 天出现眼睑、踝部与手轻度水肿,伴乳房胀痛及盆腔沉重感,经后排尿增加,水肿消退
皮质醇增多症	因水钠潴留引起
妊娠高血压	多见于初产妇,2 周后出现
特发性水肿	原因不明,绝大多数为女性,多出现于颜面或下肢,呈昼夜变化,可能与毛细血管通透性增加或雌激素引起水钠潴留有关
药物因素	如肾上腺皮质激素、雌激素、胰岛素等,也可发生水肿

3.局限性水肿

液体局限性积聚于身体局部组织间隙,称为局限性水肿。常见原因为局部静脉或淋巴回流受阻、毛细血管通透性增加等。如局部炎症、上腔或下腔静脉阻塞综合征、肢体静脉血栓形成或栓塞性静脉炎、象皮腿、血管过敏反应等。

病史采集要点

发病诱因	有无激烈运动、劳累、精神紧张、感染

续表

特点	水肿出现的时间、持续时间，水肿发生的缓急、程度，水肿开始的部位，与体位的关系，是否为凹陷性及对称性，加重或缓解因素
伴随症状	伴有呼吸困难、心悸、不能平卧，并有颈静脉怒张、肝大、尿少、尿常规改变、高血压、肾功能损害、黄疸、腹水、蜘蛛痣、腹部静脉曲张、肝功能
诊疗经过	是否曾到医院就诊和检查，是否检查过血常规、尿常规、肝肾功能、胸部 X 线片、心电图、超声心动图、胸腹部 B 超或 CT 等，检查结果如何
	治疗和用药情况，如是否用过利尿剂，疗效如何
一般情况	包括饮食、睡眠、大便和体重变化情况等
其他相关病史	既往有无高血压、心脏病、糖尿病、慢性肾病、肝病病史，有无肺部疾病、甲状腺疾病、肿瘤、营养不良性疾病
	是否酗酒及吸烟，有无药物过敏史，用药史，有无外伤和手术史
	配偶健康状况，女性病人的月经与婚育史
	有无心脏病家族史

试题举例

简要病史：男，81 岁。双下肢水肿半个月来门诊就诊。既往有高血压 30 年。	
要求：请围绕以上简要病史，将应该询问的患者现病史及相关病史的内容写在答题纸上	
时间：10 分钟	
评分标准	总分：15 分
一、问诊内容	
（一）现病史	10 分
1.根据主诉及相关鉴别问诊	
（1）发病诱因：有无感染、劳累等	
（2）水肿开始的部位、水肿程度、与体位的关系，是否为凹陷性及对称性，有无颜面水肿，加重或缓解因素	
（3）伴随症状：有无呼吸困难、心悸、不能平卧，有无尿少、泡沫尿及夜尿次数，有无黄疸、腹胀，有无消瘦或体重增加，有无乏力、怕冷等	
2.诊疗经过	
（1）是否到医院就诊，做过哪些检查，如血常规、尿常规、肝肾功能、心电图；检查结果如何	
（2）治疗和用药情况：如是否应用过利尿剂治疗，若用过，利尿剂种类、用量及疗效如何	
3.一般情况：近期睡眠、大便情况	
（二）其他相关病史	4 分
1.有无药物过敏史	

续表

2.是否规律服用降压药及血压控制情况	
3.既往有无心脏病、糖尿病、慢性肾病及肝病病史，有无甲状腺疾病、肿瘤、营养不良性疾病病史，是否酗酒	
二、问诊技巧（不写在答题纸上）	1分
（一）条理性强，能抓住重点	
（二）能够围绕病情询问	

第三节　咳嗽与咳痰

咳嗽与咳痰

基本知识

（一）概述

咳嗽是为清除气道内分泌物或异物的一种反射性或自主性呼气动作。借助咳嗽动作将气管、支气管的分泌物或肺泡内渗出液排出称咳痰。

（二）常见病因和临床特点

1.咳嗽的持续时间

急性咳嗽（持续时间**<3周**）	常见的原因有**上呼吸道感染（包括急性鼻炎、鼻窦炎、咽炎、喉炎、支气管炎）**、**慢性阻塞性肺疾病（COPD）**急性发作、肺炎、气管异物、哮喘等；其他有肺栓塞、心力衰竭等
亚急性咳嗽（持续时间3~8周）	发病的原因较为复杂
慢性咳嗽（持续时间**>8周**）	**常见的原因**有慢性支气管炎、上气道咳嗽综合征（又名鼻后滴流综合征，表现为上呼吸道如鼻部、咽喉感染等基础疾病后出现的气道高反应性，以咳嗽为主要临床表现，伴或不伴有鼻后滴流感）、咳嗽变异性哮喘、胃食管反流、药物如血管紧张素转化酶抑制剂

2.咳嗽的特点

（1）是否伴有咳痰

干性咳嗽	咳嗽无痰或痰量极少，常见于**急性或慢性咽峡炎**、喉癌、急性支气管炎初期、气管受压、支气管异物、支气管肿瘤、胸膜疾病、原发性肺动脉高压、二尖瓣狭窄等，还可见于使用血管紧张素转化酶抑制剂（ACEI）
湿性咳嗽	**咳嗽伴有咳痰**，常见于**慢性支气管炎、支气管扩张、肺炎**、肺脓肿和空洞型肺结核等

（2）咳嗽的时间与规律

突发性咳嗽	由于**吸入刺激性气体或异物、淋巴结或肿瘤压迫气管**或支气管分叉处所引起
发作性咳嗽	可见于**百日咳**、支气管内膜结核、以咳嗽为主要症状的支气管哮喘等
长期慢性咳嗽	多见于**慢性支气管炎**、支气管扩张、肺结核、肺脓肿
夜间咳嗽	常由**左心衰竭**、肺结核

(3)咳嗽的音色

咳嗽声音嘶哑	多为声带的炎症或肿瘤压迫喉返神经所致
鸡鸣样咳嗽	表现为连续阵发性剧咳伴有高调吸气回声，多见于百日咳、气管受压、会厌或喉部疾患
金属音咳嗽	常见于纵隔肿瘤、主动脉瘤或支气管癌直接压迫气管所致
咳嗽声音低微或无力	见于严重肺气肿、声带麻痹及极度衰弱者

3.伴随症状

伴**发热**	多见于**急性呼吸道感染**、肺结核、胸膜炎等
伴**胸痛**	常见于肺炎、胸膜炎、支气管肺癌、肺栓塞和自发性气胸等
伴**呼吸困难**	见于喉水肿、喉肿瘤、支气管哮喘、COPD、重症肺炎、肺结核、大量胸腔积液、气胸、肺水肿(左心衰竭)、气管或支气管异物
伴**咯血**	常见于支气管扩张、肺结核、肺脓肿、支气管肺癌、二尖瓣狭窄等
伴**大量脓痰**	常见于支气管扩张、肺脓肿、肺囊肿合并感染
伴**有哮鸣音**	多见于支气管哮喘、慢性喘息性支气管炎、心源性哮喘、气管与支气管异物等；当支气管肺癌引起气管与支气管不完全阻塞时可出现局限性分布的哮鸣音
伴**有杵状指(趾)**	常见于支气管扩张、慢性肺脓肿、支气管肺癌和脓胸等

4.咳痰的性质

白色泡沫黏液痰	多见于支气管炎和支气管哮喘
黄色脓样痰	化脓性感染所致
铁锈色痰	肺炎球菌引起的大叶性肺炎的典型特点
粉红色泡沫痰	肺水肿的特征
黑色或灰白色痰	多见于煤尘肺和各种矽肺
红色胶样痰	见于支气管肺癌、肺炎克雷伯菌肺炎
果酱样痰	肺吸虫病的典型表现之一
大量稀薄痰	肺泡细胞癌的特征
大量脓性泡沫痰	肺脓肿和支气管扩张的典型特点
清水样痰伴有“粉皮”样囊壁	肺包囊虫病临床诊断的重要依据

病史采集要点

诱因/病因	**劳累、受凉、淋雨、感冒等**
伴随症状	有无发热、寒战和胸痛、盗汗和体重下降、胃灼热，有无杵状指
诊疗经过	诊：是否曾到医院就诊和检查(X线、血常规)？检查结果如何
	疗：是否进行过治疗，如何治疗，用药情况及其效果
一般情况	患病以来**饮食、睡眠、大便、小便和体重变化**等

续表

相关病史	过敏史、哮喘史、COPD 和胃食管反流等疾病史;吸烟史;药物应用史
	有无长期疫区居住史;有无烟酒嗜好;性病及冶游史
	婚育史及女性患者的月经史
	有无家族遗传病史

试题举例

简要病史:男性,28 岁。间断咳嗽、咳痰 1 年,痰中带血伴发热 2 天来门诊就诊	
要求:请围绕以上简要病史,将应该询问的患者现病史及相关病史的内容写在答题纸上	
时间:10 分钟	
评分标准	总分:15 分
一、问诊内容	
(一)现病史	10 分
1.根据主诉及相关鉴别问诊	
(1)发病诱因:有无受凉、醉酒等	
(2)发热:体温升高和变化情况,有无寒战	
(3)咳嗽:是否持续及变化情况,咳嗽性质	
(4)咳痰:性状、量、气味,有无咯血	
(5)咯血:痰中带血的性状和量	
(6)伴随症状:有无胸痛、呼吸困难,有无全身中毒症状,如全身乏力、食欲减退等	
2.诊疗经过	
(1)是否到医院就诊,做过哪些检查,如血常规、X 线胸片;检查结果如何	
(2)治疗和用药情况:如是否应用过抗生素治疗,若用过,是哪些抗生素,疗效如何	
3.一般情况	
近期睡眠、大便、小便和体重变化情况	
(二)其他相关病史	4 分
1.有无药物过敏史	
2.其他相关病史:既往有无类似发作,有无哮喘、结核、支气管扩张病史等	
二、问诊技巧(★不写在答题纸上)	1 分
(一)条理性强,能抓住重点	
(二)能够围绕病情询问	

咯血

第四节　咯　血

基本知识

(一)概述

咯血是指血液从呼吸道中咳出或痰中带血。

咯血按出血量分为：**小量咯血(24 小时内咯血量小于 100 mL),中等量咯血(24 小时内咯血量100~500 mL),大咯血(24 小时内咯血量超过 500 mL,或一次咯血量 100~500 mL)**。

小量咯血可仅表现为痰中带血而无其他症状；中等量以上咯血则可有胸闷、喉痒、咳嗽等先兆症状；大咯血表现为满口血液，甚至从口鼻中涌出或短时间内咯血不止，常伴呛咳、脉搏快、呼吸急促、出冷汗、面色苍白、紧张或恐惧感，如阻塞呼吸道可造成窒息。但咯血多少与疾病严重程度不完全一致。

(二)常见病因和临床特点

痰中带血在多种呼吸系统疾病中都很常见，成人患者常见病因包括上呼吸道感染、支气管炎、支气管扩张、结核、肺炎；**40 岁以上的吸烟者出现咯血应考虑有无原发性肺癌的可能**(转移性肿瘤一般较少出现咯血)。儿童常见病因包括下呼吸道感染、异物吸入等。

1.咯血的病因　按来源分为如下几种：

(1)气管、支气管来源

恶性肿瘤(支气管来源、支气管转移性)	盗汗、体重下降、有重度吸烟史
急性支气管炎	发热、咳痰或干咳
慢性支气管炎	既往有 COPD 或吸烟史
支气管扩张	既往有支气管扩张病史或反复肺部感染病史者出现慢性咳嗽和黏痰
慢性未诊断(非急性)气管异物	慢性咳嗽不伴上呼吸道感染症状,有时伴有发热,以婴儿或幼儿为典型

(2)肺实质来源

肺脓肿	亚急性发热伴咳嗽、盗汗、畏食、体重下降
肺炎	发热、咳痰、呼吸困难和胸痛,呼吸音减弱或出现管状呼吸音及湿啰音,外周血白细胞计数升高
肺出血-肾炎综合征	疲劳、体重下降、经常血尿,有时伴水肿

(3)血管来源

肺静脉压力升高(尤其二尖瓣狭窄、左心功能衰竭)	肺部听诊湿啰音,中央或外周容量负荷过度的体征(如颈静脉怒张、外周性水肿),平卧位呼吸困难(端坐呼吸)或入睡后 1~2 小时出现呼吸困难(夜间阵发性呼吸困难)
肺栓塞	见于具有慢性血栓栓塞疾病的危险因素(如长期卧床)的患者,**突发剧烈胸痛、呼吸急促和心动过速**

2.伴随症状

伴**发热**	多见于肺结核、肺炎、肺脓肿、肺出血型钩端螺旋体病、流行性出血热(肾综合征出血热)、支气管肺癌等

续表

伴胸痛	常见于大叶性肺炎、肺栓塞、肺结核、支气管肺癌等
伴呛咳	可见于支气管肺癌、支原体肺炎等
伴皮肤黏膜出血	可见于血液病(如白血病、血小板减少性紫癜)、肺出血型钩端螺旋体病、流行性出血热(肾综合征出血热)等
伴大量脓痰	常见于支气管扩张
伴呼吸困难	重症肺炎、肺结核、气管或支气管异物
伴有哮鸣音	气管与支气管异物;支气管肺癌引起气管与支气管不完全阻塞时可出现局限性分布的哮鸣音
伴有杵状指(趾)	常见于支气管扩张、支气管肺癌等
伴黄疸	多见于肺出血型钩端螺旋体病

3.咯血的颜色和性状

鲜红色	多见于肺结核、支气管扩张、肺脓肿和出血性疾病
铁锈色	肺炎球菌所致大叶性肺炎,也可见于肺吸虫病和肺泡出血
暗红色	可见于二尖瓣狭窄
粉红色泡沫痰	可见于肺水肿(急性左心衰竭)
黏稠暗红色血痰	可见于肺栓塞
红色胶样痰	见于支气管肺癌、肺炎克雷伯菌肺炎
果酱样痰	肺吸虫病的典型表现之一

病史采集要点

诱因/病因	劳累、呼吸道感染、外伤等
伴随症状	发热和咳痰;盗汗、体重下降和乏力;胸痛和呼吸困难;血尿
诊疗经过	诊:是否曾到医院就诊和检查?检查结果如何
	疗:是否进行过治疗,如何治疗,用药情况及其效果
一般情况	发病以来睡眠、大便、小便等情况
相关疾病	药物、食物过敏史
	既往病史(过去有无类似发作——COPD、支气管扩张、结核)、恶性肿瘤、出凝血功能异常、心力衰竭、慢性肝病
	传染病接触史、毒物接触史、疫水疫区接触史、职业特点(如粉尘或刺激性气体接触)、手术史;(女性)月经和婚育史

试题举例

简要病史:男性,65岁。咳嗽、胸痛1个月余,间断咯血1周来门诊就诊

续表

要求：**请围绕以上简要病史，将应该询问的患者现病史及相关病史的内容写在答题纸上**	
时间：10 分钟	
评分标准	总分：15 分
一、问诊内容	
（一）现病史	10 分
1.根据主诉及伴随症状问诊	
（1）发病诱因：如受凉、劳累、上呼吸道感染等	
（2）咳嗽：性质、发生的时间和规律，加重和缓解因素；有无咳痰	
（3）胸痛：部位、性质、发生频率、持续时间，有无加重或缓解因素	
（4）咯血：性状、颜色和量，间断还是持续出现、含血量及颜色，是否咳出，痰与血的相混情况	
（5）伴随症状：有无发热，有无胸痛、呼吸困难。有无长期或反复咳嗽、咳痰	
2.诊疗经过	
（1）是否到医院就诊，做过哪些检查，如血常规、X 线胸片，检查结果如何	
（2）治疗和用药情况，如是否应用过抗生素治疗，若用过，是哪些抗生素，疗效如何。是否用过止血药，如云南白药等，疗效如何	
3.一般情况	
发病以来饮食、睡眠、大便、小便和体重变化情况	
（二）其他相关病史	4 分
1.有无药物过敏史	
2.有无其他相关病史，如结核、支气管扩张、恶性肿瘤、出凝血功能异常、慢性肝病等，有无结核患者接触史；有无相关用药，如阿司匹林、华法林等；有无肿瘤家族史	
二、问诊技巧（★不写在答题纸上）	1 分
（一）条理性强，能抓住重点	
（二）能够围绕病情询问	

第五节　胸　痛

胸痛

基本知识

（一）概述

胸痛是导致患者就诊的常见症状。胸部多种脏器的疾病均可引起胸痛。最常见的有心脏、主动脉、气管、肺与胸膜、食管以及胸壁的病变。此外，某些上腹部疾病也可引起胸痛。

（二）常见病因与临床特点

心脏血管疾病	心绞痛	是中老年患者胸痛的常见原因。其特点是：胸骨后或心前区压榨性疼痛/闷痛，范围如手掌大小；疼痛可放射至心前区、下颌、左上肢，发作持续数分钟，体力负荷增加时诱发，休息或用硝酸酯类药后可缓解；发作时心电图出现缺血性ST-T改变
	急性心肌梗死	表现为更严重的心绞痛。其特点是无明显诱发因素，突发心前区与胸骨后剧烈疼痛，伴有濒死感和恐惧感，持续时间长，服硝酸甘油无效，可伴有休克、心力衰竭、心律失常等。心电图出现单向曲线型的ST段抬高或ST段的显著降低；同时伴心肌坏死标志物升高
	心包炎	呈急性或亚急性发病，多见于青壮年，先有呼吸道感染症状，持续性或间歇性胸痛，吸气与咳嗽可使疼痛加重；伴有发热、气短。体检可听到心包摩擦音。心电图多导联ST轻度抬高；超声心动图可发现心包少量积液
	主动脉夹层	中年以上发病，有高血压、动脉硬化史。突然发生剧烈胸痛，可放射至头、颈、上肢、腰背、中下腹甚至下肢，疼痛剧烈可有休克征象。体检两上肢血压或上、下肢血压有明显差别；颈部血管或主动脉瓣区出现杂音。心电图改变缺乏特异性。超声心动图可能看到升主动脉增宽、主动脉出现夹层
	肺栓塞	患者有慢性血栓栓塞症的危险因素。突然发生一侧胸痛伴呼吸困难、发绀、咳嗽、咯血；重症者可有晕厥。体检肺动脉瓣区第二心音亢进。心电图出现 $S_{Ⅰ}Q_{Ⅲ}T_{Ⅲ}$ 改变，或右束支传导阻滞、电轴右偏、顺钟向转位；超声心动图肺动脉高压、三尖瓣关闭不全
食管疾病	胃食管反流疾病	为胸骨后烧灼样疼痛，饱餐后平卧易发生，常于夜间发作。平时经常有反酸、胃灼热的症状
	食管癌	吞咽时疼痛发作或加剧，常伴有吞咽困难；患者有进行性消瘦
胸膜疾病	自发性气胸	在持重物或剧烈咳嗽后突然发病；一侧胸痛伴呼吸困难、干咳。查体：气管向健侧移位；叩诊患侧呈鼓音，患侧呼吸音减低或消失。胸部X线检查患侧肺压缩
	胸膜炎	急性或亚急性起病，胸痛伴发热、咳嗽、气短。查体：患侧叩诊浊音，听诊有胸膜摩擦音。胸部X线可见少量胸腔积液
	肺炎	大叶性肺炎当炎症涉及胸膜时可出现胸痛。急性起病，胸痛伴发热、咳嗽、咳痰。查体：叩诊患侧浊音，听诊有支气管呼吸音及湿啰音。胸部X线可见片状阴影
胸壁疾病	肋软骨炎	可持续数周或数月，呼吸及上臂活动时加重。查体肋软骨有压痛。心电图、胸部X线无异常
	肋骨骨折	有外伤史，呼吸时疼痛加重，局部有压痛、骨擦感。胸部X线有时可见骨折（也可能不明显）

续表

腹部疾病	胆囊炎、胆石症	发作时右上腹疼痛,可向右胸部及右肩部放射。腹部超声检查可以进一步明确诊断
	膈下脓肿、肝脓肿	亚急性发病,寒战高热,**下胸部或背部疼痛,右侧较重**。查体局部有明显压痛。胸部透视膈运动减弱;血常规、胸部X线、B超检查有助于诊断
神经与精神性胸痛	肋间神经痛	胸痛为**刺痛、串痛,肋骨下缘可有压痛并沿肋间神经走行放射**。心电图、胸部X线无异常
	带状疱疹	亚急性发病,一侧剧烈胸痛,夜间重。发病数天后胸壁出现疱疹、沿神经走行呈簇状分布。心电图、胸部X线无异常
	心脏神经官能症	青年或中年女性,有神经衰弱的症状,胸痛为短暂的刺痛或较久的隐痛;经常有胸闷、气短等不适,与情绪有关。心肺检查正常,心电图、胸部X线片无异常

病史采集要点

诱因、起病缓急	**劳累、情绪波动、药物、剧烈活动等**
伴随症状	有无**伴发热、咳嗽咳痰、心悸、头晕、黑蒙、低血压、吞咽困难**
诊治经过	诊:**是否曾到医院就诊和检查(咽部检查或喉镜检查)**?检查结果如何
	疗:是否进行过治疗,如何治疗,用药情况及其效果
一般情况	患病以来**饮食、睡眠、大小便及体重变化**情况
相关病史	有无高血压、糖尿病、慢性呼吸道疾病、慢性血栓栓塞病、胃食管反流病史
	有无药物、食物过敏史
	传染病接触史、毒物接触史、疫水疫区接触史、职业特点(如粉尘或刺激性气体接触)、手术史;(女性)月经和婚育史;家族遗传史

试题举例

简要病史:**男,23岁。突发右侧胸痛、呼吸困难1小时急诊就诊**	
要求:**请围绕以上简要病史,将应该询的患者现病史及相关病史的内容并写在答题纸上**	
时间:10分钟	
评分标准	总分:15分
一、问诊内容	
(一)现病史	10分
1.根据主诉及相关鉴别问诊	
(1)发病诱因:有无外伤、体力负荷过重、剧烈咳嗽、精神因素、久坐或久卧等	
(2)胸痛:具体部位、性质、程度、有无放射、与呼吸、咳嗽的关系,加重、缓解因素	

续表

(3)呼吸困难:程度、吸气性还是呼气性,是否进行性加重	
(4)伴随症状:有无恶心、呕吐、心悸、出汗,有无发热	
2.诊疗经过	
(1)是否曾到医院就诊,做过哪些检查,结果如何	
(2)治疗用药情况,是否用过药物治疗,疗效如何	
3.一般情况	
发病以来饮食、睡眠、大小便及体重变化情况	
(二)相关病史	4分
1.有无药物食物过敏史	
2.与该病相关的病史:有无类似发作,有无心脏病、高血压、慢性支气管炎、支气管哮喘、肺结核、下肢静脉血栓病、有无地方病和传染区居住史,有无烟酒嗜好;有无家族史	
二、问诊技巧(不写入答题纸上)	1分
(一)条理性强、能抓住重点	
(二)能够围绕病情询问	

第六节　呕血与便血

呕血与便血

基本知识

一、呕血

(一)概述

呕血是上消化道疾病(指屈氏韧带以上的消化道,包括食管、胃、十二指肠、肝、胆、胰疾病)或全身性疾病所致的上消化道出血,血液经口腔呕出。常伴有黑便,严重时可有急性周围循环衰竭的表现。

(二)引起呕血的病因

消化系统疾病	食管疾病、胃及十二指肠疾病,如急性糜烂出血性胃炎、消化性溃疡、胃食管肿瘤、食管胃底静脉曲张破裂出血等
上消化道邻近器官或组织的疾病	胆、胰腺、肝脏疾病等
全身性疾病	血液疾病、感染性疾病等累及上消化道的疾病

(三)临床特点

失血性周围循环衰竭	出血量占循环血容量10%以下时,患者一般无明显临床表现;出血量占循环血容量的10%~20%时,可有头晕、无力等症状,多无血压、脉搏等变化;出血量达循环血容量的20%以上时,则有冷汗、四肢厥冷、心悸、脉搏增快等急性失血症状;若出血量在循环血容量的30%以上,则常有神志不清、面色苍白、心率加快、脉搏细弱、血压下降、呼吸急促等急性周围循环衰竭的表现

续表

发热	多数出血量大的患者在24小时内出现发热,一般体温不超过38.5 ℃,可持续3~5天
血液学改变	出血早期可无明显血液学改变,出血3~4小时以后由于组织液的渗入及输液等情况,血液被稀释,血红蛋白及血细胞比容逐渐降低。因此,大出血早期不能根据红细胞数与血红蛋白量来判断有无出血及出血量
氮质血症	呕血的同时因部分血液进入肠道,血红蛋白的分解产物在肠内被吸收,故在出血数小时后血清尿素氮开始上升,24~48小时可达高峰。如无继续出血3~4天即可降至正常

1.问诊要点

是否为呕血	明确是否为呕血:注意排除口腔、鼻咽部出血和咯血
诱因	有无饮食不当、大量饮酒、毒物或特殊药物摄入史
颜色	食管病变或出血量大、出血速度快者多为鲜红或暗红色;胃内病变或出血量小、出血速度慢者多呈咖啡色
呕血量	可作为估计出血量的参考,但因为部分血液可较长时间滞留在胃肠道,故应该结合全身表现估计出血量

2.伴随症状

伴上腹痛	疼痛无明显规律性并伴有食欲减退、消瘦或贫血者,应警惕胃癌;中青年人,慢性反复发作的上腹痛,具有一定的周期性与节律性,多为消化性溃疡
皮肤黏膜出血	与凝血功能障碍的疾病及血液疾病有关
伴黄疸	黄疸、发热、寒战伴右上腹绞痛者,可能由肝胆疾病引起。黄疸、发热及全身皮肤黏膜有出血倾向者,见于某些感染性疾病,如钩端螺旋体病及败血症等
伴肝脾大	蜘蛛痣、腹壁静脉曲张或有腹水、肝掌,提示肝硬化门脉高压;出现肝大、肝区疼痛、质地坚硬、表面凹凸不平或有结节,血液化验甲胎蛋白(AFP)阳性者多为肝癌

病史采集要点

诱因/病因	饮酒、粗糙食物、激惹性药物(如非甾体抗炎药)等
症状特点	呕血的发病缓急、发作次数、持续时间、呕血量、性状、颜色;加重或缓解因素
伴随症状	有无头晕、心悸、出汗、口渴、尿量减少;有无发热;有无腹痛、呕吐、反酸;有无皮肤、巩膜黄染
诊疗经过	诊:是否曾到医院就诊和检查(血常规、粪常规及隐血、肝肾功能、胃镜等)? 做了哪些检查
	疗:是否进行过治疗(如止血药),用药情况及其效果
一般情况	患病以来饮食、睡眠、大小便及体重变化情况
相关病史	有无药物和食物过敏史
	既往病史(过去有无类似发作或类似疾病——消化性溃疡、肝硬化、出血性胃炎、反流性食管炎、肛裂病史)
	传染病接触史、毒物接触史、疫水疫区接触史、职业特点(如粉尘或刺激性气体接触)、手术史;(女性)月经和婚育史;有无家族、传染病及肿瘤史

试题举例

简要病史:男,55 岁。腹胀 2 年,呕血 4 小时急诊入院。既往有慢性乙型肝炎病史 8 年	
要求:请围绕以上简要病史,将应该询的患者现病史及相关病史的内容并写在答题纸上	
时间:10 分钟	
评分标准	总分:15 分
一、问诊内容	
(一)现病史	10 分
1.根据主诉及相关鉴别问诊	
(1)发病诱因:有无劳累、饮酒、服用药物、进食粗糙食物、误食异物,近期有无行上消化道器械检查等	
(2)腹胀:部位、程度、持续性或间断性,加重、缓解因素	
(3)呕血:颜色、内容物、次数、量	
(4)伴随症状:有无黑便、有无腹痛、下肢水肿、皮肤黄染、头晕、心悸、少尿、意识障碍	
2.诊疗经过	
(1)是否曾到医院就诊,做过哪些检查,结果如何	
(2)治疗用药情况, 是否用过药物治疗,疗效如何	
3.一般情况	
发病以来饮食、睡眠、大小便及体重变化情况	
(二)相关病史	4 分
1.有无药物食物过敏史	
2.与该病相关的病史:有无类似发作,有无肝硬化、急慢性胃炎、消化性溃疡、心肺疾病、出血性疾病、肿瘤性疾病病史、有无地方病和传染区居住史,有无酗酒、吸烟,有无肿瘤性疾病家族史	
二、问诊技巧(不写入答题纸上)	1 分
(一)条理性强、能抓住重点	
(二)能够围绕病情询问	

二、便血

(一)概述

便血是指消化道出血,血液由肛门排出。便血颜色可呈鲜红、暗红或黑色。少量出血不造成粪便颜色改变,须经隐血试验才能确定者,称为隐血。

(二)引起便血的病因

上消化道疾病	引起呕血的病因均可引起便血,视出血量与速度的不同,可表现为便血或黑便

续表

下消化道疾病	小肠疾病、结肠疾病、直肠肛管疾病等
血管病变	如血管瘤、毛细血管扩张症、血管畸形等

（三）临床特点

便血	上消化道或小肠出血并在肠内停留时间较长，粪便呈黑色，又称柏油样便。下消化道出血，如出血量大则呈鲜红，若血液在肠道停留时间长，则可为暗红色。血色鲜红不与粪便相混，仅于排便后有鲜血滴出或喷射出或黏附于粪便表面者，提示为肛管疾病或肛门出血，如痔、肛裂或直肠肿瘤引起的出血。急性细菌性痢疾多有黏液脓血便，急性出血性坏死性肠炎可排出洗肉水样血便，并有特殊的腥臭味。阿米巴痢疾的粪便多为暗红色果酱样的脓血便

1.问诊要点

病因和诱因	有无不洁饮食，进食辛辣刺激、生冷等食物史。有无服药史或集体发病。便血的颜色及其与大便的关系有助推测出血部位、速度及可能的病因
便血次数与量	有助于推测出血量。需结合患者全身表现才能大致估计失血量
其他情况	有无口渴、黑矇、头晕、出汗、心悸等症状

2.伴随症状

伴里急后重	提示为直肠、肛门疾病，见于痢疾、直肠炎及直肠癌
伴腹痛	腹痛时排血便或脓血便，便后腹痛减轻，见于溃疡性结肠炎、细菌性痢疾或阿米巴痢疾。还见于肠套叠、急性出血坏死性肠炎、肠系膜血栓形成或栓塞等
伴全身出血倾向	伴皮肤黏膜出血者，可见于急性传染性疾病及血液疾病，如流行性出血热、血小板减少性紫癜、白血病、血友病等
伴发热	常见于传染性疾病、肠道淋巴瘤等
腹部肿块	考虑结肠癌、肠道淋巴瘤、肠结核及克罗恩病等
皮肤改变	皮肤有蜘蛛痣及肝掌者，可能与肝硬化门脉高压有关。皮肤与黏膜出现毛细血管扩张，提示可能由遗传性毛细血管扩张症所致

病史采集要点

诱因/病因	饮酒、粗糙食物、激惹性药物等
症状特点	发病缓急、发作次数、持续时间、便血量、性状、颜色；加重或缓解因素，与其大便的关系
伴随症状	有无头晕、心悸、出汗、口渴、尿量减少；有无发热；有无腹痛、呕吐、反酸；有无皮肤、巩膜黄染
诊疗经过	诊：是否曾到医院就诊和检查？ 做了哪些检查（血常规、粪常规及隐血、肠镜或消化道造影检查等）
	疗：是否进行过治疗（如止血药），用药情况及其效果
一般情况	患病以来饮食、睡眠、大小便及体重情况

续表

相关病史	药物过敏史
	既往病史(过去有无类似发作或类似疾病——**消化性溃疡、肝硬化、出血性胃炎、反流性食管炎、肛裂病史**)
	传染病接触史、毒物接触史、疫水疫区接触史、职业特点(如粉尘或刺激性气体接触)、手术史;(女性)月经和婚育史

试题举例

简要病史:**男性,72 岁。间断上腹痛 3 年,黑便 1 天门诊就诊**	
要求:**请围绕以上简要病史,将应该询问的患者现病史及相关病史的内容写在答题纸上**	
时间:10 分钟	
评分标准	总分:15 分
一、问诊内容	
(一)现病史	10 分
1.根据主诉及伴随症状问诊	
(1)发病诱因:有无进食辛辣刺激、生冷等食物,大量饮酒、毒物或特殊药物摄入	
(2)腹痛:具体部位、性质、程度;有无放射痛,加重或缓解因素,发作频率及持续时间	
(3)黑便情况:性状、颜色和量	
(4)伴随症状:是否伴有恶心、呕吐、呕血;有无反酸、腹泻;有无头晕、心悸、多汗	
2.诊疗经过	
(1)是否到医院就诊,做过哪些检查,如到医院做过检查,检查结果如何	
(2)治疗和用药情况,是否服用过抑酸剂、抗酸剂、黏膜保护剂治疗;疗效如何	
3.一般情况	
近期饮食、睡眠、小便及体重变化情况	
(二)其他相关病史	4 分
1.有无药物过敏史	
2.与该病有关的其他病史:既往情况,既往有无类似出血发作;有无胃炎、消化性溃疡、血液病病史;有无手术史、外伤史等;有无烟酒嗜好、酗酒史	
二、问诊技巧(★不写在答题纸上)	1 分
(一)条理性强,能抓住重点	
(二)能够围绕病情询问	

第七节 腹 痛

腹痛

基本知识

(一)概述

腹痛是最常见的症状之一,**多由腹腔脏器疾病引起**,也可由胸部及全身性疾病引起;原因可以是严重的器质性病变,也可以是功能性改变。临床上按照起病急缓与病程长短,将腹痛分为**急性与慢性腹痛**两大类,其中需进行外科紧急处理的急性腹痛又称为急腹症。

(二)常见病因

1.急性腹痛

腹腔内疾病	消化系统疾病:**急性肠胃炎,消化性溃疡并发症,阑尾炎,胆道疾病(急性胆囊炎、胆石症、胆道蛔虫等)**,肠梗阻,**胃肠道穿孔**,过敏性紫癜,胰腺炎,憩室炎,疝,小儿肠套叠,腹腔脏器破裂等
	血管系统疾病:腹腔血管阻塞、腹主动脉夹层
	泌尿系统:**尿路结石**、急性尿潴留
	妇产科疾病:**痛经、异位妊娠**、卵巢黄体破裂出血或蒂扭转,肿瘤
腹腔外疾病	心肺疾病:**急性心肌梗死,肺栓塞**,肺炎,胸膜炎
	其他疾病:带状疱疹,**主动脉夹层**,腹壁挫伤,铅中毒,过敏性紫癜,糖尿病酮症酸中毒

2.慢性腹痛

消化系统疾病	**胃食管反流病,消化性溃疡,慢性胃炎**,炎症性肠病,慢性胆囊炎,胃肠道肿瘤,缺血性肠病,**胆囊炎及胆石症,慢性胰腺炎**,结核性腹膜炎,肠易激综合征等
妇科疾病	慢性盆腔炎症,子宫内膜异位症
其他	尿路感染,肠系膜淋巴结炎,中毒,代谢疾病及肿瘤等

(三)临床特点

诱发因素	油腻饮食或暴饮暴食、酗酒、剧烈运动等
性质和程度	突发性、剧烈中上腹**刀割样痛**多为消化性溃疡穿孔所致;**阵发性绞痛**可见于胆石症或泌尿系结石;阵发性剑突下**钻顶样痛**是胆道蛔虫症的典型表现;**转移性右下腹痛**为急性阑尾炎的典型症状
发作时间	餐后痛多见于胆囊炎、胆石症、胰腺炎、胃溃疡;**饥饿痛是十二指肠溃疡的典型表现;周期性、节律性上腹痛是消化性溃疡的特点**;容易在夜间(或者卧位)出现症状的是胃食管反流病及食管裂孔疝患者;女性在月经期间出现腹痛可见于卵泡破裂;**子宫内膜异位症患者的腹痛与月经来潮相关**
疼痛部位	右上腹痛常见于肝胆疾患,也可见于右侧膈胸膜炎、右肋间神经痛、右肾结石等;**放射痛、局部转移痛**;胆囊炎、胆石症致上腹痛可放射至右肩胛下;**典型阑尾炎可由上腹痛转至脐周,再转移至右下腹**;尿路结石腹痛,疼痛可向下腹部和会阴部放射;刺激后腹膜的疼痛则向腰部放射

续表

与体位的关系	某些体位会使腹痛加剧或减轻，可以成为诊断的线索。如左侧卧位时可使胃黏膜脱垂者疼痛减轻；胰体炎或胰腺癌患者仰卧时疼痛可加重；膝胸位或俯卧位可使十二指肠淤滞症患者的腹痛及呕吐症状缓解；急性胆囊炎患者弯腰时或深呼吸时会更痛等
伴随症状	有无伴发热、寒战、休克、反酸、胃灼热、嗳气、呕吐、腹泻、黄疸、血尿

病史采集要点

诱因	外伤、不洁饮食、暴饮暴食等
疼痛	突然起病，还是逐渐发生；位置；特点：如闷痛、撕裂痛、绞痛、转移性痛、钝而不清且很难局限化的痛等；持续时间；频率；严重度；加重与缓解因素等
伴随症状	是否有发热、畏寒、恶心、呕吐、腹胀、口干、腹泻、头晕、乏力、尿频、尿急、排尿困难及血尿、黄疸、阴道有分泌物或出血
诊疗经过	诊：是否曾到医院就诊和检查（如血常规、尿常规、粪常规和隐血、肝肾功能及生化、胸部X线片、腹部B超、腹部平片或CT）等，检查结果如何
	疗：是否到医院做过治疗，治疗和用药情况：如是否用过抗生素和止痛药等，疗效如何
一般情况	包括饮食、睡眠、大便、小便和体重变化情况
相关病史	既往有无类似发作；有无胆石症、肾与尿道结石、炎症性肠病、结核病、肝炎、糖尿病和肿瘤等疾病史
	有无外伤、手术史；有无传染病接触史
	有无药物和食物过敏史；有无长期疫区居住史；有无家族病疾病史
	有无烟酒嗜好；女性月经、婚育、避孕情况等

试题举例

简要病史：男，38岁。间断上腹痛3年，呕血1天急诊就诊	
要求：请围绕以上简要病史，将应该询的患者现病史及相关病史的内容并写在答题纸上	
时间：10分钟	
评分标准	总分：15分
一、问诊内容	
（一）现病史	10分
1.根据主诉及相关鉴别问诊	
（1）发病诱因：有进食刺激性食物、饮酒、精神紧张、有无服用抗凝或抗血小板类药物、非甾体抗炎药、呕血前有无剧烈呕吐等	
（2）腹痛：发作有无季节性，与进食时间的关系，近期有无加重，具体部位、性质、程度、有无放射、加重、缓解因素	

续表

(3)呕血:颜色、内容物、次数、量	
(4)伴随症状:有无黑便、有无头晕、出冷汗、心悸、黑矇、头晕、少尿、意识障碍	
2.诊疗经过	
(1)是否曾到医院就诊,做过哪些检查,结果如何	
(2)治疗用药情况,是否用过药物治疗,疗效如何	
3.一般情况	
发病以来饮食、睡眠、大小便及体重变化情况	
(二)相关病史	4分
1.有无药物食物过敏史	
2.与该病相关的病史:有无类似发作,有无消化性溃疡、心肺疾病、出血性疾病、肿瘤性疾病病史、有无地方病和传染区居住史,有无烟酒嗜好,有无肿瘤性疾病家族史	
二、问诊技巧(不写入答题纸上)	1分
(一)条理性强、能抓住重点	
(二)能够围绕病情询问	

第八节　腹　泻

腹泻

基本知识

(一)概述

腹泻是指排便次数增加,粪便稀薄或带有黏液、脓血或未消化的食物。腹泻可分为急性与慢性两种。腹泻持续或反复发作**超过2个月者称为慢性腹泻。**

(二)常见病因

1.急性腹泻

肠道疾病	**各种病原体感染所致的肠炎**、克罗恩病或溃疡性结肠炎急性发作,或因抗生素使用不当而发生的抗生素相关性肠炎
急性中毒	食用有毒的海鲜及化学药物如砷、磷、铅、汞等所致的急性腹泻
全身性疾病	如全身性感染(败血症、伤寒或副伤寒、钩端螺旋体病)、尿毒症、甲状腺危象、肾上腺皮质功能减退危象等
其他	如变态反应性肠炎、过敏性紫癜,服用某些药物如氟尿嘧啶、利血平及新斯的明等引起腹泻

2.慢性腹泻

(1)消化系统疾病

胃部病变	慢性萎缩性胃炎、胃大部切除术后胃酸缺乏
肠道感染	**结核病、细菌性痢疾**、阿米巴痢疾、血吸虫病、鞭毛虫、钩虫等感染

续表

肠道非感染性疾病	**克罗恩病、溃疡性结肠炎**、结肠多发性息肉、吸收不良综合征等
肠道肿瘤	—
胰腺疾病	慢性胰腺炎、胰腺癌、胰腺广泛切除等
肝胆疾病	各种病毒性肝炎、肝硬化、胆汁淤积性黄疸、慢性胆囊炎与胆石症等

(2)全身性疾病

内分泌代谢性疾病	甲状腺功能亢进、慢性肾上腺皮质功能减退、糖尿病性肠病等
其他系统疾病	系统性红斑狼疮、硬皮症、尿毒症、放射性肠炎等
药物的不良反应	利血平、甲状腺素、某些抗生素和抗肿瘤药物等

(三)临床表现

1.急性腹泻 起病急骤、病程较短,**每天排便可达10余次,**粪便量多而稀薄甚至呈稀水样便。粪便中可有脓血、黏液或未消化物质。腹痛或排便时有里急后重。大量腹泻后,可有脱水、电解质失衡与代谢性酸中毒等。

2.慢性腹泻 起病缓慢,或由急性腹泻转为慢性腹泻。每日排便次数增多,粪便中可含脓血、黏液或未消化的食物,可伴有或不伴有腹痛。有的患者可有腹泻与便秘交替现象。长期腹泻者可导致营养不良、体重减轻、维生素缺乏等。慢性腹泻时可伴急性发作。

病史采集要点

病因或诱因	**不洁饮食常致急性感染性腹泻**,食物中毒常有群集发生,慢性腹泻常有某些慢性病史
起病及病程	**急性腹泻发病急,病程短;慢性腹泻起病缓,病程长**
次数和性质	排便次数及排便量,发作频度
腹泻主要特点	**分泌性腹泻**:大量**水样便**,主要见于霍乱弧菌外毒素引起的腹泻;**渗出性腹泻**:主要见于溃疡性结肠炎、缺血性肠病,患者粪便中常混有黏液、脓液或血液;渗透性腹泻:可见于应用泻剂后引起的腹泻;动力性腹泻:常伴有腹痛或腹部不适,主要见于甲状腺功能亢进、胃肠功能紊乱
伴随症状	有无伴**发热、里急后重、明显消瘦、皮疹或皮下出血、关节痛或肿胀**、腹部包块、重度失水
诊疗经过	诊:是否曾到医院就诊和检查,是否检查过**血常规、粪常规及隐血试验、粪培养、PPD试验、胸部X线、钡灌肠、腹部B超、CT、结肠镜检查**等,检查结果如何
	疗:是否用过**抗菌药、抗结核药物及止泻药物治疗**等,疗效如何
一般情况	发病以来**睡眠、饮食、小便和体重变化情况等**
相关病史	有无相关病史,如**结核病、炎症性肠病、感染性肠炎、痔疮、肛裂、心血管疾病、肠道肿瘤、免疫性疾病**等病史
	有无结核患者接触史;有无疫区居住史;有无外伤、手术史
	女性患者的月经与婚育史;有无肿瘤家族史
	有无药物过敏史;有无烟酒嗜好;有无群集发生情况

试题举例

简要病史：男，35岁。间断腹泻3个月门诊就诊	
要求：请围绕以上简要病史，将应该询的患者现病史及相关病史的内容并写在答题纸上	
时间：10分钟	
评分标准	总分：15分
一、问诊内容	
（一）现病史	10分
1.根据主诉及相关鉴别问诊	
（1）发病诱因：有无劳累、受凉、不洁饮食、进食刺激性食物、服用药物等	
（2）腹泻：发作的频率、每次发作持续时间、发作时每天排便次数、粪便量、性状、颜色、气味、是否有脓血便，有无里急后重	
（3）伴随症状：有无恶心、呕吐。有无发热、盗汗、腹痛、消瘦	
2.诊疗经过	
（1）是否曾到医院就诊，做过哪些检查，结果如何	
（2）治疗用药情况，是否用过药物治疗，疗效如何	
3.一般情况	
发病以来饮食、睡眠、大小便及体重变化情况	
（二）相关病史	4分
1.有无药物食物过敏史	
2.与该病相关的病史：有无细菌性痢疾、阿米巴痢疾、肠易激综合征、炎症性肠病、慢性胰腺炎、肠结核、肿瘤性疾病病史。有无家族史，有无烟酒嗜好等	
二、问诊技巧（不写入答题纸上）	1分
（一）条理性强、能抓住重点	
（二）能够围绕病情询问	

第九节　黄　疸

黄疸

基本知识

（一）概述

黄疸是指血清中的胆红素升高而引起皮肤、黏膜及巩膜黄染的症状和体征。正常情况下，血中总胆红素最高为17.1 μmol/L（1.0 mg/dl），其中结合胆红素3.42 μmol/L（0.2 mg/dl），非结合胆红素13.68 μmol/L（0.8 mg/dl）。若血胆红素在17.1～34.2 μmol/L（1.0～2.0 mg/dl），临床上不易察觉，称为隐性黄疸；血胆红素超过34.2 μmol/L（2.0 mg/dl），**巩膜及皮肤出现黄疸，称为显性黄疸。**

按**病因**分类，黄疸分为**溶血性黄疸、肝细胞性黄疸、胆汁淤积性黄疸**（旧称梗阻性黄疸）、先天性非溶血性黄疸。临床上以前三类多见。按胆红素性质分类,分为以非结合型胆红素增高为主的黄疸和以结合型胆红素增高为主的黄疸。

血液中胆红素增加而胆酸正常,称为高胆红素血症。血液中胆酸增高而胆红素正常,称为胆汁淤积。若血液中两者都增高,则称为胆汁淤积性黄疸。

(二)常见病因

溶血性黄疸	由于大量红细胞破坏导致大量非结合胆红素形成,并在血液中潴留。可见于先天性和后天性多种溶血性疾病和不同血型输血后溶血等
肝细胞性黄疸	**肝细胞受损以后**,对胆红素的摄取、结合、排泄能力均降低,从而使非结合胆红素在血中潴留和结合胆红素反流进入血液,所以血液中的结合胆红素和非结合胆红素均升高。可见于多种致肝细胞广泛损害的疾病,如**病毒性肝炎、药物中毒性肝炎**等
胆汁淤积性黄疸	胆道梗阻造成胆红素反流入血,结合胆红素升高。可由水肿、结石、肿瘤、寄生虫病等肝内外性因素所致
先天性非溶血性黄疸	肝细胞对胆红素的摄取、结合和(或)排泌存在缺陷。临床上有 Gilbert 综合征、Dubin-Johnson 综合征、Crigler-Najjar 综合征、Rotor 综合征。本组疾病临床少见

(三)临床特点

1.不同类型黄疸的临床特点

(1)溶血性黄疸:通常皮肤、**黏膜呈浅柠檬色**。急性溶血可伴有发热、寒战、呕吐、背痛,并可有不同程度的贫血和血红蛋白尿(**尿呈酱油色或茶色**)。

(2)肝细胞性黄疸:皮肤、黏膜呈浅黄色至深黄色,常感疲乏、食欲减退。

(3)胆汁淤积性黄疸:皮肤多呈暗黄色或黄绿色,可伴有**皮肤瘙痒、尿色深、粪便颜色变浅或呈白陶土色。**

2.不同疾病黄疸进展的形式

(1)进行性黄疸:黄疸**持续并逐步加深,应考虑由肿瘤所致的阻塞性黄疸。**

(2)间歇性黄疸:**黄疸有波动**,有几种可能性:①胆管结石、胆总管炎性狭窄;②十二指肠乳头肿瘤,当肿瘤组织坏死脱落时,黄疸可减轻;③肝炎患者的黄疸可出现反复;④药物性肝损伤所致的黄疸临床较常见,其特点为:发病前有明确的服药史,多伴有肝大,全身症状常不明显,停药后黄疸可消失。

病史采集要点

发病诱因	**有无暴饮暴食、进食不洁饮食、饮酒、服药、劳累、剧烈运动、输血;是否进食过量含有胡萝卜素的食物**
起病急或缓	呈**进行性加重或波动性;皮肤、巩膜颜色,黄染的部位及程度。尿液颜色及尿量,粪便颜**色(是否有陶土样粪便)
伴随症状	**有无发热,热型、发热和黄疸出现的顺序;有无腹痛,腹痛部位及程度**;是否伴有皮肤感觉异常
诊治经过	诊:**是否到医院就诊。做过哪些检查**,如**血、尿、粪常规、肝功能及影像学检查(包括腹部 B 超、腹部 CT 等)**。结果如何
	疗:是否到医院做过治疗?如保肝、利胆、抗菌药物等治疗,疗效如何
一般情况	发病以来**饮食、睡眠、大小便和体重变化情况**

续表

相关病史	有无药物、食物过敏史;有无**急慢性肝病、胆道系统疾病史(如胆石症、胆道蛔虫)、血液病(溶血性贫血等)及肿瘤史**
	有无手术、外伤及输血史,有无烟酒嗜好
	有无与肝炎患者接触史、流行病区居住及疫水接触史
	有无家族性遗传病史

试题举例

简要病史:**患者,男,59 岁。皮肤巩膜黄染伴粪便颜色变浅 3 周门诊就诊**	
要求:**请围绕以上简要病史,将应该询问的患者现病史及相关病史的内容写在答题纸上**	
时间:10 分钟	
评分标准	总分:15 分
一、问诊内容	
(一)现病史	10 分
1.根据主诉及伴随症状问诊	
(1)发病诱因:有无暴饮暴食、进食不洁饮食、饮酒、服药、劳累等	
(2)黄染:发生部位、颜色,有无巩膜黄染、皮肤瘙痒和皮肤黏膜出血	
(3)大小便:尿色、尿量、性状、粪便颜色(有无**白陶土样便**)	
(4)伴随症状:有无发热,热型、发热和黄疸出现的顺序;有无腹痛,腹痛部位及程度	
2.诊疗经过	
(1)患病以来是否到医院就诊。做过哪些检查,如血、尿、粪常规、肝功能及影像学检查(包括腹部 B 超、腹部 CT 等)。结果如何	
(2)治疗和用药情况:是否接受治疗,疗效如何	
3.一般情况	
近期饮食、睡眠、大便和体重变化情况	
(二)其他相关病史	4 分
1.有无药物过敏史	
2.与该病有关的其他病史:有无急慢性肝病、胆道系统疾病史(如胆石症、胆道蛔虫)、血液病(溶血性贫血等)及肿瘤史。有无手术、外伤及输血史,有无烟酒嗜好。有无与肝炎患者接触史、流行病区居住及疫水接触史。有无家族性遗传病史	
二、问诊技巧(★不写在答题纸上)	1 分
(一)条理性强,能抓住重点	
(二)能够围绕病情询问	

尿频、尿急与尿痛

第十节　尿频、尿急与尿痛

基本知识

（一）概述

尿频是指单位时间内排尿次数增多，成人**每日排尿>8 次**。尿急是指一旦有尿意需即刻排尿，难以控制。尿痛是指排尿时感觉耻骨上区、会阴部和尿道内疼痛或烧灼感。尿频、尿急、尿痛合称为**尿路刺激征**。

（二）常见病因和临床特点

1.尿路感染　狭义是指细菌引起的尿路炎症，广义是指所有致病微生物引起的尿路炎症，包括细菌、病毒、结核、真菌、支原体、衣原体、寄生虫等。急性肾盂肾炎常表现为高热、肾区叩击痛，可伴或不伴尿频、尿急和尿痛。急性膀胱炎则仅表现为尿路刺激征。尿常规检查白细胞增多，尿中可以找到致病微生物（培养、显微镜检查）。

2.肿瘤　膀胱、尿道及其邻近器官的肿瘤可导致膀胱容量减少而出现尿频，也可继发感染出现尿急及尿痛。血尿可较突出，可伴排尿困难。尿病理检查可找到癌细胞。

3.尿路结石　因可刺激黏膜而产生尿频。膀胱结石常伴排尿困难及尿线中断。影像学检查如泌尿系统 B 超、静脉肾盂造影、腹部及盆腔 CT 有助诊断。

4.前列腺增生　老年男性病程长，尿频伴有尿线细，进行性排尿困难。

5.糖尿病、尿崩症　临床出现尿频，伴全天尿量增多。常不伴尿急、尿痛。

6.尿道综合征　尿液检查正常、排除了器质性疾病所致的尿路刺激征后，可考虑诊断此病，多与心理因素有关。

病史采集要点

诱因	**劳累、憋尿、近期接受流产手术等**
发病情况	发病的缓急、病程的长短
次数和性质	排尿频率，夜尿次数，每次尿量；尿痛的部位、性质、加重缓解因素
伴随症状	尿频伴尿急和尿痛、发热及腰痛、血尿、午后低热、乏力、盗汗、无痛性血尿
诊疗经过	诊：**是否曾到医院就诊和检查，是否做过血常规、尿常规、泌尿系统影像学检查**，检查结果如何
	疗：是否到医院做过治疗，治疗和用药情况，疗效如何
一般情况	发病以来**饮食、睡眠、大便、小便和体重变化情况**
相关病史	药物过敏史
	既往有无类似发作（**糖尿病史、结石病史**）
	传染病接触史、毒物接触史、疫水疫区接触史、职业特点、手术史；（女性）月经和婚育史、家族史（结石、肿瘤）、有无流产及妇科疾病史

试题举例

简要病史：**女，40 岁，发热伴尿频、尿急、尿痛 3 天门诊就诊**

续表

要求:请围绕以上简要病史,将应该询的患者现病史及相关病史的内容并写在答题纸上	
时间:10 分钟	
评分标准	总分:15 分
一、问诊内容	
(一)现病史	10 分
1.根据主诉及相关鉴别问诊	
(1)发病诱因:有无劳累、受凉、饮水少、憋尿、不洁性生活,有无行妇科检查等	
(2)发热:程度、热型,有无畏寒、寒战	
(3)尿频、尿急、尿痛:排尿次数、每次尿量、疼痛部位、性质、有无放射、有无排尿困难、尿失禁	
(4)伴随症状:有无血尿、脓尿、腰痛、腹痛、盗汗、白带异常	
2.诊疗经过	
(1)是否曾到医院就诊,做过哪些检查,结果如何	
(2)治疗用药情况,是否用过药物治疗,疗效如何	
3.一般情况	
发病以来饮食、睡眠、大小便及体重变化情况	
(二)相关病史	4 分
1.有无药物食物过敏史	
2.与该病相关的病史:有无类似发作,有无尿路感染、尿路结石、结核病、妇科疾病史,有无手术史,月经婚育史	
二、问诊技巧(不写入答题纸上)	1 分
(一)条理性强、能抓住重点	
(二)能够围绕病情询问	

第十一节　血　尿

血尿

基本知识

(一)概述

血尿是指尿中红细胞增多,新鲜尿液沉渣镜检红细胞≥3 个/高倍视野。根据能否被肉眼发现分为肉眼血尿和镜下血尿,前者要与造成红色尿的其他情况相鉴别,主要依靠新鲜尿液沉渣镜检。肉眼血尿可呈现满视野的红细胞,其他原因的红色尿则无红细胞。血尿依其排尿先后可分为初血尿(初始 10~15 mL)、终末血尿(终末 10~30 mL)和全程血尿。

(二)常见病因和临床特点

1.各种原发性和继发性肾小球疾病引起的肾小球源性血尿　如慢性肾小球肾炎、狼疮性肾炎等。肾小球源性血尿具有全程、不凝、无痛、变形红细胞尿，可有红细胞管型和伴有其他肾小球疾病表现（如蛋白尿、水肿等）的特点。

2.其他疾病引起的非肾小球源性血尿 既可为全程血尿，也可为初血尿或终末血尿，可含有凝血块。

（1）全身性疾病引起的尿路出血，如抗凝药物过量、血液病（凝血功能及血小板异常），往往同时伴有其他部位黏膜及皮肤出血。

（2）泌尿系统疾病引起的尿路出血

结石	常伴有疼痛。**肾结石以腰部胀痛为主；输尿管结石则有绞痛并向下腹及会阴部放射**；膀胱尿道结石有排尿困难及排尿中断
感染	**常伴有尿路刺激征**。尿沉渣中以白细胞为主
肿瘤	多见于老年人，表现为无痛性全程肉眼血尿，伴或不伴腹部肿块
其他	如多囊肾、尿路畸形、肾静脉血栓形成等

3.特殊类型的血尿

（1）运动性血尿：指仅在剧烈运动后出现的血尿。

（2）直立性血尿：指血尿出现在身体直立时，平卧时消失。一般具有非肾小球源性血尿的特点，但也有少数患者可以表现为肾小球源性血尿，并且可以合并直立性蛋白尿。患者预后良好，成年后大多血尿逐渐减轻。

（3）腰痛血尿综合征：常见于年轻女性，口服避孕药者，表现为一侧或双侧腰痛伴血尿，肾动脉造影显示肾内动脉分支变狭窄，有局灶肾缺血征象。诊断本病需要首先除外其他泌尿系统疾病。

病史采集要点

诱因	**劳累、有无前驱感染，特殊用药史，外伤、剧烈运动等**
颜色	肉眼血尿多略混浊，而血红蛋白尿多为**透明的酱油或红葡萄酒样**
血尿的特点	是间断还是持续出现，肾小球源性血尿为**全程血尿**；非肾小球源性血尿：**初血尿提示病变部位在前尿道，终末血尿提示病变部位在膀胱三角区或后尿道**；病变在膀胱及输尿管开口以上部位时可表现为全程血尿。尿中有无血丝或凝血块：肾小球源性血尿多为不凝血尿；而非肾小球源性血尿多有血丝或血块
伴随症状	是否伴疼痛；是否伴有尿路刺激症状；是否伴发热、盗汗；是否伴有少尿或无尿
诊疗经过	诊：是否曾到医院就诊，做过哪些检查，如**血常规、尿常规、尿红细胞位相、尿微生物及细胞学检查、肝肾功能**等，检查结果如何
	疗：是否到医院做过治疗，治疗和用药情况，疗效如何
一般情况	发病以来**饮食、睡眠、大便和体重变化情况**
相关病史	既往有无结核病、肝炎、尿路结石、肿瘤等病史
	有无传染病接触史；药物和食物过敏史；外伤、手术史
	有无长期疫区居住史；有无烟酒嗜好；性病和冶游史
	女性婚育月经史，有无流产史等；有无遗传性疾病史

试题举例

简要病史：**患者，男性，19 岁。肉眼血尿 3 天来门诊就诊**

续表

要求：**请围绕以上简要病史，将应该询问的患者现病史及相关病史的内容写在答题纸上**	
时间：10 分钟	
评分标准	总分：15 分
一、问诊内容	
(一)现病史	10 分
1.根据主诉及伴随症状问诊	
(1)可能的诱因：有无前驱感染，外伤、剧烈运动等	
(2)血尿的特点：尿的颜色，是间断还是持续出现，是否为全程血尿，有无血丝或凝血块	
(3)相关伴随症状问诊：①是否伴腰腹疼痛；②是否伴有尿路刺激征如尿频、尿急、尿痛及排尿困难；③是否伴有少尿或无尿；④是否伴有全身出血倾向、发热、盗汗、腹部肿块等	
2.诊疗经过	
(1)是否曾到医院就诊，做过哪些检查，如血常规、尿常规、尿红细胞形态分析、肝肾功能、尿路影像学检查，检查结果如何	
(2)治疗和用药情况，疗效如何，病情变化情况	
3.一般情况	
近期饮食、睡眠、大便和体重变化情况	
(二)其他相关病史	4 分
1.有无药物过敏史	
2.与该病有关的其他病史：既往有无类似发作，有无尿路结石、肿瘤、外伤、手术及遗传性疾病史	
二、问诊技巧(★不写在答题纸上)	1 分
(一)条理性强，能抓住重点	
(二)能够围绕病情询问	

第十二节　阴道出血

阴道出血

基本知识

(一)概述

阴道出血是指除正常月经外，来自女性生殖道任何部位出血的统称，绝大多数出血来自宫体。

(二)常见病因

卵巢内分泌功能失调	包括无排卵性功能失调性子宫出血和排卵性月经失调，以及月经间期卵泡破裂、雌激素水平短暂下降所致的子宫出血等

续表

与妊娠有关的子宫出血	常见有流产、异位妊娠、葡萄胎、产后胎盘部分残留、子宫复旧不全等
生殖器肿瘤	子宫肌瘤最常见,其他有分泌雌激素的卵巢肿瘤及阴道癌、宫颈癌、子宫内膜癌、子宫肉瘤等
生殖器炎症	阴道炎、急性宫颈炎、子宫颈息肉、子宫内膜炎等
损伤、异物和外源性性激素	生殖道创伤、放置宫内节育器、服用雌激素或孕激素药物等
全身性疾病	血小板减少性紫癜、再生障碍性贫血、白血病、肝功能损害等

(三)临床特点

经量增多	月经周期基本正常,但月经量过多(>80 mL)或经期延长,为子宫肌瘤的典型症状,也可见于子宫腺肌病、放置宫内节育器、排卵性月经失调等
周期不规则的阴道出血	多为无排卵性功能失调性子宫出血,围绝经期妇女应注意除外早期子宫内膜癌
无任何周期可辨的长期持续阴道出血	多为生殖道恶性肿瘤,如宫颈癌、子宫内膜癌等
停经后阴道出血	发生在育龄妇女,多与妊娠有关,如流产、异位妊娠、葡萄胎等;发生在围绝经期妇女,多为无排卵性功能失调性子宫出血
接触性出血性	性交后或阴道检查后有鲜血流出,要考虑急性宫颈炎、宫颈癌、宫颈息肉或子宫黏膜下肌瘤等
经间出血	多为排卵期出血
经前或经后点滴出血	可见于放置宫内节育器、排卵性月经失调、子宫内膜异位症
绝经后阴道出血	持续、反复阴道出血,量较多,常见于子宫内膜癌;出血量少、持续时间短多见于绝经后子宫内膜脱落或萎缩性阴道炎
外伤后阴道出血	多见于骑跨伤后,出血量可多可少
阴道出血伴白带增多	多为宫颈癌、子宫内膜癌、子宫黏膜下肌瘤伴感染
间歇性阴道排出血性液体	见于输卵管癌

病史采集要点

病因及诱因	有无受凉、情绪激动,疼痛等
症状特点	阴道出血发生的时间、持续天数,流血的性状和量等。如为孕期,应询问妊娠经过,出血发生的周数
伴随症状	是否伴有停经、腹痛、晕厥和休克、白带增多及腹部包块,全身乏力、气短和心悸等
诊疗经过	是否到医院就诊过,做过何种检查,如妊娠试验、妇科超声、诊断性刮宫等,结果如何
	治疗和用药情况:用过哪些方法或药物治疗,效果如何
一般情况	患病以来的饮食、睡眠、大小便情况及体重有无变化等

续表

相关病史	其他疾病史和既往出血史：如过去有无肝脏疾病、血液系统疾病史。既往有无异常阴道出血史，以及诊治经过，是否治愈。有无药物过敏史
	询问个人史、婚育史、避孕方式，家族中有无妇科肿瘤等

试题举例

简要病史：女，32 岁。停经 40 余天，阴道出血 1 天来门诊就诊。	
要求：请围绕以上简要病史，将应该询问的患者现病史及相关病史的内容写在答题纸上	
时间：10 分钟	
评分标准	总分：15 分
一、问诊内容	
(一)现病史	10 分
1.根据主诉及相关鉴别问诊	
(1)平素月经状况：月经周期、经期、月经量、有无痛经等	
(2)末次月经状况：末次月经日期、月经期长短、月经量情况	
(3)阴道出血时间、出血量、出血颜色，有无血块	
(4)伴随症状：有无腹痛，有无组织物排出，有无头晕、乏力等	
(5)出血是否和性生活或其他因素(如劳累等)有关	
2.诊疗经过	
(1)是否做过尿妊娠试验检查(自行检查或到医院检查)，检查结果如何	
(2)是否到医院就诊进行相关检查(妇科检查及超声检查)，检查结果如何	
(3)治疗和用药情况，效果如何，具体用药情况能否提供	
3.一般情况近期精神、睡眠、大便、小便及体重变化清况	
(二)其他相关病史	4 分
1.有无药物过敏史	
2.孕产史及避孕情况(包括是否采取避孕措施及具体避孕方法)	
3.是否患有其他已经确诊的疾病	
二、问诊技巧(不写在答题纸上)	1 分
(一)条理性强，能抓住重点	
(二)能够围绕病情询问	

第十三节 头 痛

头痛

基本知识

(一)概述

头痛是指头颅内外各种性质的疼痛。部位可位于额、顶、颞及枕部或者面部。可见于多种疾病,大多无特异性。例如发热性疾病往往伴有头痛,高血压可有头痛,情绪紧张、过度疲劳也可有头痛,但反复发作或持续的头痛,可能是某些器质性疾病的信号,应认真检查,明确诊断,及时治疗。

(二)常见病因

1.颅脑病变

感染	如脑炎、脑膜炎、脑膜脑炎、脑脓肿等
血管病变	如脑出血、蛛网膜下隙出血、脑血栓形成、脑栓塞、高血压脑病、脑供血不足、脑血管畸形、风湿性脑脉管炎和血栓闭塞性脑脉管炎等
占位性病变	如脑肿瘤、颅内转移瘤、颅内囊虫病或棘球蚴病等
颅脑外伤	如脑外伤后遗症、脑震荡、脑挫伤、硬膜下血肿、颅内血肿
其他	如偏头痛、丛集性头痛、头痛型癫痫、腰椎穿刺后及腰椎麻醉后头痛

2.颅外病变

颅骨疾病	如颅底凹入症、颅骨肿瘤
颈部疾病	颈椎病及其他颈部疾病
神经痛	如三叉神经、舌咽神经及枕神经痛
其他	如眼、耳、鼻和齿疾病所致的头痛

3.全身性疾病

急性感染	如流感、伤寒、肺炎等发热性疾病
心血管疾病	如高血压病、心力衰竭
中毒	如铅、酒精、一氧化碳、有机磷、药物(如颠茄、水杨酸类)等中毒
其他疾病	低血糖、贫血、肺性脑病、系统性红斑狼疮、尿毒症、月经及绝经期头痛、中暑等

4.神经症 如神经衰弱及癔症性头痛。

(三)临床特点

诱因	劳累、情绪波动、外伤等
部位	头痛部位是单侧、双侧、前额或枕部、局部或弥散、颅内或颅外对病因的诊断有重要价值。高血压引起的头痛多在额部或整个头部。全身性或颅内感染性疾病的头痛,多为全头部痛。蛛网膜下隙出血或脑脊髓膜炎除头痛外尚有颈痛。眼源性头痛为浅在性且局限于眼眶、前额或颞部。鼻源性或牙源性也多为浅表性疼痛

续表

程度与性质	头痛的程度一般分轻、中、重三种，三叉神经痛、偏头痛及脑膜刺激的疼痛最为剧烈。脑肿瘤的痛多为中度或轻度。有时神经功能性头痛也颇剧烈。高血压性、血管性及发热性疾病的头痛，往往带搏动性。神经痛多**呈电击样痛或刺痛**，肌肉收缩性头痛多为**重压感、紧箍感或钳夹样痛**
发病时间与持续时间	某些头痛可发生在特定时间，如颅内占位性病变往往清晨加剧；鼻窦炎的头痛也常发生于清晨或上午；从集性头痛常在晚间发生；女性偏头痛常与月经期有关。脑肿瘤的头痛多为持续性，可有长短不等的缓解期
加重、减轻头痛的因素	咳嗽、打喷嚏、摇头、俯身可使颅内高压性头痛、血管性头痛、颅内感染性头痛及脑肿瘤性头痛加剧。从集性头痛在直立时可缓解。颈肌急性炎症所致的头痛可因颈部运动而加剧；慢性或职业性的颈肌痉挛所致的头痛，可因按摩颈肌而逐渐缓解。**偏头痛在应用麦角胺后可获缓解**

病史采集要点

诱因	**劳累、情绪激动、外伤等**
症状特点	疼痛时间、部位、范围、性质(持续性、间歇性)、程度及持续时间
伴随症状	伴剧烈呕吐、眩晕、发热、视力障碍、脑膜刺激征、癫痫、神经功能紊乱
诊疗经过	诊:**是否曾到医院就诊和检查，如是否检查过血常规、头颅 CT 或 MRI**，检查结果如何
	疗:患病以来治疗和用药情况，如是否用过药物，疗效如何
一般情况	发病以来**饮食、睡眠、大便、小便和体重变化情况**
相关病史	重点询问既往有无类似头痛病史；有无高血压等与该症状相关的病史
	家族其他成员有无类似头痛病史
	有无传染病病史、药物和食物过敏史
	有无外伤史、手术史及个人史、月经史(女性)、婚育史(女性)、家族遗传史

试题举例

简要病史:**患者，女性，32 岁。突发眩晕、头痛伴呕吐 3 小时来门诊就诊**	
要求:**请围绕以上简要病史，将应该询问的患者现病史及相关病史的内容写在答题纸上**	
时间:10 分钟	
评分标准	总分:15 分
一、问诊内容	
(一)现病史	10 分
1.根据主诉及伴随症状问诊	
(1)发病诱因:如有无着凉、劳累、情绪紧张等	
(2)头晕:发作时间、频率、性质及持续时间；加重或缓解因素	

续表

(3)头痛:起病急缓,是否突然发生,头痛前有无视觉异常、部位、程度、性质及持续时间	
(4)呕吐:次数,呕吐物的性状及量,与头痛的关系	
(5)伴随症状:有无恶心呕吐、肢体活动障碍、意识障碍、发热等	
2.诊疗经过	
(1)是否到医院就诊,做过哪些检查,如到医院做血常规检查和头颅 CT 检查等,检查结果如何	
(2)治疗和用药情况,是否应用过止痛药,若用过,疗效如何	
3.一般情况	
发病以来饮食、睡眠、大便、小便和体重变化情况	
(二)其他相关病史	4分
1.有无药物过敏史	
2.与该病有关的其他病史:既往有无类似头痛病史,有无高血压病史,有无烟酒嗜好;家族中有无类似头痛病者;月经、婚育史	
二、问诊技巧(★不写在答题纸上)	1分
(一)条理性强,能抓住重点	
(二)能够围绕病情询问	

第十四节　意识障碍

基本知识

(一)概述

意识障碍是指人对周围环境及自身状态的识别和觉察能力出现障碍。多由于高级神经中枢功能活动(意识、感觉和运动)受损所引起,可表现为**嗜睡、意识模糊和昏睡**,严重的意识障碍为**昏迷**。

(二)常见病因

重症急性感染	**如肺炎**、伤寒、斑疹伤寒、败血症、中毒型菌痢、恙虫病和颅脑感染(脑炎、脑膜脑炎、脑型疟疾)等
颅脑非感染性疾病	如:①脑血管疾病:脑缺血、脑出血、脑栓塞、蛛网膜下腔出血、脑血栓形成、高血压脑病等;②脑占位性疾病:如脑肿瘤、脑脓肿;③颅脑损伤:脑震荡、脑挫裂伤、外伤性颅内血肿、颅骨骨折等;④癫痫
内分泌与代谢障碍	如尿毒症、**肝性脑病**、肺性脑病、甲状腺危象、甲状腺功能减退、糖尿病性昏迷、低血糖、妊娠中毒症等
水、电解质平衡紊乱	如低钠血症、低氯性碱中毒、高氯性酸中毒等
外源性中毒	如安眠药、有机磷杀虫剂、氰化物、一氧化碳、酒精和吗啡等中毒
物理性及缺氧性损害	如高温中暑、日射病、触电、高山病等

（三）临床特点

嗜睡	是**最轻的意识障碍**，是一种病理性倦睡，患者陷入持续的睡眠状态，可被唤醒，并能正确回答和作出各种反应，但当刺激去除后很快又再入睡
意识模糊	是意识水平轻度下降，较嗜睡为深的一种意识障碍。患者能保持简单的精神活动，但对时间、地点、人物的定向能力发生障碍
昏睡	是接近于人事不省的意识状态。患者处于熟睡状态，不易唤醒。虽在强烈刺激下（如压迫眶上神经，摇动患者身体等）可被唤醒，但很快又再入睡。醒时答话含糊或答非所问
昏迷	是**严重的意识障碍**，表现为意识持续的中断或完全丧失。按其程度可分为三个阶段：轻度昏迷：角膜反射、瞳孔对光反射、眼球运动、吞咽反射等可存在；中度昏迷：角膜反射减弱，瞳孔对光反射迟钝，眼球无转动；深度昏迷：全身肌肉松弛，对各种刺激全无反应。深、浅反射均消失

病史采集要点

诱因/病因	**有无情绪激动、剧烈运动。有无服毒及毒物接触史等**
症状特点	**发病急缓，持续时间，意识障碍程度，加重或缓解因素**
伴随症状	是否伴发热、呼吸缓慢、瞳孔散大、**瞳孔缩小**、心动过缓、高血压、低血压、脑膜刺激征等
诊疗经过	诊：是否曾到医院就诊和检查，如是否检查**过血糖、血常规、血生化、肝肾功能、心肌酶、心肌坏死标志物、血毒物测定、脑脊液检查；心电图、头颅 CT 或 MRI，脑电图**，检查结果如何
	疗：治疗和用药情况，疗效如何
一般情况	发病以来**饮食、睡眠、大便、小便和体重变化情况**
相关病史	既往有无类似意识障碍病史；有无头颅外伤、脑血管病、脑肿瘤
	有无传染病病史、药物和食物过敏史
	有无心脏病、糖尿病、低血糖症、肝性脑病、肺性脑病、尿毒症等与该症状相关的病史
	有无外伤史、手术史及个人史、月经史（女性）、婚育史（女性）、家族遗传史

试题举例

简要病史：**患者，男性，79 岁。突发呼之不应 2 小时来急诊就诊**	
要求：**请围绕以上简要病史，将应该询问的患者现病史及相关病史的内容写在答题纸上**	
时间：10 分钟	
评分标准	总分：15 分
一、问诊内容	
（一）现病史	10 分
1.根据主诉及伴随症状问诊	
（1）发病诱因：如有情绪激动、剧烈运动、劳累、外伤等	

续表

(2)意识障碍:起病急缓、持续的时间,意识障碍前有无剧烈头痛、恶心呕吐,出现意识障碍后有无抽搐	
(3)伴随症状:有无发热、呼吸困难、咬破舌头、大小便失禁	
2.诊疗经过	
(1)是否到医院就诊,做过哪些检查,如血、尿常规和肝、肾功能及头颅 CT 检查等,检查结果如何	
(2)治疗和用药情况,疗效如何	
3.一般情况	
近期饮食、睡眠、二便和体重变化情况	
(二)其他相关病史	4 分
1.有无药物过敏史及长期服药史、毒物接触史	
2.与该病有关的其他病史:有无急性感染休克、高血压、动脉硬化、糖尿病、肝肾疾病、肺源性心脏病、癫痫、颅脑外伤、肿瘤等病史	
二、问诊技巧(★不写在答题纸上)	1 分
(一)条理性强,能抓住重点	
(二)能够围绕病情询问	

第二站

体格检查

考纲要求

一般检查	全身状况	生命体征(体温、脉搏、呼吸、血压)、营养状态、体位
	皮肤	皮肤弹性、蜘蛛痔、肝掌
	淋巴结	颌下、颈部、锁骨上、腋下、腹股沟、淋巴结
头颈部检查	眼	外眼检查(眼睑、巩膜、结膜、眼球)、瞳孔的大小与形状、对光反射(直、间接)、集合反射
	口	咽部、扁桃体
	颈部	甲状腺、气管、血管
胸部检查	胸部视诊	胸部体表标志:骨骼标志、垂直线标志、自然陷窝、胸壁、胸廓、呼吸运动、呼吸频率、呼吸节律
	胸部触诊	胸廓扩张度、语音震颤、胸膜摩擦感
	胸部叩诊	叩诊方法、肺界叩诊、肺下界移动度
	胸部听诊	听诊方法、正常呼吸音、异常呼吸音、啰音、胸膜摩擦音、语音共振
	乳房检查(视诊、触诊)	—
	心脏视诊	心前区隆起、心尖搏动、心前区异常搏动
	心脏触诊	心尖搏动、心前区震颤、心包摩擦感
	心脏叩诊	心界叩诊及前正中线垂直距离和左锁骨中线至前正中线的距离
	心脏听诊	心脏瓣膜听诊区、听诊顺序、听诊内容(心率、心律、正常心音、额外心音、杂音和心包摩擦音)
	外周血管	脉搏、血管杂音、周围血管征
腹部检查	腹部视诊	腹部的体表标志、腹部的外形、腹围、呼吸运动、腹壁静脉、胃肠型和蠕动波
	腹部触诊	腹壁紧张度、压痛及反跳痛、肝脏触诊、脾脏触诊、胆囊触诊
	腹部叩诊	全腹叩诊、肝界叩诊、脾脏叩诊、肾区叩击痛、移动性浊音
	腹部听诊	肠鸣音、血管杂音

续表

脊柱、四肢、关节、肛门检查	脊柱	脊柱弯曲度、脊柱活动度、脊柱压痛、脊柱叩击痛
	四肢、关节	—
	肛门	—
神经系统检查	生理反射	深反射：跟腱反射、肱二头肌反射、肱三头肌反射、膝反射、桡骨骨膜反射 浅反射：腹壁反射
	病理反射	巴宾斯基(Babinski)征、奥本海姆(Oppenheim)征、戈登(Gordon)征、霍夫曼(Hoffmann)征
	脑膜刺激征	颈强直、克尼格(Kernig)征、布鲁津斯基(Brudzinski)征

知识概要

体格检查是诊断疾病的最基本手段之一，是每一位临床医师必备的基本技能，对基层医师意义更大。体格检查时应注意：检查者仪容整洁，举止大方，态度和蔼；检查前洗手，避免交叉感染；检查者一般**位于受检者右侧**，如果男医师检查女受检者敏感部位**应有相关第三者在场**；检查手法熟练、轻柔，尽量减少受检者体位变动；检查时注意沟通，随时观察受检者反应；按照一定顺序检查，避免遗漏。

体格检查基本方法包括视诊、触诊、叩诊、听诊和嗅诊等，前四种更常用。

(一)视诊

通过观察受检者外表来收集信息，多用于一般情况检查和各部位相应直视检查。

(二)触诊

通过用手直接接触受检者的感觉来判断的方法。包括：

1.感觉触诊法 用**指腹**(如触诊脉搏或心尖搏动)或手掌(如语音震颤、心前区震颤、摩擦感等)感觉体表情况。

2.浅部触诊法 用**手指**在体表滑动触摸，一般深度约为1 cm，用于浅表淋巴结、血管、关节处检查及腹部的深部触诊前的触诊检查。

3.深部触诊法 用**单手或双手重叠**在检查部位滑动、按压的方法，深度常常在2 cm以上。主要用于腹部触诊。可分为：

深部滑行触诊法	检查者右手第2~5指并拢平放腹壁上，掌指关节伸直，指尖逐渐触向腹腔深部，触及包块或脏器时注意各方向触摸以详细了解情况。用于检查腹腔脏器或包块
双手触诊法	左手置于检查部位背后向右手方向托起或固定，右手用深部滑行触诊法触诊。用于肝、脾、肾脏等触诊
深压触诊法	示指、中指指尖并拢，垂直压向深部了解是否疼痛。如麦氏点压痛等
冲击触诊法	右手示指、中指、无名指并拢取70°~90°的角度置于腹壁，在腹壁上相应部位做数次急速而较有力的冲击动作，感受在冲击时是否有腹腔脏器或包块在指端浮沉。注意冲击过程指尖不能离开皮肤。用于大量腹水时腹部的触诊

(三)叩诊

通过叩击体表所产生的音响来判断深部脏器情况的方法。包括直接和间接叩诊法。叩诊时以腕和掌指关节活动为主，避免肘关节参与叩诊。每次叩诊后手指不能停留在受检部位。

直接叩诊法	右手示指、中指、无名指并拢，手指稍屈，用指腹直接叩击检查部位，一般用于胸部大面积病变检查
间接叩诊法	检查者左手中指（板指）紧贴检查部位，其他手指和手掌离开体表，右手中指自然弯曲，指尖垂直叩击板指第二节末端，连续 2~3 次，用力均匀适中。用于肺部、心界和腹部叩诊
叩击痛	左手掌平放在受检部位，右手握空心拳叩击手背，了解是否有疼痛

（四）听诊

根据受检者身体活动的声响来判断是否正常。常借助听诊器检查心脏、肺和腹部。

（五）嗅诊

通过检查受检者皮肤或体表气味来判断是否异常。

第一节　一般检查

（一）全身状况

包括：性别、年龄、生命体征、发育、体型、营养状态、意识状态、语调语态、面容和表情、体位、姿势、步态等。

1.生命体征

（1）体温：常用水银柱体温计，还有热敏体温计和红外线体温计。水银柱体温计在使用前应确保水银柱在 35 ℃以下，包括腋测法、口测法、肛测法，**最常用腋测法**：擦干受检侧腋窝，将体温计水银槽端置于腋窝并夹紧，测量 10 分钟后即读数，正常体温为 36~37 ℃。使用鼓膜法时应用红外线体温计。

体温测量

应试流程（以体温测量为例）

【操作步骤】

操作前准备

· **医师准备**：检查前要有爱伤意识，如“您好，我是您的主治医生，为了了解您的体温情况，现在给您测一下体温，请您配合一下，您先休息30分钟”。
· **物品准备**：检查所需物品，如体温表。

操作具体步骤

· 腋测法将腋窝擦干，检查并清除影响体温测试的各种因素。
· 把体温计汞柱端放在一侧腋窝中央顶部，用上臂将其夹紧。
· 若体温表在35 ℃以上，则应该甩在35 ℃以下。
· 放置10分钟后取出并读数。正常值为36~37 ℃。

操作结束语

· **被检者处理**：“您好，感谢您的配合。检查已经结束，您好好休息。”衣物整理好，被子盖好。告诉患者检查结果，如“您的体温是××℃”。
· **物品处理**：将体温表甩在35 ℃以下，放置在消毒槽中。
· **医师结束**：报告老师操作结束！——等待提问。

【具体图解】

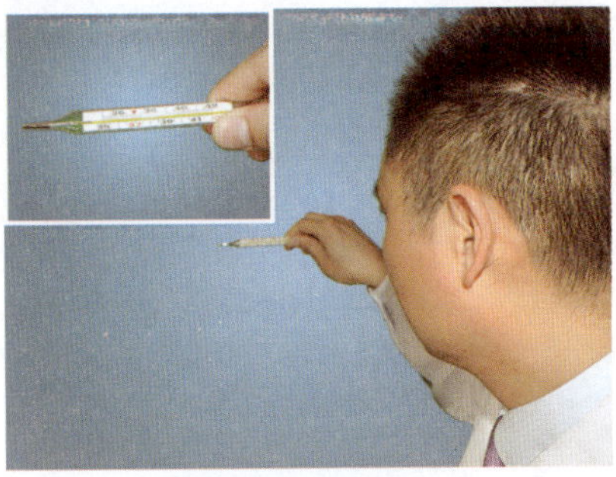

考生读数方法

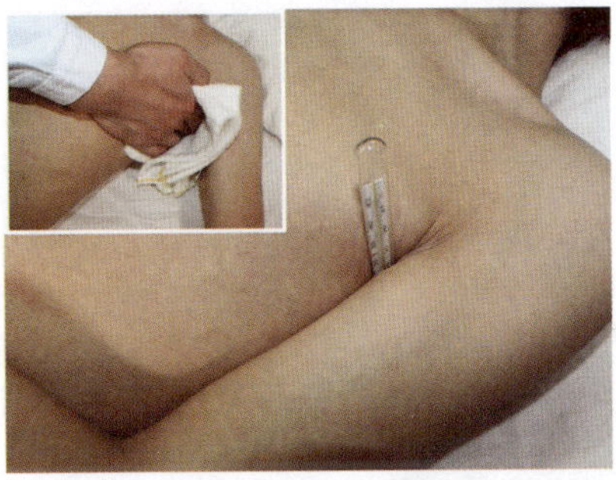

测体温具体姿势

温馨提醒

1.检查前后体现关爱意识。
2.检查前体温计读数应低于35 ℃。
3.注意检查影响患者体温的因素(剧烈运动、腋窝内汗液或其他)。
4.腋窝要擦干。
5.正确读数。
6.太用力易把体温计甩掉(碎)。

真题演练

题目:测体温(腋测法,口述测量时间,报告体温计读数)

时间:15分钟

一、体格检查

1.检查方法正确

(1)取出消毒后的体温计,观察并确认体温计水银柱是否处于低温位置,如高于35 ℃,则甩到35 ℃以下。

(2)考生先用手触摸被检者腋窝(检查影响体温因素:汗液、有无致热或降温物品),将体温计头端置于被检者腋窝深处夹紧。

(3)考生口述测量时间。

2.读数正确

考官取出已准备好的体温计,让考生读数(读数正确得分,不正确不得分)。

二、考官提问

1.何为稽留热?常见于哪些疾病?

答:稽留热是指患者体温维持在39 ℃以上的高水平达数天或数周,24小时内体温波动范围不超过1 ℃。常见于大叶性肺炎、斑疹伤寒及伤寒高热期(答出一项即可)。

2.患者的生命体征需要测量的项目有哪些?

答:体温、脉搏、呼吸、血压。

三、职业素质

1.体检前能向被检者告知;与被检者沟通时态度和蔼,体检中动作轻柔,能体现爱护被检者的意识;体检结束后能告知,有体现关爱被检者的动作。

2.着装(工作服)整洁,仪表举止大方,语言文明,体检认真细致,表现出良好的职业素质。

（2）脉搏：常选**桡动脉触诊**。检查者一手示、中和无名指并拢，指腹置于检查动脉处，压力应适中，过轻或过重均可能影响到脉搏的触诊，节律规则者可测量 30 秒，不规则者必须计数 1 分钟。成年人正常值为 60～100 次/分。

应试流程

【操作步骤】

操作前准备	· **医师准备**：检查前要有爱伤意识，如"您好，我是您的主治医生，为了了解您的脉搏情况，现在给您测个脉搏，请您配合一下，您先休息一会儿"。医师搓一搓手。 · **物品准备**：检查所需物品，如手枕、手表。
操作具体步骤	· 诊脉前被检查者须保持安静，如剧烈活动后应休息20~30 分钟再测。 · 病人取坐位或卧位，将手臂放于舒适位置。 · 用示指、中指、环指的指腹按在桡动脉上，压力适中，以能清楚地触到脉搏为宜。 · 计数30秒，将所测脉搏数乘以2，即为脉率。 · 记录。
操作结束语	· **被检查者处理**："您好，感谢您的配合。检查已经结束，您好好休息。"衣物整理好，被子盖好。告诉被检查者检查结果，如"您的脉搏是xx次/分"。 · **物品处理**：把手枕放回原处，将被检查者衣袖整理好。 · **医师结束**：报告老师操作结束！——等待提问。

【具体图解】

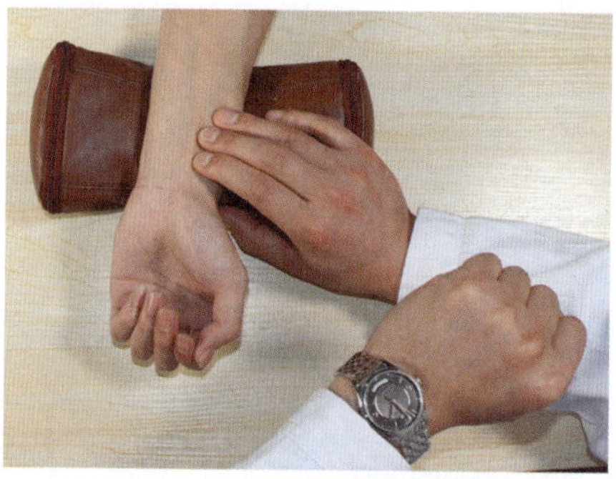

脉搏测量

脉搏测量

温馨提醒

1. 当脉搏细弱而数不清时，以测 1 分钟心率来代替诊脉。
2. 对于脉搏短绌的患者，应由两人在同一时间内同时开始测量，分别听心率、测脉率，计数 1 分钟。
3. 触诊时手指未并拢。
4. 测的时间太短，应至少测 30 秒。

真题演练

题目：测脉搏（腕部）（须报告检查结果）
时间：15 分钟

续表

一、体格检查

1.检查手法、部位正确

考生示、中、环三指并拢，指腹置于被检者腕部桡动脉处，以适当压力触诊桡动脉搏动；触诊时间至少30秒钟，数其脉率；双侧桡动脉进行对比。

2.报告检查结果

脉率和脉搏节律：脉率以每分钟多少次表示，正常人脉律规则。

二、考官提问

1.脉搏检查包括哪些内容？

答：脉搏检查包括脉率、节律、紧张度和强弱情况。

2.何为奇脉？常见于什么疾病？

答：奇脉系吸气时脉搏明显减弱或消失的情况，见于右心室充盈受限（如心脏压塞和心包缩窄）或胸膜腔内压显著增加（重症哮喘）。

三、职业素质

1.体检前能向被检者告知；与被检者沟通时态度和蔼，体检中动作轻柔，能体现爱护被检者的意识。

2.着装（工作服）整洁，仪表举止大方，语言文明，体检认真细致，表现出良好的职业素质。

（3）呼吸：检查完脉搏后，手指继续放在桡动脉处，以免使受检者紧张而影响呼吸，同时观察受检者胸廓或腹部，测量1分钟呼吸的次数，并观察呼吸节律、深度。正常呼吸频率12～20次/分。

应试流程

【操作步骤】

操作前准备	· **医师准备**：检查前要有爱伤意识，如“您好，我是您的主治医生，为了了解您的最近情况，现在给您做个相应检查，请您配合一下，您先躺下，把衣服解开”。 · **物品准备**：手表。
操作具体步骤	· 病人取坐位或卧位，暴露其胸部以便观察，将手臂放于舒适位置。 · 手触被检者腕部。（吸引被检者的注意力） · 同时测呼吸频率和节律。 · 记录。
操作结束语	· **被检者处理**：“您好，感谢您的配合。检查已经结束，您好好休息。”衣物整理好，被子盖好。告诉患者检查结果，如“您的呼吸频率是××次/分”。 · **医师结束**：报告老师操作结束！——等待提问。

【具体图解】

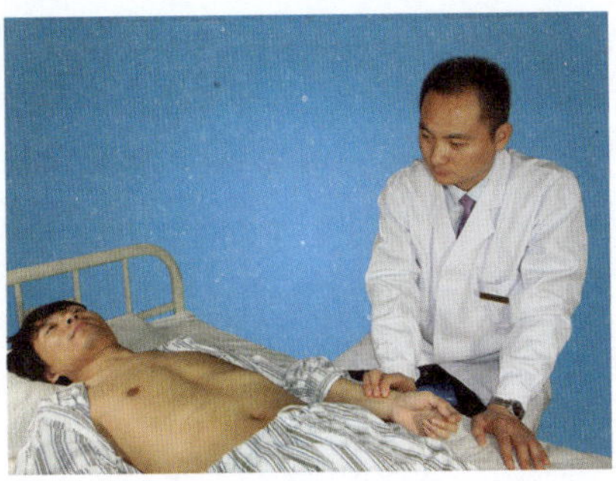

呼吸测量

呼吸测量

温馨提醒

1.注意告知患者处于合适体位。

2.呼吸频率的结果表述应以每分钟多少次表示。

3.不要忘记告诉被检者休息后观察。

真题演练

题目:测呼吸频率(须报告检查结果)

时间:15 分钟

一、体格检查

1.检查方法正确

告知被检者取舒适体位,转移被检者注意力(如手触被检者腕部),同时测呼吸频率。

2.检查时间及结果

至少观察 30 秒钟,报告被检者呼吸频率(以每分钟多少次表示)和节律。

二、考官提问

1.什么是“三凹征”?

答:“三凹征”又称吸气性呼吸困难。上呼吸道部分阻塞,患者吸气时呼吸肌收缩,造成肺内负压极度增高,从而引起胸骨上窝、锁骨上窝和肋间隙向内凹陷。

2.正常成人和新生儿静息时的呼吸次数是多少?呼吸与脉搏之比是多少?

答:成人呼吸为 12~20 次/分,呼吸与脉搏之比是 1∶4,新生儿为 40~44 次/分,随着年龄增长而减慢。

三、职业素质

1.体检前能向被检者告知;与被检者沟通时态度和蔼,体检中动作轻柔,能体现爱护被检者的意识;体检结束后能告知,有体现关爱被检者的动作。

2.着装(工作服)整洁,仪表举止大方,语言文明,体检认真细致,表现出良好的职业素质。

(4)血压:分直接测量法和间接测量法。直接测量法是经皮穿刺将导管送至主动脉处直接测量压力。**间接测量法**最常用,以水银柱血压计为例:受检者取坐位或卧位,暴露上肢,确保肘部、血压计和心脏处于同一水平,血压计水银柱**处于“0”**;触诊肱动脉,将气袖中央对准肱动脉,紧贴皮肤均匀缠绕袖带,其下缘距肘横纹**2~3 cm**;将听诊器体件置于袖带下方肱动脉处;关紧阀门,充气,同时听诊肱动脉搏动音至消失,再充气使水银柱上升**20~30 mmHg**;松开阀门,按**2~3 mmHg/s 速度放气**,**平视**水银柱,当听诊动脉搏动音出现时记录数值为收缩压,继续放气至搏动音再次消失,此时读数为舒张压。正常收缩压 90~139 mmHg,舒张压 60~89 mmHg。

血压测量

应试流程

【操作步骤】

操作前准备	·**医师准备**：检查前要有爱伤意识，如"您好，我是您的主治医生，为了了解您的血压情况，现在给您测个血压，请您配合一下，您先休息5~10分钟，把右上肢衣服解开"。 ·**被检者准备**：被检者可取仰卧位或坐位，肘部和血压计应与心脏同一水平(坐位时应平第4肋软骨，仰卧位时平腋中线)。被测上肢(通常为右上肢)裸露、伸开并外展45°。 ·**准备物品**：血压计、听诊器。
操作具体步骤	·校零：检查血压计,检查水银柱是否在"0"刻度。 ·绑袖带：气袖均匀紧贴皮肤缠于上臂，其下缘在肘窝以上约2~3 cm（8版《诊断学》164页为2.5 cm），气袖中央位于肱动脉表面,袖带的松紧以放进一个手指为宜。 ·体件位置：听诊器体件置于肱动脉搏动处(不能塞在气袖下)。 ·打气：向气袖内充气,边充气边听诊,肱动脉搏动声消失,水银柱再升高20~30 mmHg后,缓慢放气,双眼观察汞柱,视线与汞柱高度在同一水平,根据听诊和汞柱位置读出血压值。 ·记录、整理用品。
操作结束语	·**被检者处理**："您好，感谢您的配合。检查已经结束，您好好休息。"衣物整理好，被子盖好。告诉被检者检查结果，如"您的血压是×× mmHg，属于正常血压"。 ·**物品处理**：按规定把血压计整理好，关好，同听诊器放回原处。 ·**医师结束**：报告老师操作结束！——等待提问。

【具体图解】

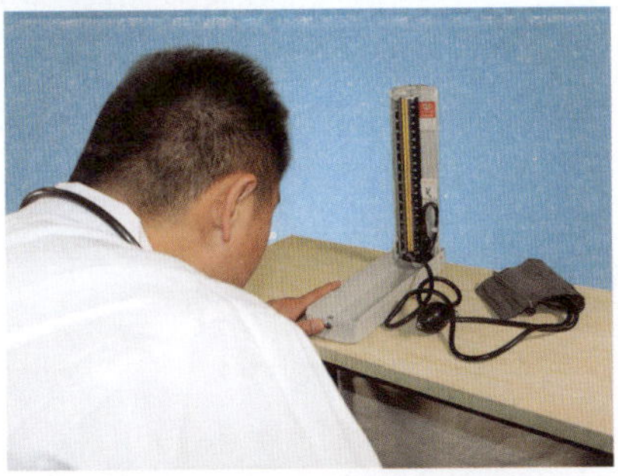

校零——眼要与水银柱平行

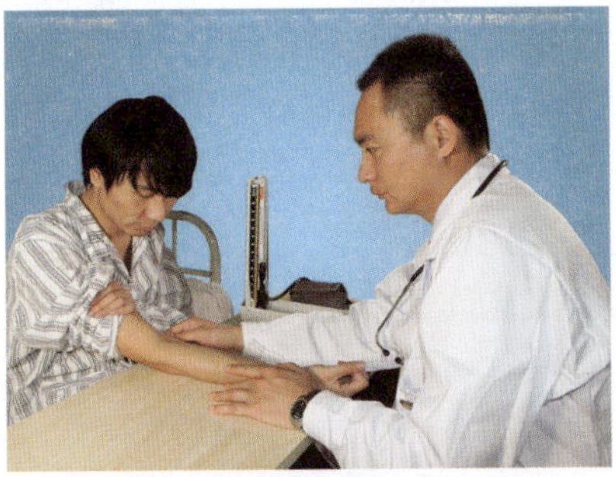

体位

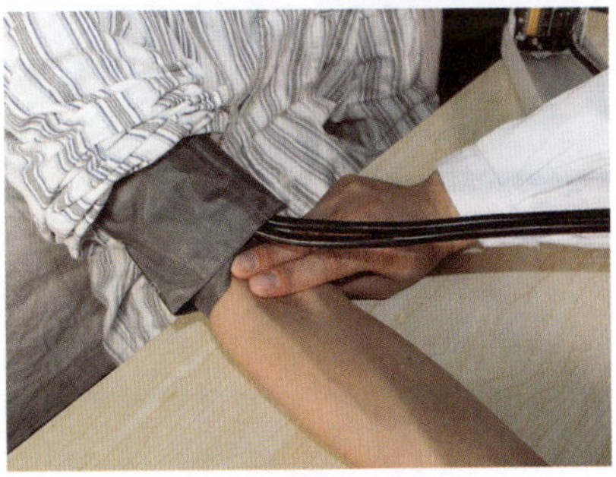

绑袖带

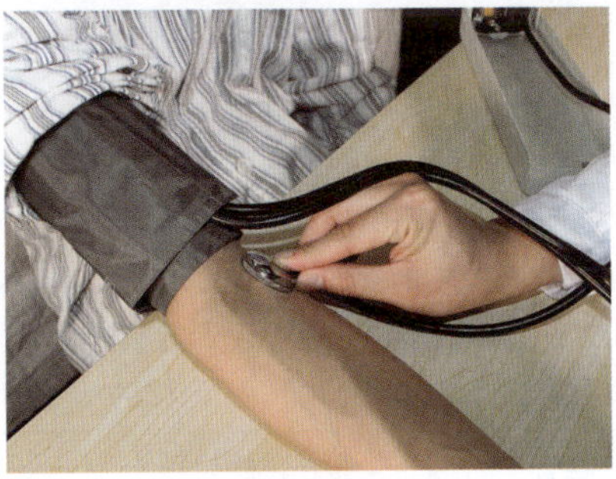

体件的放法

温馨提醒

1.检查前后体现关爱意识(帮助被检者脱/穿衣服)。

2.打开血压计,检查水银柱并使之归零。

3.气袖放置位置正确,松紧度适宜,听诊器体件不能塞在气袖下。

4.测量完毕,及时向考官报告血压值并注意正确的表述方式。如果未听清,可以跟考官报告再测一次。

5.柯氏音第四期约持续 5~10 mmHg,若>20 mmHg 时,应将变音时的汞柱数值和声音消失时的汞柱数值分别记录,如 160/90/68 mmHg。若仅有变音而无声音消失时,应以变音的汞柱数值为舒张压,记录形式应为 110/75~0 mmHg。

6.注意肱动脉不在肘窝中央,而是在中央偏尺侧约 1 cm 处。

真题演练

题目:测血压(须报告检查结果)

时间:15 分钟

一、体格检查

1.测量方法正确

(1)检查血压计水银柱是否在"0"点,被检者肘部、血压计"0"点与心脏(第四肋软骨水平)在同一水平。

(2)气袖均匀紧贴皮肤,缠于上臂,其下缘在肘窝以上 2~3 cm,气袖的中央位于肱动脉表面,其松紧度适宜。

(3)考生触诊确定肱动脉搏动位置后,将听诊器体件置于肱动脉搏动处听诊动脉搏动音,不能将体件塞于气袖下。

(4)向袖带内充气,边充气边听诊至肱动脉搏动音消失后,水银柱再升高 20~30 mmHg,然后缓慢放气(水银柱下降速度为 2~3 mmHg/s),双眼平视观察水银柱,根据听诊动脉搏动音变化和水银柱位置读出收缩压、舒张压数值并记录。

2.读数正确

报告测得实际血压,读数正确,先报收缩压,后报舒张压。

二、考官提问

1.间接测量成人(上肢)血压的参考值是多少?低血压、高血压的界限值是多少?

答:成人血压参考值范围为 90~139/60~89 mmHg,低于 90/60 mmHg 称低血压,高血压是指收缩压≥140 mmHg 和(或)舒张压≥90 mmHg。

2.何谓脉压?脉压减小常见于哪些疾病?

答:收缩压与舒张压之差称脉压。脉压减小常见于主动脉瓣狭窄、严重心力衰竭、心包积液(答出 2 项即可)。

三、职业素质

1.体检前能向被检者告知;与被检者沟通时态度和蔼,体检中动作轻柔,能体现爱护被检者的意识;体检结束后能告知,有体现关爱被检者的动作。

2.着装(工作服)整洁,仪表举止大方,语言文明,体检认真细致,表现出良好的职业素质。

2.营养状态 分营养良好、中等和不良。

3.体位 体位活动自如不受限制为自主体位;不能自主改变体位为被动体位;为减轻痛苦不得不采取特定体位为强迫体位。

（二）皮肤

一般通过视诊观察，必要时辅以触诊。主要观察皮肤颜色、湿度、弹性、皮疹、脱屑、皮下出血、肝掌、蜘蛛痣、水肿、皮下结节、瘢痕、毛发等内容。

皮肤检查

1.皮肤弹性

检查皮肤弹性时用示指和拇指将皮肤捏起（通常选择手背或上臂内侧皮肤），然后松开。皮肤弹性良好时在手捏过后很快恢复常态，弹性减退时皱褶持久不消。

应试流程

【操作步骤】

操作前准备	·**医师准备**：检查前要有爱伤意识，如“您好，我是您的主治医生，为了了解您的皮肤情况，现在给您做个皮肤检查，请您配合一下，您先将下肢和胸口的衣服解开”。 ·**被检者准备**：被检者可取仰卧位或坐位。 ·**准备物品**：棉签。
操作具体步骤	·选择手背或上臂内侧部位，检查皮肤弹性时用食指和拇指将皮肤捏起(通常选择手背或上臂内侧皮肤)，然后松开。皮肤弹性良好时在手捏过后很快恢复常态,弹性减退时皱褶持久不消，两侧对比检查。 ·选择眼睑、下肢胫前、足背、踝部及身体下垂部位。检查有无水肿时,可用手指按压被检查部位皮肤(通常是胫骨前内侧皮肤)。两侧对比检查。 ·检查部位:面、颈、前胸、手背，检查蜘蛛痣时考生可用棉签或火柴杆压迫蜘蛛痣的中心,其辐射状小血管立即消失,除去压力后又出现辐射状小血管。
操作结束语	·**被检者处理**：“您好，感谢您的配合。检查已经结束，您好好休息。”衣物整理好。告诉被检者检查结果,如“您的皮肤检查是正常的”。 ·**物品处理**：按规定把棉签丢弃。 ·**医师结束**：报告老师操作结束！——等待提问。

【具体图解】

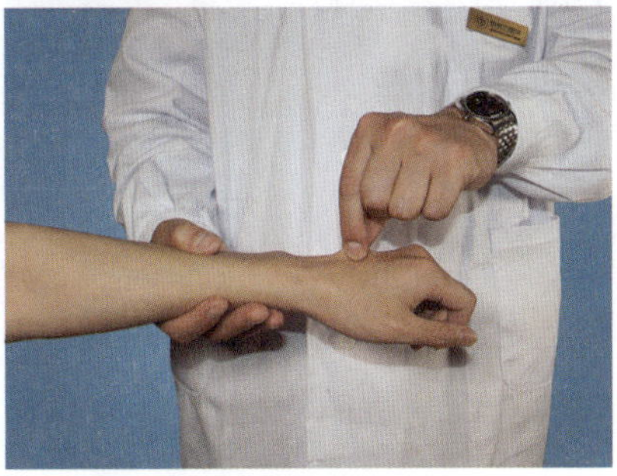

皮肤弹性检查（手背）

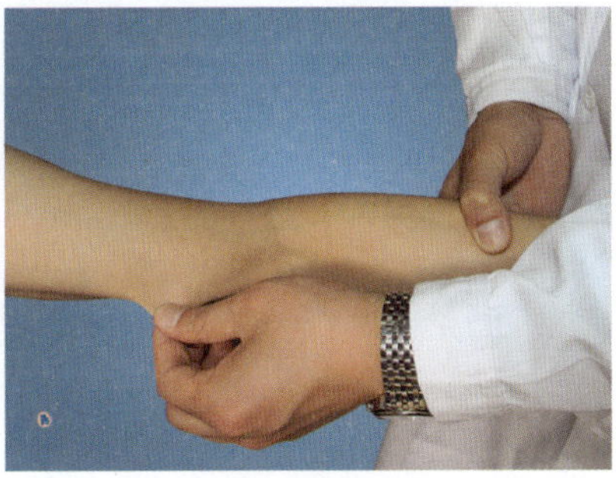

皮肤弹性检查（上臂）

温馨提醒

1.检查皮肤弹性时，检查部位要明确。

2.双侧都要检查，要做对比检查。

真题演练

题目:皮肤弹性和皮肤水肿的检查(须口述检查内容)
时间:15分钟
一、体格检查 1.检查部位正确 (1)皮肤弹性:选择手背或上臂内侧部位。 (2)皮肤水肿:选择眼睑、下肢胫前、足背、踝部及身体下垂部位。 2.检查手法正确 (1)检查皮肤弹性:以拇指和示指将被检者皮肤提起,然后松开,观察皮肤恢复情况,检查时注意两侧对比。 (2)检查皮肤水肿:用手指按压检查部位,注意两侧对比。
二、考官提问 营养状态可分为哪几级? 答:营养状态可分为营养不良、营养中等和营养良好三级。
三、职业素质 1.体检前能向被检者告知;与被检者沟通时态度和蔼,体检中动作轻柔,能体现爱护被检者的意识;体检结束后能告知,有体现关爱被检者的动作。 2.着装(工作服)整洁,仪表举止大方,语言文明,体检认真细致,表现出良好的职业素质。

2.蜘蛛痣

蜘蛛痣是皮肤小动脉末端分支血管扩张所形成的血管痣,因形似蜘蛛,故称为蜘蛛痣。多分布于上腔静脉分布的区域内,如头面、颈部、上肢、肩部、前胸等处。常见于肝功能减退者及妊娠妇女。

检查方法:用小竹签压迫蜘蛛痣中心部,蜘蛛痣可褪色或消失,松开时又出现。

肝掌是指在双掌大小鱼际处发红,压之褪色,掌心颜色正常。

【具体图解】

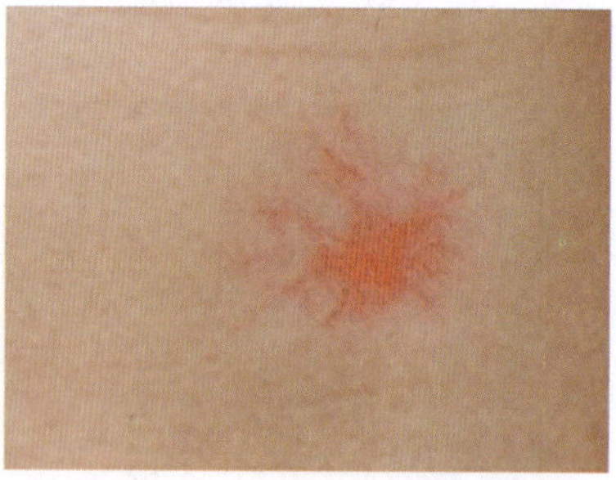

蜘蛛痣

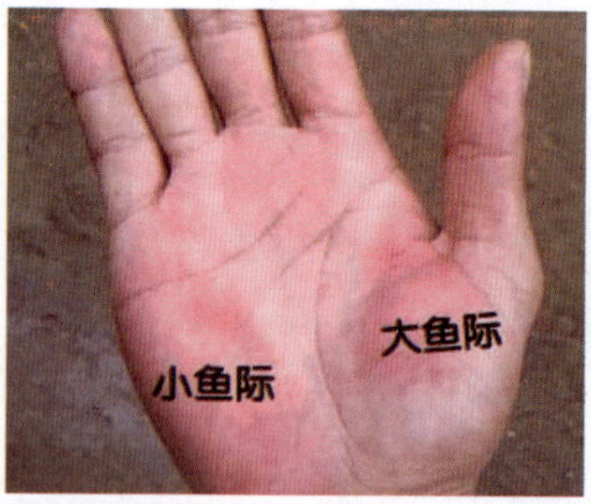

肝掌

温馨提醒

检查蜘蛛痣时,不要忘记用棉签压迫蜘蛛痣的中心,了解蜘蛛痣的临床意义。

真题演练

题目:蜘蛛痣检查(须口述检查内容)

续表

时间:15 分钟
一、体格检查 1.检查部位明确 检查部位:面、颈、前胸和手背(或上腔静脉分布区域)。 2.检查方法正确 在疑为蜘蛛痣时,考生可用棉签或火柴杆压迫蜘蛛痣的中心,其辐射状小血管立即消失,除去压力后又出现辐射状小血管。
二、职业素质 1.体检前能向被检者告知;与被检者沟通时态度和蔼,体检中动作轻柔,能体现爱护被检者的意识;体检结束后能告知,有体现关爱被检者的动作。 2.着装(工作服)整洁,仪表举止大方,语言文明,体检认真细致,表现出良好的职业素质。

(三)淋巴结 主要是浅表淋巴结。包括耳前→耳后→枕部→颌下→颏下→颈前→颈后→锁骨上、腋窝、滑车上、腹股沟和腘窝淋巴结。检查时注意淋巴结**大小、硬度、表面情况、活动度、压痛**等。

1.颌下淋巴结 检查者一手置于受检者头部,使受检者颈部稍前屈,倾向检查一侧,另一手2~5指并拢,用指腹滑动触诊颌下淋巴结。左手触诊右侧,右手触诊左侧。

【具体图解】

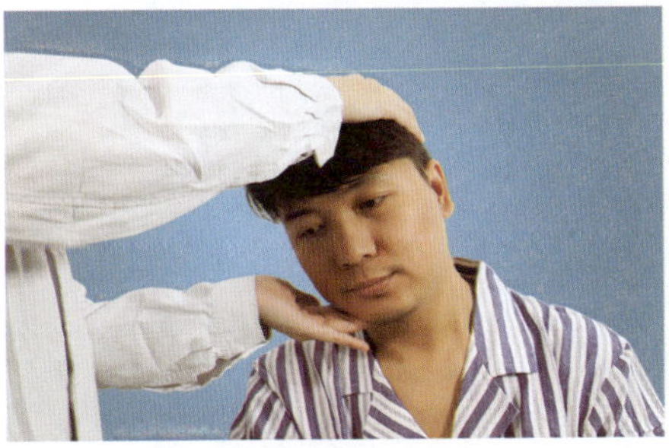

颌下淋巴结检查

颌下淋巴结检查

应试流程

【操作步骤】

操作前准备	· **医师准备**:检查前要有爱伤意识,如“您好,我是您的主治医生,为了了解您的淋巴结情况,现在给您做个淋巴结检查,请您配合一下,您先把衣服解开”。 · **被检者准备**:被检者可取平卧位。
操作具体步骤	· 检查时检查者用左手扶被检查者头部,使头倾向左前下方,用右手示、中、环三指并拢触摸左颌。下淋巴结使头倾向右前下方,再用左手示、中、环三指并拢触摸右颌下淋巴结。
操作结束语	· **被检者处理**:“您好,感谢您的配合。检查已经结束,您好好休息。”衣物整理好。告诉被检者检查结果,如“您的淋巴结检查结果是正常的”。 · **医师结束**:报告老师操作结束!——等待提问。

【具体图解】

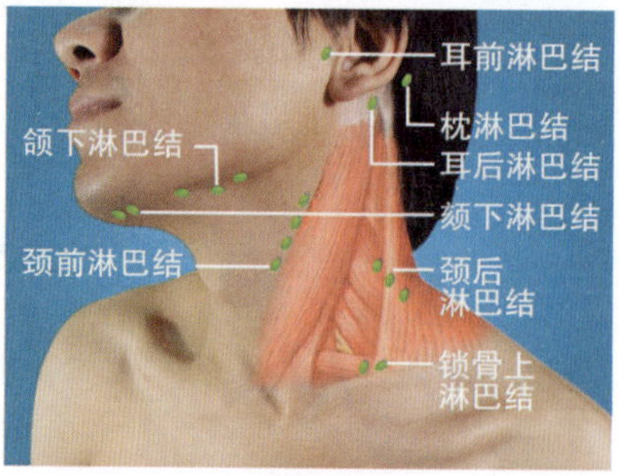

颈部淋巴结群

2.颈部淋巴结 受检者头部位置同上，检查者四指并拢用指腹滑动触诊胸锁乳突肌前缘、后缘和斜方肌前缘。左手触诊右侧，右手触诊左侧。

应试流程

【操作步骤】

操作前准备	· **医师准备**：检查前要有爱伤意识，如“您好，我是您的主治医生，为了了解您的淋巴结情况，现在给您做个淋巴结检查，请您配合一下，您先把衣服解开”。 · **被检者准备**：被检者可取仰卧位或坐位。
操作具体步骤	· 告知被检者取坐位(或仰卧位)。 · 考生站在被检者前面或后面，边检查边告知被检者正确体位、姿势(如嘱被检者头稍低或偏向被检查侧)。 · 示、中、环三指并拢，手指紧贴检查部位皮肤，由浅及深进行滑动触诊。
操作结束语	· **被检者处理**：“您好，感谢您的配合。检查已经结束，您好好休息。”衣物整理好。告诉被检者检查结果，如“您的淋巴结检查结果是正常的”。 · **医师结束**：报告老师操作结束！——等待提问。

【具体图解】

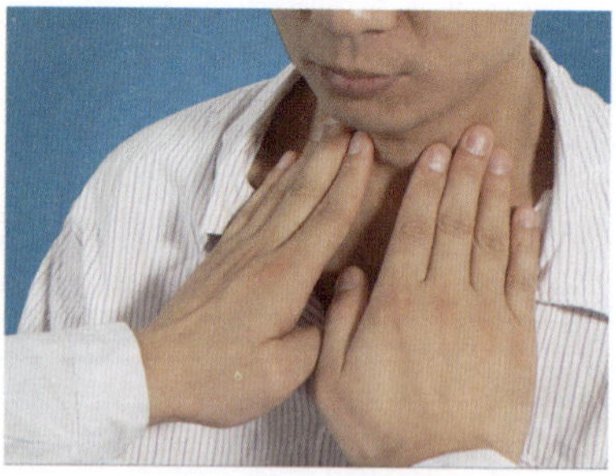

颈部淋巴结检查

颈部淋巴结检查

温馨提醒

面对面，前后区；左触右，右触左。

真题演练

题目:颈部浅表淋巴结检查
时间:15 分钟
一、体格检查 1.考生体位正确,告知被检者体位、姿势正确 告知被检者取坐位(或仰卧位),考生站在被检者前面或后面,边检查边告知被检者正确体位、姿势(如嘱被检者头稍低或偏向被检查侧)。 2.检查手法正确,动作规范 考生三指并拢,手指紧贴检查部位皮肤,由浅及深进行滑动触诊。 3.部位准确 检查双侧颈前三角和颈后三角。
二、考官提问 1.局部淋巴结肿大应想到哪些疾病? 答:局部淋巴结肿大可能的疾病有: (1)非特异性淋巴结炎:如化脓性扁桃体炎、牙龈炎可引起颈部淋巴结肿大。 (2)淋巴结结核:如组织发生干酪样坏死。 (3)恶性肿瘤淋巴结转移:肺癌(可向右侧锁骨上窝或腋部淋巴结群转移)、胃癌、食道癌(多向左侧锁骨上淋巴结群转移)。 (4)恶性淋巴瘤。 2.头颈部淋巴结的检查顺序是什么? 答:头颈部淋巴结的检查顺序是:耳前、耳后、乳突区、枕骨下区、颌下、颏下、颈前三角、颈后三角、锁骨上淋巴结。
三、职业素质 1.体检前能向被检者告知;与被检者沟通时态度和蔼,体检中动作轻柔,能体现爱护被检者的意识;体检结束后能告知,有体现关爱被检者的动作。 2.着装(工作服)整洁,仪表举止大方,语言文明,体检认真细致,表现出良好的职业素质。

3.锁骨上淋巴结 受检者颈部稍前屈,检查者右手检查左侧锁骨上窝,左手检查右侧锁骨上窝。

应试流程

【操作步骤】

操作前准备	·**医师准备:**检查前要有爱伤意识,如"您好,我是您的主治医生,为了了解您的淋巴结情况,现在给您做个淋巴结检查,请您配合一下,您先把衣服解开"。 ·**被检者准备:**被检者可取仰卧位或坐位。
操作具体步骤	·告知被检者取坐位或仰卧位,考生面对被检者,嘱其头部稍向前屈。 ·考生示、中、环三指并拢,由浅入深进行滑动触诊。 ·左手触摸被检者右锁骨上淋巴结,右手触摸被检者左锁骨上淋巴结。
操作结束语	·**被检者处理:**"您好,感谢您的配合。检查已经结束,您好好休息。"衣物整理好。告诉患者检查结果,如"您的淋巴结检查结果是正常的"。 ·**医师结束:**报告老师操作结束!——等待提问。

【具体图解】

锁骨上淋巴结检查

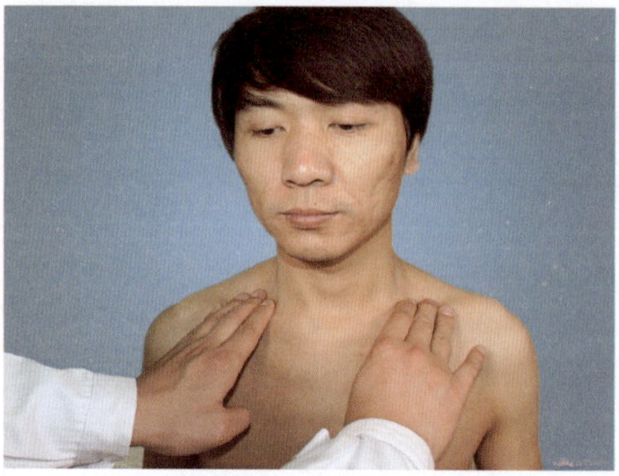

锁骨上淋巴结检查

温馨提醒

面对面，左触右，右触左，由浅入深滑动触诊。

真题演练

题目：锁骨上淋巴结检查

时间：15 分钟

一、体格检查

1.考生站位正确，告知被检者体位、姿势正确

告知被检者取坐位或仰卧位，考生面对被检者，嘱其头部稍向前屈。

2.检查手法正确，动作规范

考生三指并拢，由浅入深进行滑动触诊，左手触摸被检者右锁骨上淋巴结，右手触摸被检者左锁骨上淋巴结。

二、考官提问

1.在左锁骨上窝发现肿大的无痛性淋巴结的临床意义是什么？

答：常见于食管或胃部恶性肿瘤的淋巴结转移。

2.为什么胃癌、食道癌易出现左锁骨上窝淋巴结转移？

答：胃癌、食道癌多向左侧锁骨上淋巴结群转移，因此处为胸导管进入颈静脉的入口。

三、职业素质

1.体检前能向被检者告知；与被检者沟通时态度和蔼，体检中动作轻柔，能体现爱护被检者的意识；体检结束后能告知，有体现关爱被检者的动作。

2.着装（工作服）整洁，仪表举止大方，语言文明，体检认真细致，表现出良好的职业素质。

4.腋窝淋巴结 检查者左手握持受检者左前臂，使其肩关节稍外展，右手四指并拢，在胸部前方进入并触诊左侧腋窝，自腋窝顶部开始，依次触诊内侧、外侧、前壁和后壁。换手，同样方法检查右侧腋窝。

腋窝淋巴结检查

应试流程

【操作步骤】

操作前准备	· **医师准备**：检查前要有爱伤意识，如"您好，我是您的主治医生，为了了解您的淋巴结情况，现在给您做个淋巴结检查，请您配合一下，您先把衣服解开"。 · **被检者准备**：被检者可取平卧位或坐位。
操作具体步骤	· 检查腋窝时面对被检查者,检查者应一手将被检查者前臂稍外展,以右手触诊被检查者左侧腋窝,左手检查右侧腋窝。检查顺序:腋尖群→中央群→胸肌群→肩胛下群→外侧群。
操作结束语	· **被检者处理**："您好，感谢您的配合。检查已经结束，您好好休息。"衣物整理好。告诉患者检查结果，如"您的淋巴结检查结果是正常的"。 · **医师结束**：报告老师操作结束！——等待提问。

【具体图解】

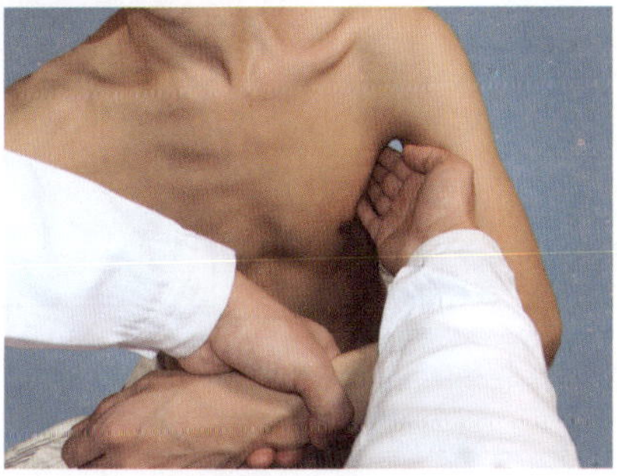

腋窝淋巴结检查

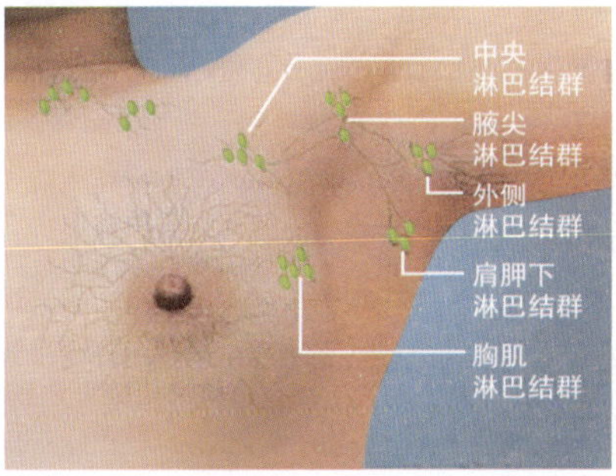

腋窝淋巴结分群

腋窝的5组淋巴结群(腋尖群、中央群、胸肌群、肩胛下群、外侧群)均应触诊。

(1)腋尖群:位于腋窝顶部。

(2)中央群:位于腋窝内侧壁近肋骨及前锯肌处。

(3)胸肌群:位于胸大肌下缘深部。

(4)肩胛下群:位于腋窝后皱襞深部。

(5)外侧群:位于腋窝外侧壁。

腹股沟淋巴结检查

5.腹股沟淋巴结 受检者取仰卧位,下肢伸直,受检侧髋关节稍外展外旋,依次触诊上群和下群。

应试流程

【操作步骤】

操作前准备	· **医师准备**：检查前要有爱伤意识，如"您好，我是您的主治医生，为了了解您的淋巴结情况，现在给您做个淋巴结检查，请您配合一下，您先把衣服解开"。 · **被检者准备**：被检者可取平卧位。
操作具体步骤	· 检查者站在被检查者右侧，右手示、中、环三指并拢，以指腹触及腹股沟，由浅及深滑动触诊，先触摸腹股沟下方水平组淋巴结，再触摸沿大隐静脉分布的垂直组淋巴结，左右腹股沟对比检查。

操作结束语	· **被检者处理**：“您好，感谢您的配合。检查已经结束，您好好休息。”衣物整理好。告诉患者检查结果，如“您的淋巴结检查结果是正常的”。 · **医师结束**：报告老师操作结束！——等待提问。

【具体图解】

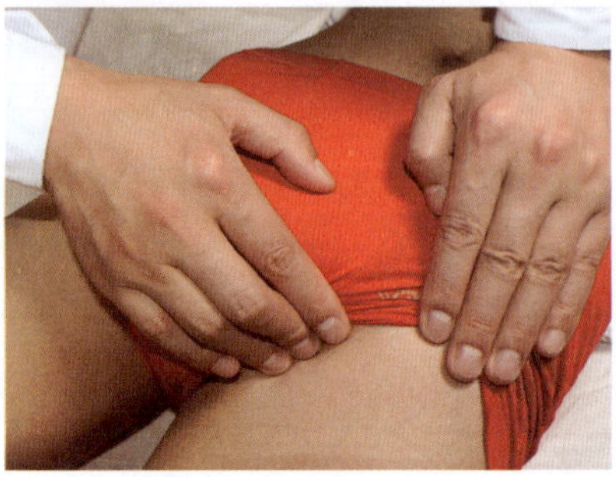

腹股沟淋巴结检查(水平组)

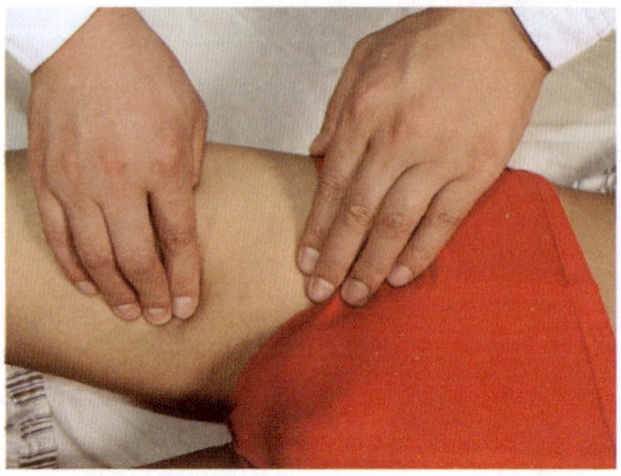

腹股沟淋巴结检查(垂直组)

温馨提醒

1.检查前后体现关爱意识。

2.考生及被检者体位必须正确。

3.触诊顺序一定要正确。顺序错误不得分。特别是腋窝淋巴结检查顺序经常考到。

4.只检查一侧得一半的分。

真题演练

题目:腹股沟淋巴结检查

检查时间:15 分钟

一、体格检查

1.考生站位正确,告知被检者体位、姿势正确

告知被检者取仰卧位,下肢自然伸直,考生站在其右侧。

2.检查部位正确

主要检查上、下两群:上群位于腹股沟韧带下,与韧带平行排列;下群位于大隐静脉的上段,沿静脉走向排列(考生必须找准部位)。

3.检查手法正确,动作规范

考生三指(示、中、环指)并拢,手指紧贴检查部位皮肤,由浅入深进行滑动触诊。左右腹股沟淋巴结均应进行检查。

二、考官提问

1.腹股沟淋巴结肿大且有触痛首先考虑什么?

答:首先考虑下肢、会阴部炎症的可能。

2.发现淋巴结肿大,在体检时应注意检查哪些内容?

答:应注意肿大淋巴结的部位、大小、数目、硬度、活动度,以及有无压痛、粘连、局部皮肤红肿、瘢痕、瘘管等。同时注意寻找引起淋巴结肿大的原发病灶。

续表

三、职业素质
1.体检前能向被检者告知;与被检者沟通时态度和蔼,体检中动作轻柔,能体现爱护被检者的意识;体检结束后能告知,有体现关爱被检者的动作。 2.着装(工作服)整洁,仪表举止大方,语言文明,体检认真细致,表现出良好的职业素质。

第二节 头颈部检查

(一)眼

包括眼眉、眼睑、结膜、巩膜、角膜、瞳孔和眼球。

1.眼睑 双侧眼睑下垂见于重症肌无力、先天性上睑下垂;单侧眼睑下垂常见于动眼神经麻痹。眼睑水肿常以晨起较明显,常见于急性肾小球肾炎、慢性肝病、营养不良等。

2.结膜 结膜分为上睑结膜、下睑结膜和球结膜三部分。充血和分泌物增多常见于结膜炎;球结膜水肿多见于肺性脑病、颅内压增高;睑结膜苍白见于各种类型的贫血;结膜颗粒与滤泡常见于沙眼;结膜出血点可见于感染性心内膜炎。

3.瞳孔 应检查两侧大小、形状、对称性等。

【具体图解】

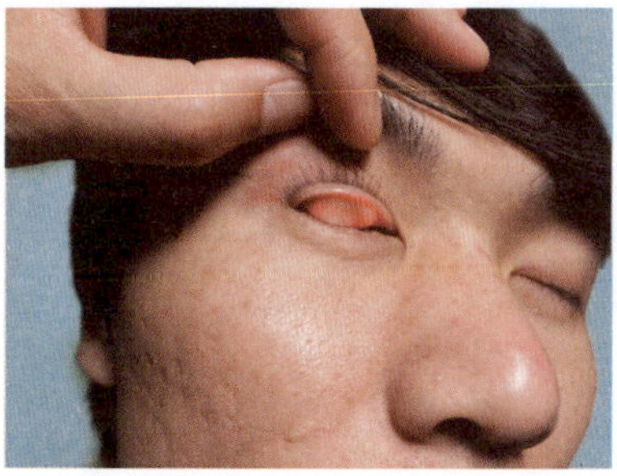

上睑结膜

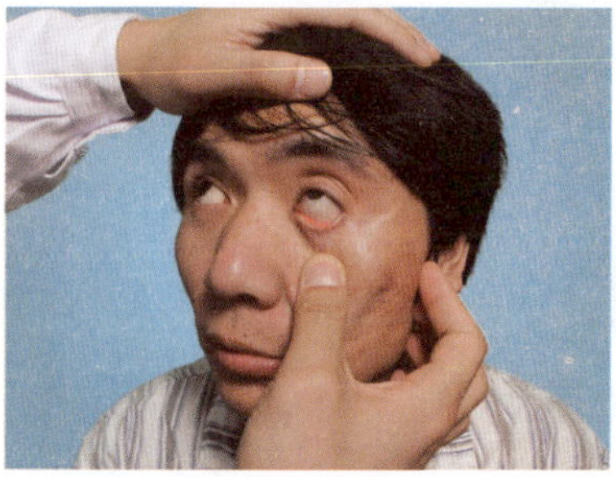

下睑结膜

4.角膜 检查时用斜照光更易观察其透明度,注意有无云翳、白斑、软化、溃疡、新生血管等。角膜周围血管增生常见于严重沙眼;角膜边缘出现灰白色浑浊圈为老年环;角膜边缘出现黄、棕褐色的色素环,为 Kayser-Fleischer 环,见于肝豆状核变性(Wilson 病)。

5.巩膜 巩膜正常为瓷白色、不透明。巩膜黄染见于黄疸,近角膜巩膜交界处较轻,越远离越黄,其他黄色素增多时多在角膜周围明显黄染。

【具体图解】

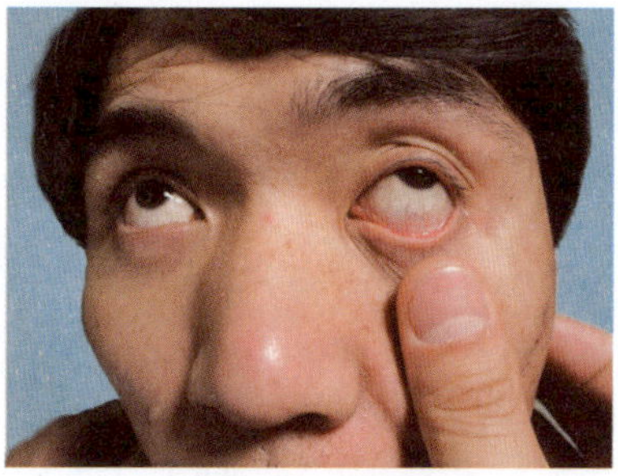

巩膜、球结膜检查

6.虹膜 检查时注意有无纹理模糊或消失,有无形态异常或裂孔。

应试流程

【操作步骤】

操作前准备	· **医师准备**：检查前要有爱伤意识，如"您好，我是您的主治医生，为了了解您的外眼情况，现在给您做个外眼检查，请您配合一下"。 · **被检查者准备**：被检者可取仰卧位或坐位。
操作具体步骤	· 眼睑及睑结膜:告知被检查者闭眼、睁眼,以示指和拇指捏起上睑中外1/3交界处的边缘,告知被检者向下看,趁机将眼睑轻轻向前下方牵拉,示指向下压睑板上缘,与拇指配合将睑缘向上捻转。同样方法检查另一侧。 · 巩膜、球结膜:嘱被检者向上看,以拇指轻压下眼睑下缘,充分暴露巩膜与结膜。 · 结果报告：眼睑有无水肿,上睑有无下垂,有无闭合障碍,有无倒睫;巩膜有无黄染;睑结膜有无苍白或充血,球结膜有无充血或水肿。
操作结束语	· **被检者处理**："您好，感谢您的配合。检查已经结束，您好好休息。"衣物整理好，告诉患者检查结果，如"您的外眼检查结果是正常的"。 · **物品处理**：按规定把手电筒关好，放回原处。 · **医师结束**：报告老师操作结束！——等待提问。

真题演练

题目:眼睑、巩膜、结膜检查(须口述检查内容)

时间:15分钟(一般为三个项目)

一、体格检查

1.检查内容叙述正确

眼睑有无水肿,上睑有无下垂,有无闭合障碍,有无倒睫;巩膜有无黄染;睑结膜有无苍白或充血,球结膜有无充血或水肿。

2.检查方法正确

(1)眼睑及睑结膜:告知被检查者闭眼、睁眼,以示指和拇指捏起上睑中外1/3交界处的边缘,告知被检者向下看,趁机将眼睑轻轻向前下方牵拉,示指向下压睑板上缘,与拇指配合将睑缘向上捻转。同样方法检查另一侧。

(2)巩膜、球结膜:嘱被检者向上看,以拇指轻压下眼睑下缘,充分暴露巩膜与结膜。

二、职业素质

1.体检前能向被检者告知;与被检者沟通时态度和蔼,体检中动作轻柔,能体现爱护被检者的意识;体检结束后能告知,有体现关爱被检者的动作。

2.着装(工作服)整洁,仪表举止大方,语言文明,体检认真细致,表现出良好的职业素质。

(二)眼球运动

检查眼球外形,有无突出、下陷及眼球运动。

1.眼球外形　双侧眼球突出常见于甲状腺功能亢进,单侧眼球突出多为局部炎症或眶内占位性病变;双侧眼球下陷见于高度脱水;单侧眼球下陷见于Horner综合征。

2.运动　检查六向运动,了解眼外肌(分别受动眼、滑车、外展3对脑神经支配)功能。考生伸出右手示指,置于被检者眼前30~40 cm。嘱被检者头部不要转动,注视示指尖。依次将示指移向左侧、左上、左下方，以及右侧、右上、右下方(呈"H"型)。

3.震颤 双眼发生一系列规律、快速的水平或垂直不自主往返运动为眼球震颤。常见于先天性、前庭性或神经性疾病，如耳源性眩晕、小脑病变等。

应试流程

【操作步骤】

操作前准备	·**医师准备**：检查前要有爱伤意识，如"您好，我是您的主治医生，为了了解您的眼球运动情况，现在给您做个眼球运动检查，请您配合一下"。 ·**被检者准备**：被检者可取仰卧位或坐位。
操作具体步骤	·方法：考生手执目标物(如棉签或指尖)或用示指尖，置于被检者眼前30~40 cm处，告知被检者头部不要转动，眼球随目标物或示指尖移动。 ·检查顺序：目标物(或示指尖)按左、左上、左下，右、右上、右下6个方向的顺序进行移动，观察被检者眼球运动情况。 ·观察。
操作结束语	·**被检者处理**："您好，感谢您的配合。检查已经结束，您好好休息。"衣物整理好，告诉患者检查结果果如"您的眼球运动检查结果是正常的"。 ·**医师结束**：报告老师操作结束！——等待提问。

【具体图解】

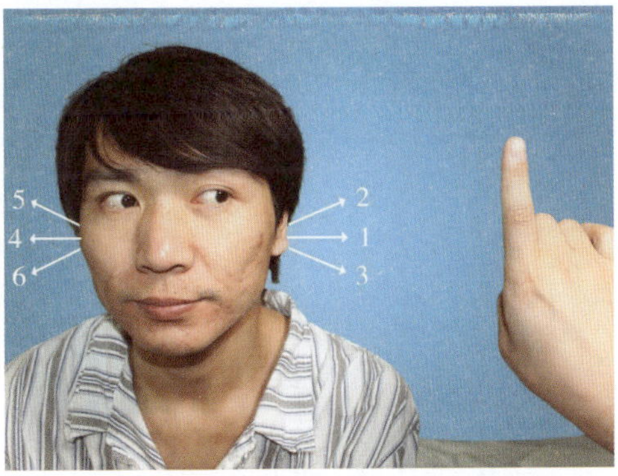

眼球运动

真题演练

题目：眼球运动检查
时间：15分钟(一般为三个项目)

一、体格检查

1.检查方法正确

考生手执目标物(如棉签或指尖)或用示指尖，置于被检者眼前30~40 cm处，告知被检者头部不要转动，眼球随目标物或示指尖移动。

2.检查内容完整，顺序正确

目标物(或示指尖)按左、左上、左下，右、右上、右下6个方向的顺序进行移动，观察被检者眼球运动情况。

续表

二、提问

1. 支配眼球运动有哪几种颅神经？

答：主要是动眼、滑车、外展神经。

2. 自发性眼震见于哪些疾病？

答：耳源性眩晕、小脑疾患等。

三、职业素质

1. 体检前能向被检者告知；与被检者沟通时态度和蔼，体检中动作轻柔，能体现爱护被检者的意识；体检结束后能告知，有体现关爱被检者的动作。

2. 着装（工作服）整洁，仪表举止大方，语言文明，体检认真细致，表现出良好的职业素质。

瞳孔对光反射：嘱受检者平视或用手打开眼睑（意识丧失者），检查者持光源自外向内照射瞳孔，观察瞳孔是否变小，为**直接**对光反射。用手置于受检者鼻梁处隔开光线，同样方法照射瞳孔，观察另一侧瞳孔是否变小，为**间接**对光反射。

眼部检查

应试流程

【操作步骤】

操作前准备	·**医师准备**：检查前要有爱伤意识，如"您好，我是您的主治医生，为了了解您的瞳孔情况，现在给您做个瞳孔检查，请您配合一下"。 ·**被检者准备**：被检者可取仰卧位或坐位。 ·**准备物品**：手电筒。
操作具体步骤	·直接对光反射检查方法：用手电筒照射被检者一侧瞳孔，观察该侧瞳孔变化；快速移开光源后再次观察该侧瞳孔变化。用上述方法检查另一侧瞳孔。 ·间接对光反射检查方法：手或遮挡物在被检者鼻梁处遮挡光线，用手电筒照射一侧瞳孔，观察对侧瞳孔变化；快速移开光源后再次观察对侧瞳孔变化。用上述方法检查另一侧瞳孔。 ·报告检查结果：直接对光反射：正常人受到光线刺激后瞳孔立即缩小，移开光源后瞳孔迅速复原。间接对光反射：正常人一侧瞳孔受到光线照射后，另一侧瞳孔立即缩小，移开光源，瞳孔复原。
操作结束语	·**被检者处理**："您好，感谢您的配合。检查已经结束，您好好休息。"衣物整理好，告诉患者检查结果，如"您的瞳孔正常"。 ·**物品处理**：按规定把手电筒关好，放回原处。 ·**医师结束**：报告老师操作结束！——等待提问。

【具体图解】

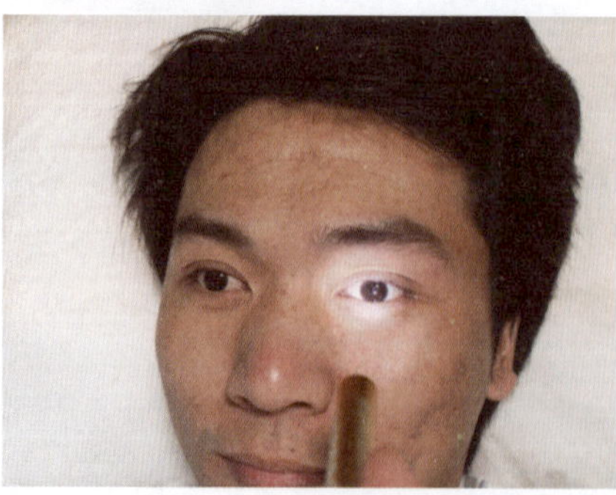

直接检查

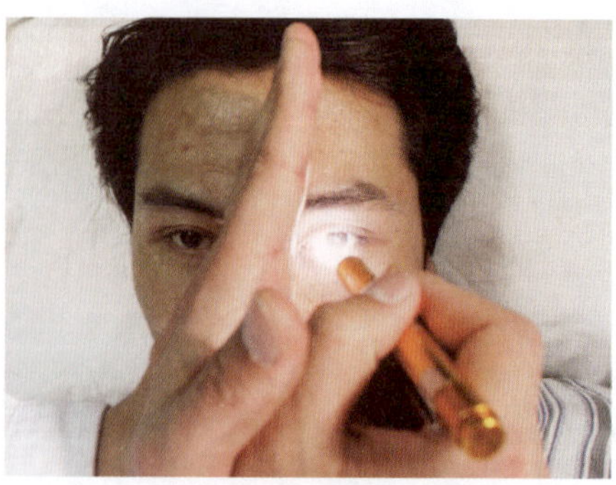

间接检查

温馨提醒

1.检查间接对光反射时,需用手遮挡光线。
2.不能直接照眼球。
3.照过以后手电筒需要迅速离开。
直接——照哪只眼,看哪只眼;间接——照哪只眼,看对侧眼。

真题演练

题目:对光反射检查(须报告检查结果)
时间:15 分钟
一、体格检查 1.直接对光反射检查方法正确 (1)检查方法正确 用手电筒照射被检者一侧瞳孔,观察该侧瞳孔变化;快速移开光源后再次观察该侧瞳孔变化;用上述方法检查另一侧瞳孔。 (2)报告检查结果 正常人受到光线刺激后瞳孔立即缩小,移开光源后瞳孔迅速复原。 2.间接对光反射检查方法正确 (1)检查方法正确 手或遮挡物在被检者鼻梁处遮挡光线,用手电筒照射一侧瞳孔,观察对侧瞳孔变化;快速移开光源后再次观察对侧瞳孔变化;用上述方法检查另一侧瞳孔。 (2)报告检查结果 正常人一侧瞳孔受到光线照射后,另一侧瞳孔立即缩小,移开光源,瞳孔复原。
二、考官提问 1.瞳孔直径参考值是多少?瞳孔扩大常见于哪些临床病症? 答:正常人瞳孔直径为 3~4 mm,瞳孔扩大常见于颈交感神经刺激、青光眼、阿托品作用。 2.左右瞳孔大小不等见于何种颅内病变? 答:左右瞳孔大小不等常提示有脑疝或脑外伤、脑肿瘤等。
三、职业素质 1.体检前能向被检者告知;与被检者沟通时态度和蔼,体检中动作轻柔,能体现爱护被检者的意识;体检结束后能告知,有体现关爱被检者的动作。 2.着装(工作服)整洁,仪表举止大方,语言文明,体检认真细致,表现出良好的职业素质。

(三)口

包括口唇、黏膜、牙齿、牙龈、舌、咽部、扁桃体等。

应试流程

【操作步骤】

操作前准备	·**医师准备**:检查前要有爱伤意识,如“您好,我是您的主治医生,为了了解您的扁桃体情况,现在给您做个扁桃体检查,请您配合一下。” ·**被检者准备**:取坐位,头略后仰。 ·**准备物品**:手电筒、一次性压舌板。

操作具体步骤	·告知被检者取坐位,头略后仰,嘱其口张大并发长“啊”音。 ·检查者用压舌板在被检者舌前2/3与后1/3交界处迅速下压。 ·在光照的配合下观察扁桃体。 ·观察扁桃体有无红肿,判断扁桃体肿大的程度,其分泌物颜色、性状,有无苔片状假膜。
操作结束语	·**被检者处理:**“您好,感谢您的配合。检查已经结束,您好好休息。”衣物整理好,被子盖好。告诉患者检查结果,如“您的扁桃体检查结果是正常的”。 ·**物品处理:**按规定把手电筒关好,放回原处。一次性的压舌板按规定丢弃。 ·**医师结束:**报告老师操作结束!——等待提问。

【具体图解】

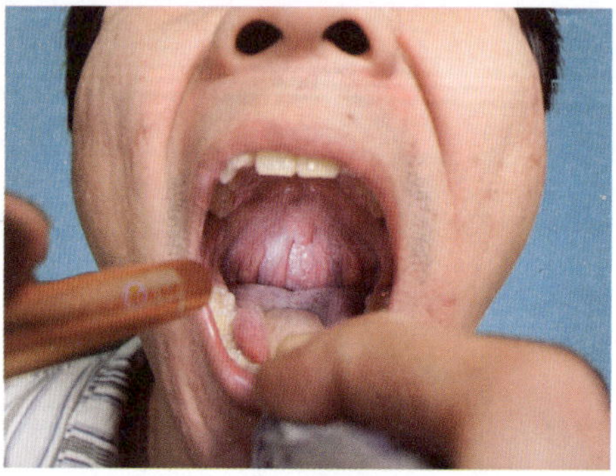

咽部检查

咽部检查

温馨提醒

1.咽部检查时,应取坐位。
2.要熟练说出扁桃体分度。
3.一定要被检者发长“啊”音。

真题演练

题目:扁桃体检查(须口述检查内容)

时间:15 分钟

一、体格检查

1.检查方法正确

告知被检者取坐位,头略后仰,嘱其口张大并发长“啊”音,此时考生用压舌板在被检者舌前 2/3 与后 1/3 交界处迅速下压,在光照的配合下观察扁桃体。

2.检查内容叙述正确

观察扁桃体有无红肿,判断扁桃体肿大的程度,其分泌物颜色、性状,有无苔片状假膜。

二、考官提问

1.扁桃体肿大如何分度?

答:扁桃体不超过咽腭弓为Ⅰ度,超过咽腭弓为Ⅱ度,达到或超过咽后壁中线为Ⅲ度。

续表

2.扁桃体检查的内容有哪些？ 答：检查扁桃体有无充血、肿大和脓性分泌物，了解扁桃体肿大的分度。
三、职业素质 1.体检前能向被检者告知；与被检者沟通时态度和蔼，体检中动作轻柔，能体现爱护被检者的意识；体检结束后能告知，有体现关爱被检者的动作。 2.着装（工作服）整洁，仪表举止大方，语言文明，体检认真细致，表现出良好的职业素质。

（四）颈部

包括颈动脉、颈静脉、甲状腺和气管。

1.甲状腺检查

（1）视诊：嘱受检者取坐位或仰卧位，头部处于自然居中位置，暴露颈部，观察甲状腺大小和对称性。正常不能看出甲状腺。

（2）触诊

1）甲状腺峡部：检查者站在受检者前面，用拇指触诊甲状腺峡部；检查者站在受检者后面，用示、中指触诊甲状腺峡部，配合吞咽动作。

甲状腺检查

应试流程

【操作步骤】

操作前准备	· **医师准备**：检查前要有爱伤意识，如“您好，我是您的主治医生，为了了解您的甲状腺情况，现在给您做个甲状腺检查，请您配合一下，您先把胸口衣服解开”。 · **被检者准备**：坐位。 · **准备物品**：听诊器（钟型）。
操作具体步骤	· 甲状腺视诊：观察甲状腺大小及对称性。 · 甲状腺前面触诊：检查者用一手拇指施压于被检查者一侧甲状软骨，将气管推向对侧，另一手示、中指在对侧胸锁乳突肌后缘向前推挤甲状腺侧叶，拇指在胸锁乳突肌前缘触诊，嘱被检查者配合做吞咽动作，重复检查，可触及被推挤的甲状腺，以判断甲状腺大小、有无结节和震颤，用同样方法检查另一侧甲状腺。注意在前位检查时，检查者拇指应交叉检查对侧，即右拇指检查左侧，左拇指检查右侧。 · 甲状腺后面触诊：被检者取坐位，检查者站在被检查者后面，一手示、中指施压于一侧甲状软骨，将气管推向对侧，另一手拇指在对侧胸锁乳突肌后缘向前推挤甲状腺，示、中指在其前缘触诊甲状腺，再配合吞咽动作，重复检查。用同样方法检查另一侧甲状腺。 · 甲状腺峡部触诊：考生面对被检者，用拇指（或站在被检者后面用示指）自胸骨上切迹向上触摸，可触到气管前甲状腺组织，判断有无增厚，嘱被检者做吞咽动作。 · 甲状腺听诊：钟型听诊器放于肿大的甲状腺部位。
操作结束语	· **被检者处理**：“您好，感谢您的配合。检查已经结束，您好好休息。”衣物整理好，被子盖好。告诉患者检查结果，如“您的甲状腺检查结果是正常的”。 · **物品处理**：听诊器整理好，放回原处。 · **医师结束**：报告老师操作结束！——等待提问。

【具体图解】

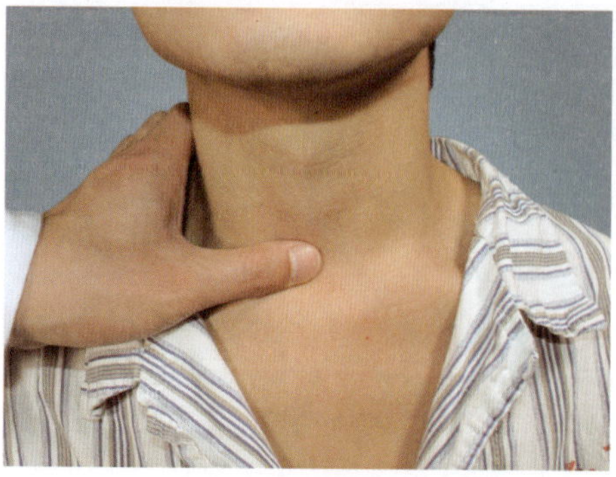

甲状腺峡部触诊

2)甲状腺侧叶

前面触诊:检查者站在受检者前面,一手拇指施压于一侧甲状软骨,将气管推向对侧,另一手示、中指在对侧胸锁乳突肌后缘向前推挤甲状腺侧叶,拇指触诊甲状腺侧叶,配合吞咽动作。用同样方法检查另一侧甲状腺。若发现甲状腺肿大,则须注意其大小、对称性、质地、表面情况、有无压痛、结节、震颤。

【具体图解】

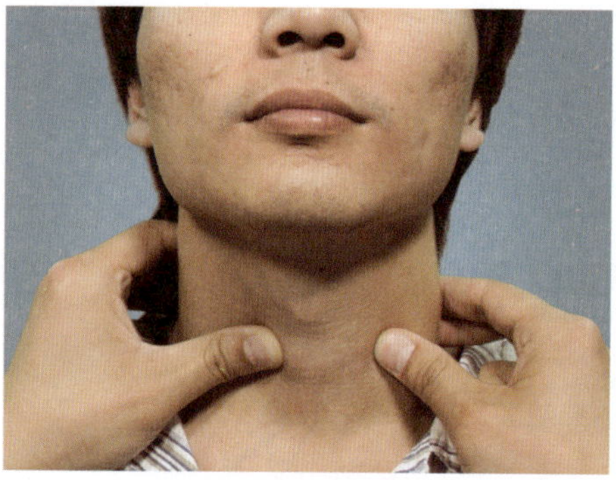

甲状腺前面触诊

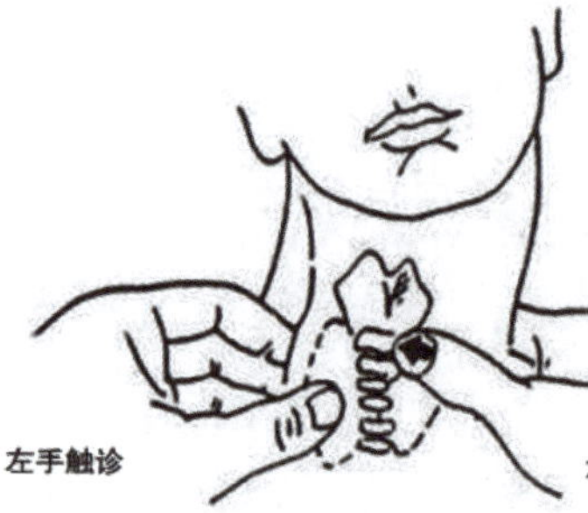

从前面触诊甲状腺示意图

后面触诊:检查者站在受检者后面,一手示、中指施压于一侧甲状软骨,将气管推向对侧,另一手拇指在对侧胸锁乳突肌后缘向前推挤甲状腺,示、中指触诊甲状腺,配合吞咽动作。用同样方法检查另一侧甲状腺。

【具体图解】

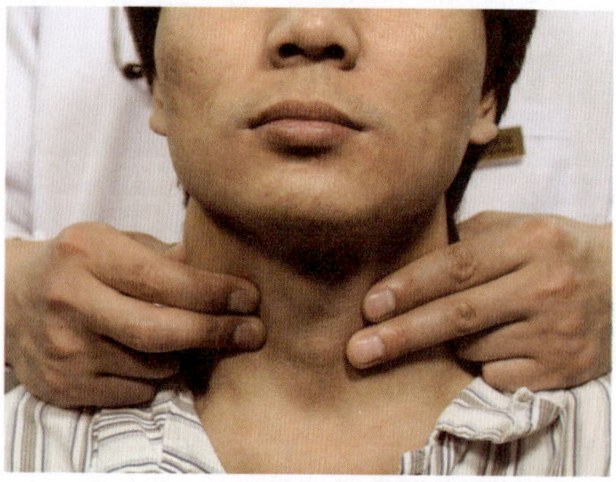

甲状腺后面触诊

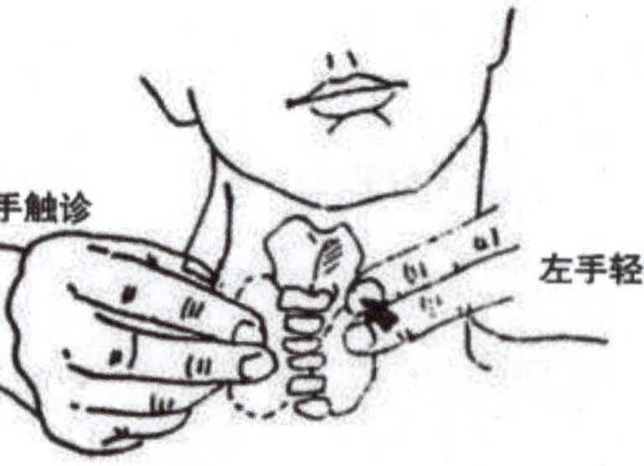

从后面触诊甲状腺示意图

(3)听诊:当触到甲状腺肿大时,用**钟型听诊器**直接放在肿大的甲状腺上听诊,注意能否听到低调的连续性静脉"嗡鸣音"或收缩期动脉杂音。如有血管杂音则提示甲亢。

温馨提醒

甲状腺肿大分度：不能看出肿大但能触及者为Ⅰ度；既可看出肿大又能触及，但在胸锁乳突肌以内者为Ⅱ度；肿大超出胸锁乳突肌外缘者为Ⅲ度。（常被提问的知识点）

1.考生站位需准确、患者体位要正确。

2.检查时不要遗漏甲状腺峡部的触诊。

3.检查时需要嘱被检者做吞咽动作。

4.没有按照考官具体要求去做，如前面触诊、后面触诊。

真题演练

题目：甲状腺检查（须口述视诊内容和报告检查结果，前面触诊和后面触诊可任选一种）

时间：15 分钟

一、体格检查

1.视诊

观察甲状腺大小、对称性。（口述内容）

2.触诊手法正确、规范

（1）甲状腺侧叶触诊

1）后面触诊：告知被检者取坐位，考生在其后。一手示、中指施压于一侧甲状软骨，将气管推向对侧，另一手拇指在对侧胸锁乳突肌后缘向前推挤甲状腺，示、中指在其前缘触诊甲状腺。检查过程中，嘱被检者做吞咽动作，重复检查。用同样方法检查另一侧甲状腺。

2）前面触诊：告知被检者取坐位，考生面对被检者。考生一手拇指施压于一侧甲状软骨，将气管推向对侧，另一手示、中指在对侧胸锁乳突肌后缘向前推挤甲状腺，拇指在胸锁乳突肌前缘触诊。嘱被检者做吞咽动作，并随吞咽动作进行触诊。用同样方法检查另一侧甲状腺。

（2）甲状腺峡部触诊

考生面对被检者，用拇指（或站在被检者后面用示指）自胸骨上切迹向上触摸，可触到气管前甲状腺组织，判断有无增厚，嘱被检者做吞咽动作。

3.听诊方法正确、规范

考生用听诊器体件放于甲状腺部位，两侧均需检查。

4.报告检查结果

甲状腺是否肿大、有无结节，听诊有无杂音。

二、考官提问

1.典型甲状腺功能亢进症患者作甲状腺触诊会有什么发现？

答：触及甲状腺肿大，有时能触到结节、震颤。

2.甲状腺听诊时，如听到低音调的连续性静脉"嗡嗡"音有何意义？

答：常见于甲状腺功能亢进症。

三、职业素质

1.体检前能向被检者告知；与被检者沟通时态度和蔼，体检中动作轻柔，能体现爱护被检者的意识；体检结束后能告知，有体现关爱被检者的动作。

2.着装（工作服）整洁，仪表举止大方，语言文明，体检认真细致，表现出良好的职业素质。

2.气管检查　检查者一手示指和无名指分别置于受检者左右胸锁关节上，中指自甲状软骨处向下触

第二站

摸气管环，观察气管是否居中。或以中指置于气管与两侧胸锁乳突肌之间的间隙，观察两侧间隙是否等宽来判断气管有无偏移。气管偏向健侧常见于气胸、胸腔积液；偏向患侧见于胸膜粘连。

应试流程

【操作步骤】

操作前准备	· **医师准备**：检查前要有爱伤意识，如"您好，我是您的主治医生，为了了解您的气管情况，现在给您做个气管检查，请您配合一下，您先把胸口衣服解开"。 · **被检查者准备**：取仰卧位或坐位。
操作具体步骤	· 告知被检查者取坐位或仰卧位，颈部处于自然直立状态，考生站在被检查者前面或右侧。 · 考生用一手示指与环指分别置于两侧胸锁关节上，然后将中指置于气管之上，观察中指是否在示指与环指中间（或以中指置于气管与两侧胸锁乳突肌之间的间隙，根据两侧间隙是否等宽来判断气管有无偏移）。
操作结束语	· **被检查者处理**："您好，感谢您的配合。检查已经结束，您好好休息。"衣物整理好，被子盖好。告诉患者检查结果，如"您的气管是正常的"。 · **医师结束**：报告老师操作结束！——等待提问。

【具体图解】

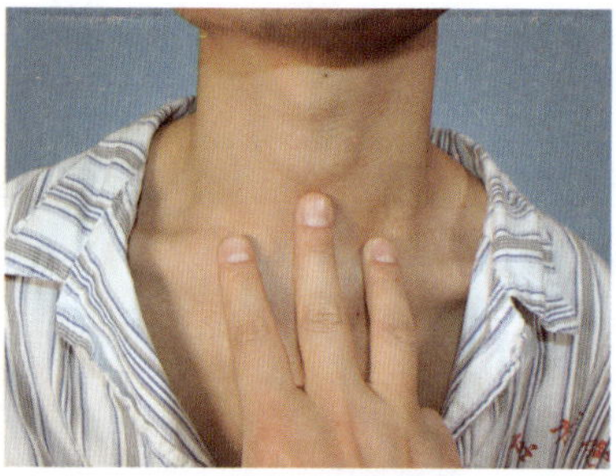

气管检查

气管检查

3.颈部血管 正常人立位或坐位时颈部静脉常不显露，平卧时可稍见充盈，充盈的水平仅限于锁骨上缘至下颌角距离的下 2/3 以内，但在坐位或半坐位（**身体呈 45°**）时，如颈静脉明显充盈、怒张或搏动，均为异常征象。颈静脉搏动可见于三尖瓣关闭不全等。

正常人颈部动脉的搏动，只在剧烈活动后心搏出量增加时可见，且很微弱。如在安静状态下出现颈动脉的明显搏动，则多见于主动脉瓣关闭不全、高血压、甲状腺功能亢进及严重贫血患者。

听诊颈部血管，一般让患者取坐位，**用钟型听诊器听诊**，如发现异常杂音，应注意其部位、强度、性质、音调、传播方向和出现时间，以及患者姿势改变和呼吸等对杂音的影响。

温馨提醒

1.被检查者体位、姿势正确。

2.检查手法准确。

真题演练

题目：气管检查
时间：15 分钟

续表

一、体格检查

1.考生站位正确，告知被检者体位、姿势正确

告知被检者取坐位或仰卧位，颈部处于自然直立状态，考生站在被检者前面或右侧。

2.检查手法正确，动作规范

考生用一手示指与环指分别置于两侧胸锁关节上，然后将中指置于气管之上，观察中指是否在示指与环指中间（或以中指置于气管与两侧胸锁乳突肌之间的间隙，根据两侧间隙是否等宽来判断气管有无偏移）。

二、考官提问

1.哪些疾病可使气管向健侧移位？

答：根据气管的偏移方向可以判断病变的位置，如大量胸腔积液、积气、纵隔肿瘤以及单侧甲状腺肿大可将气管推向健侧，而肺不张、胸膜粘连可将气管拉向患侧。

2.结核性胸膜炎初期有大量胸腔积液时气管向哪侧移位？不规范治疗形成胸膜粘连时气管是否还有移位？

答：早期大量胸腔积液气管推向健侧，晚期胸膜粘连可将气管拉向患侧。

三、职业素质

1.体检前能向被检者告知；与被检者沟通时态度和蔼，体检中动作轻柔，能体现爱护被检者的意识；体检结束后能告知，有体现关爱被检者的动作。

2.着装（工作服）整洁，仪表举止大方，语言文明，体检认真细致，表现出良好的职业素质。

第三节　胸部检查

胸部检查

（一）胸壁、胸廓

1.体表标志

（1）骨骼标志：胸骨角：胸骨柄和胸骨体连接处，两侧分别与左右**第2肋软骨**连接；肩胛下角：肩胛骨最下方，**平第7肋间隙。**

应试流程

【操作步骤】

步骤	内容
操作前准备	· **医师准备**：检查前要有爱伤意识，如“您好，我是您的主治医生，根据病情需要，现在给您做个检查，请您配合一下，您先把衣服解开”。 · **被检者准备**：取坐位，充分暴露前胸和背部。
操作具体步骤	· 胸骨角：胸骨柄和胸骨体的连接向前突起处，其两侧分别与左右第2肋软骨相连接。 · 前正中线(即胸骨中线)：通过胸骨正中的垂直线。其上端位于胸骨柄上缘的中点，向下通过剑突中央的垂直线。 · 腋前线(左右)：通过腋窝前皱襞，沿前侧胸壁向下的垂直线。 · 腋窝(左右)：为上肢内侧与胸壁相连的凹陷部。 · 肩胛上区(左右)：为肩胛冈以上的区域，其外上界为斜方肌的上缘。
操作结束语	· **被检者处理**：“您好，感谢您的配合。检查已经结束，您好好休息。”衣物整理好，告诉患者检查结果。 · **医师结束**：报告老师操作结束！——等待提问。

【具体图解】

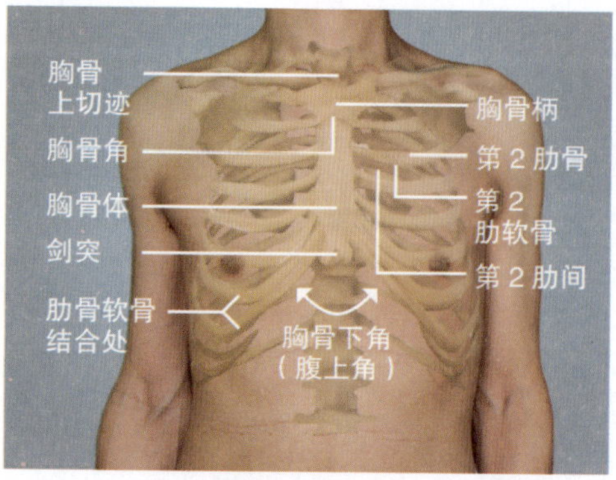

前胸壁的骨骼标志

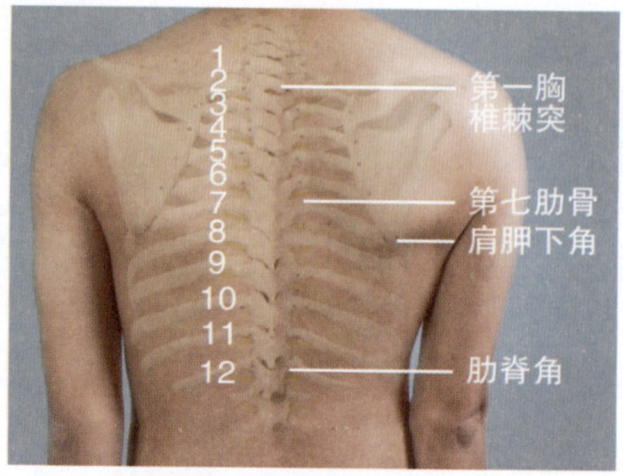

胸廓的骨骼结构背面观

(2)垂直线标志:包括前正中线、锁骨中线、腋前线、腋中线、腋后线、肩胛线和后正中线。

(3)自然陷窝:包括胸骨上窝、锁骨上窝、腋窝等。

【具体图解】

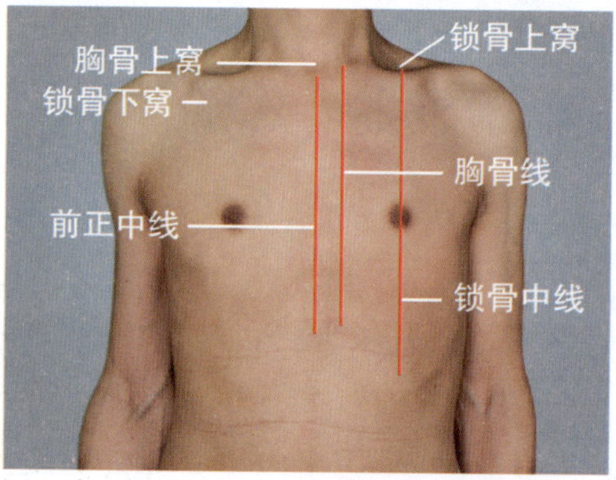

前胸壁的自然陷窝和人工划线

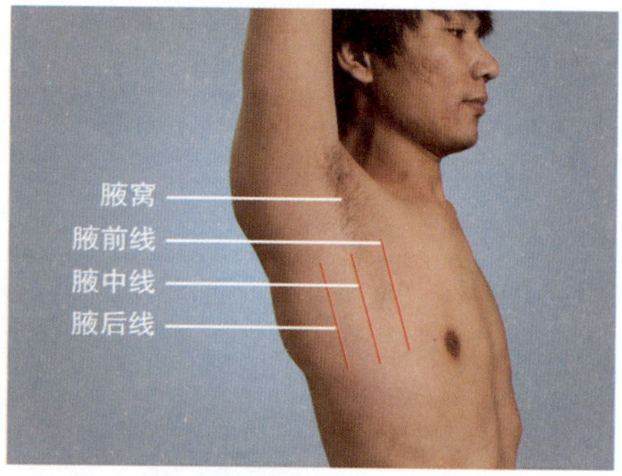

胸部体表标线(侧面观)

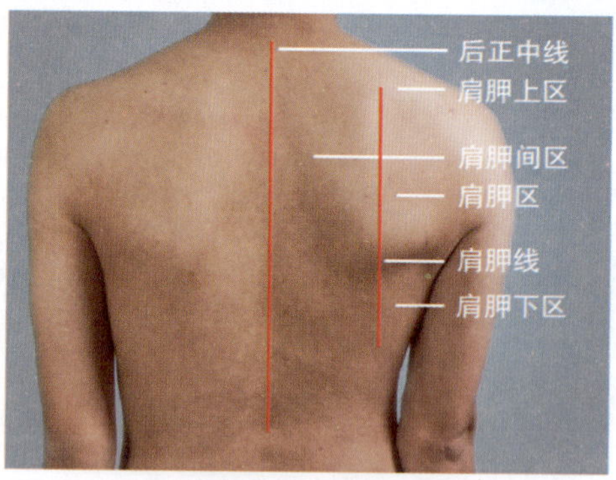

胸部体表标线(背面观)

2.胸壁　观察是否有静脉曲张、蜘蛛痣。触诊是否有皮下气肿或胸骨压痛。

3.胸廓　观察是否有扁平胸、桶状胸、佝偻病胸以及局部隆起或凹陷。

温馨提醒

1.考生必须要切记骨性标志所在的位置,考试过程中不仅要会指出,且要会描述。

2.胸廓外形和呼吸运动不要遗漏。

真题演练

题目 1:请指出胸骨角、前正中线、腋前线、腋窝、肩胛上区体表位置(须边指点边口述检查内容)
时间:15 分钟
一、体格检查 1.考生站位正确,告知被检者体位、姿势 告知被检者取坐位,充分暴露前胸和背部,考生站在被检者右侧。 2.视诊检查时指点部位正确(须口述检查内容) (1)胸骨角:胸骨柄和胸骨体的连接向前突起处,其两侧分别与左右第 2 肋软骨相连接。 (2)前正中线(即胸骨中线):通过胸骨正中的垂直线。其上端位于胸骨柄上缘的中点,向下通过剑突中央的垂直线。 (3)腋前线(左右):通过腋窝前皱襞,沿前侧胸壁向下的垂直线。 (4)腋窝(左右):为上肢内侧与胸壁相连的凹陷部。 (5)肩胛上区(左右):为肩胛冈以上的区域,其外上界为斜方肌的上缘。
二、职业素质 1 体检前能向被检者告知;与被检者沟通时态度和蔼,体检中动作轻柔,能体现爱护被检者的意识;体检结束后能告知,有体现关爱被检者的动作。 2.着装(工作服)整洁,仪表举止大方,语言文明,体检认真细致,表现出良好的职业素质。

题目 2:请指出肋脊角、胸骨旁线、肩胛线、后正中线、锁骨上窝体表位置(须边指点边口述检查内容)。
时间:15 分钟
一、体格检查 1.考生站位正确,告知被检者体位、姿势正确 告知被检者取坐位,充分暴露前胸和背部,考生站在被检者右侧。 2.视诊检查时指点部位正确(须口述检查内容) (1)肋脊角(左右):为第 12 肋骨与脊柱构成的夹角。 (2)胸骨旁线(左右):通过胸骨线和锁骨中线连线中点的垂直线。 (3)肩胛线(左右):被检者直立,双臂自然下垂时通过肩胛下角与后正中线平行的垂直线。 (4)后正中线:为通过椎骨棘突,沿脊柱正中下行的垂直线。 (5)锁骨上窝(左右):锁骨上方的凹陷部。
二、职业素质 1.体检前能向被检者告知;与被检者沟通时态度和蔼,体检中动作轻柔,能体现爱护被检者的意识;体检结束后能告知,有体现关爱被检者的动作。 2.着装(工作服)整洁,仪表举止大方,语言文明,体检认真细致,表现出良好的职业素质。

题目 3:请指出第 7 颈椎棘突、腋后线、锁骨下窝、肩胛下区的体表位置(须边指点边口述检查内容)
时间:15 分钟

续表

<table>
<tr><td>

一、体格检查

1.考生站位正确,告知被检者体位、姿势正确

告知被检者取坐位,充分暴露前胸和背部,考生站在被检者右侧。

2.视诊检查时指点部位正确(须口述检查内容)

(1)第7颈椎棘突:最明显的颈椎棘突。

(2)腋后线(左右):通过腋窝后皱襞,沿后侧胸壁向下的垂直线。

(3)锁骨下窝(左右):锁骨下方的凹陷部,下界为第3肋骨下缘。

(4)肩胛下区(左右):为两肩胛下角的连线与第12胸椎水平线之间的区域。

</td></tr>
<tr><td>

二、考官提问

1.请说出肾盂和输尿管起始部在人体体表的投影部位。

答:相当于肋脊角的位置。

2.体检时第7颈椎棘突临床定位价值是什么?

答:第7颈椎棘突作为计数胸椎的标志。

</td></tr>
<tr><td>

三、职业素质

1.体检前能向被检者告知;与被检者沟通时态度和蔼,体检中动作轻柔,能体现爱护被检者的意识;体检结束后能告知,有体现关爱被检者的动作。

2.着装(工作服)整洁,仪表举止大方,语言文明,体检认真细致,表现出良好的职业素质。

</td></tr>
</table>

(二)乳房

1.视诊 包括对称性、乳头、皮肤等。

2.触诊 从健侧开始,后患侧,注意乳房硬度、弹性、压痛、包块等,随后触诊腋窝及锁骨上有无肿大淋巴结。

应试流程

【操作步骤】

操作前准备	·**医师准备**:检查前要有爱伤意识,如“您好,我是您的主治医生,为了了解您的乳房情况,现在给您做个乳房检查,请您配合一下,您先把胸部衣服解开”。天气冷时需要搓一搓手。 ·**被检者准备**:平仰卧位。
操作具体步骤	·视诊方法:充分暴露被检者的前胸部,考生站在其前面或右侧。 ·视诊内容:两侧乳房是否对称,皮肤有无发红、溃疡、橘皮样改变等。乳头的位置、大小、对称性,乳头有无内缩和分泌物。 ·触诊方法:考生的手指和手掌平置在乳房上,应用指腹轻施压力,以旋转或来回滑动进行触诊。双侧乳房触诊先由健侧开始,后检查患侧。检查左侧乳房时由外上象限开始,顺时针方向由浅入深触诊,直至4个象限检查完毕,最后触诊乳头。检查右侧乳房也从外上象限开始,沿逆时针方向进行触诊。 ·触诊结果:双侧乳房有无包块及其大小、位置、硬度、活动度、压痛,乳房有无触(压)痛,乳头有无触痛,有无硬结、弹性消失。
操作结束语	·**被检者处理**:“您好,感谢您的配合。检查已经结束,您好好休息。”衣物整理好,被子盖好。告诉患者检查结果,如“您的乳房是正常的”。 ·**医师结束**:报告老师操作结束!——等待提问。

【具体图解】

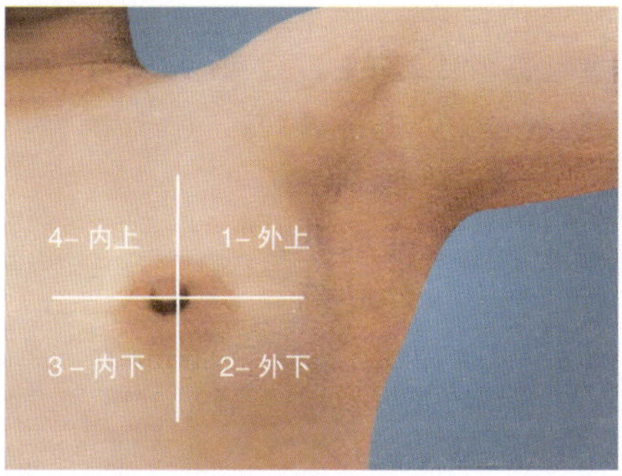

乳房分区

乳房检查

温馨提醒

1.检查前对被检查者要有关爱意识。
2.检查顺序正确。
3.触诊手法正确。
4.不要漏掉腋窝淋巴结检查。

真题演练

题目 1:乳房视诊检查(使用女性胸部模具检查,须口述检查内容)

时间:15 分钟

一、体格检查

1.考生站位正确,告知被检查者体位、姿势正确

充分暴露被检查对象前胸部,考生站在其前面或右侧。

2.口述检查内容正确

两侧乳房是否对称,皮肤有无发红、溃疡、橘皮样改变等;乳头的位置、大小、对称性,乳头有无内缩和分泌物。

二、考官提问

1.什么原因导致乳房皮肤"橘皮"样变?

答:多见于癌肿引起的乳房局部皮肤水肿,为癌细胞浸润阻塞皮肤淋巴管所致,因为毛囊和毛孔明显下陷,故局部皮肤外观呈橘皮样改变。

2.乳房恶性肿瘤时视诊有何异常改变?

答:乳房体积:常缩小;乳头内缩和抬高。乳头的内缩亦可能是发育上的缺陷,但乳头的抬高是乳癌的特征。乳房皮肤的改变:在弥散型癌时皮肤发红,类似急性乳房炎,皮肤在乳癌早期往往已显有凹陷;让患者高举两臂,或用手抬高整个乳房,凹陷部分更为明显。

三、职业素质

1.体检前能向被检查者告知;与被检查者沟通时态度和蔼,体检中动作轻柔,能体现爱护被检查者的意识;体检结束后能告知,有体现关爱被检查者的动作。

2.着装(工作服)整洁,仪表举止大方,语言文明,体检认真细致,表现出良好的职业素质。

题目 2:乳房触诊检查(使用女性胸部模具检查,须报告视诊检查结果)
时间:15 分钟
一、体格检查 1.考生站位正确,告知被检者体位、姿势正确 被检者取坐位或仰卧位,充分暴露被检者的前胸部,考生站在其前面或右侧。 2.检查方法正确,动作规范 考生的手指和手掌平置在乳房上,应用指腹轻施压力,以旋转或来回滑动进行触诊。双侧乳房触诊先由健侧开始,后检查患侧。检查左侧乳房时由外上象限开始,顺时针方向由浅入深触诊,直至 4 个象限检查完毕,最后触诊乳头。检查右侧乳房也从外上象限开始,沿逆时针方向进行触诊。 3.报告检查结果正确 双侧乳房有无包块及其大小、位置、硬度、活动度、压痛,乳房有无触(压)痛,乳头有无触痛,有无硬结、弹性消失。
二、考官提问 1.近期出现乳头内缩提示什么? 答:近期出现乳头内缩提示可能为乳腺癌或炎症。 2.触诊乳腺肿块包括哪些项目? 触诊乳腺肿块包括部位、大小、外形、硬度、压痛和活动度。
三、职业素质 1.体检前能向被检者告知;与被检者沟通时态度和蔼,体检中动作轻柔,能体现爱护被检者的意识;体检结束后能告知,有体现关爱被检者的动作。 2.着装(工作服)整洁,仪表举止大方,语言文明,体检认真细致,表现出良好的职业素质。

(三)肺和胸膜

1.视诊 包括呼吸运动类型、频率和节律。

(1)呼吸运动

①呼吸运动类型变化及其临床意义:胸式呼吸减弱或消失:见于肺及胸膜炎症、胸壁或肋骨病变;腹式呼吸减弱或消失:见于腹膜炎、大量腹水、肝脾显著肿大、腹腔巨大肿物、妊娠等。

②呼吸运动强弱变化的临床意义:呼吸浅快:见于肺、胸膜疾患,呼吸肌运动受限(膈肌瘫痪、肠胀气、大量腹水);呼吸深快:见于剧烈运动、情绪激动、Kussmaul 呼吸等。

③两侧呼吸运动度变化:两侧呼吸运动度不对称时,呼吸运动弱的一侧往往为病变侧,如肺炎、胸膜炎、胸水、气胸等。

(2)呼吸运动的频率和节律

①正常人呼吸运动的频率和节律:呼吸频率为 12~20 次/分,与脉搏之比为 1∶4,节律均匀而整齐。

②呼吸运动频率变化:呼吸过快:>20 次/分,见于缺氧、酸中毒及高热等;呼吸过缓:<12 次/分,见于呼吸中枢抑制、颅内压增高等。

③呼吸运动节律异常:潮式呼吸:见于药物所致呼吸抑制、充血性心力衰竭、大脑损害(通常在脑皮质水平)等;间停呼吸:见于颅内压增高、药物所致呼吸抑制、大脑损害(通常在延髓水平)等;Kussmaul 呼吸:见于代谢性酸中毒;叹息样呼吸:见于焦虑症、抑郁症等。

应试流程

【操作步骤】

操作前准备	·**医师准备**：检查前要有爱伤意识，如“您好，我是您的主治医生，为了了解您的胸壁情况，现在给您做个检查，请您配合一下，您先把衣服解开”。 ·**被检者准备**：取坐位或仰卧位,充分暴露前胸部。
操作具体步骤	·呼吸运动类型:正常成年男性和儿童的呼吸以腹式呼吸为主,成年女性以胸式呼吸为主。 ·呼吸频率:计数呼吸次数(计数1分钟)。 ·呼吸节律:节律是否均匀而整齐。 ·呼吸幅度:是否异常。
操作结束语	·**被检者处理**：“您好，感谢您的配合。检查已经结束，您好好休息。”衣物整理好，告诉患者检查结果。 ·**医师结束**：报告老师操作结束！——等待提问。

【具体图解】

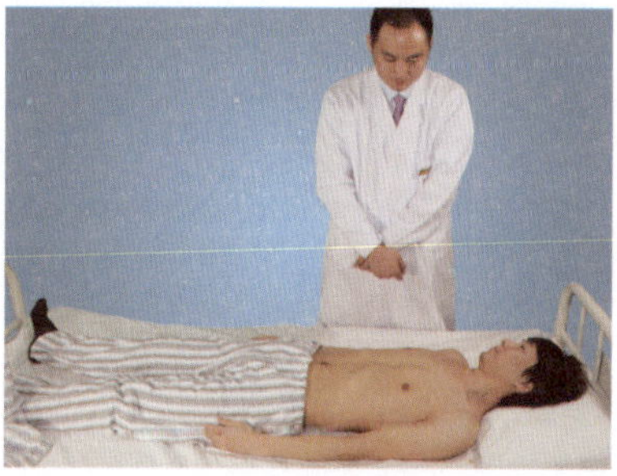

呼吸运动检查

真题演练

题目:呼吸运动检查(呼吸运动类型,呼吸频率、节律、幅度,须报告检查结果)

时间:15 分钟(一般为三个项目)

一、体格检查

1.考生站位正确,告知被检者体位、姿势正确

告知被检者取坐位或仰卧位,充分暴露前胸部,考生站在被检者前面或右侧。

2.视诊检查正确

(1)呼吸运动类型:正常成年男性和儿童的呼吸以腹式呼吸为主,成年女性以胸式呼吸为主。

(2)呼吸频率:计数呼吸次数(计数 1 分钟)。

(3)呼吸节律:节律是否均匀而整齐。

(4)呼吸幅度:是否异常。

3.报告检查结果正确

被检者为腹(胸)式呼吸,呼吸频率为×次/分(考生报告实测次数),节律规整,呼吸运动幅度正常。

二、提问

1.请说出潮式呼吸的临床意义。

续表

答：由于呼吸中枢兴奋性降低使调节呼吸的反馈系统失常，见于药物所致呼吸抑制、充血性心力衰竭、大脑损害。 2.请说出三凹征的特征及病理意义。 答："三凹征"即吸气时出现胸骨上窝、锁骨上窝和肋间隙向内凹陷，常见于气管阻塞。
三、职业素质 1.体检前能向被检者告知；与被检者沟通时态度和蔼，体检中动作轻柔，能体现爱护被检者的意识；体检结束后能告知，有体现关爱被检者的动作。 2.着装（工作服）整洁，仪表举止大方，语言文明，体检认真细致，表现出良好的职业素质。

2.触诊

（1）胸廓扩张度：即呼吸时胸廓的活动度，在胸廓下部检查较易发现。前胸廓扩张度：检查者双手拇指置于受检者左右肋弓对称部位，指尖相向指向剑突，手掌和其他四指平放于两侧下胸部前侧；后胸廓扩张度：双手平放于后胸，双拇指平行于后正中线，对称置于后胸第 10 肋骨水平，拇指间轻挤起皮皱；嘱受检者深呼吸，观察拇指间活动度是否一致。胸廓扩张度减弱的一侧提示胸腔积液、气胸、胸膜增厚和肺不张等。

胸廓扩张度检查

应试流程（以前胸廓扩张度为例）

【操作步骤】

操作前准备	· **医师准备**：检查前要有爱伤意识，如"您好，我是您的主治医生，为了了解您的胸壁情况，现在给您做个检查，请您配合一下，您先把衣服解开"。 · **被检者准备**：取坐位或仰卧位，充分暴露前胸部。
操作具体步骤	· 考生站在被检者前面或右侧。 · 考生双手放在被检者胸廓前侧部，双拇指分别沿两侧肋缘指向剑突，拇指尖在正中线两侧的对称部位，手掌和伸展的手指置于前侧胸壁。 · 嘱被检者作深呼吸运动，利用手掌感觉双侧呼吸运动强度和一致性。 · 观察两侧胸廓是否呈对称性扩张和收缩。
操作结束语	· **被检者处理**："您好，感谢您的配合。检查已经结束，您好好休息。"衣物整理好，被子盖好。告诉患者检查结果，如"您的胸廓是正常的"。 · **医师结束**：报告老师操作结束！——等待提问。

【具体图解】

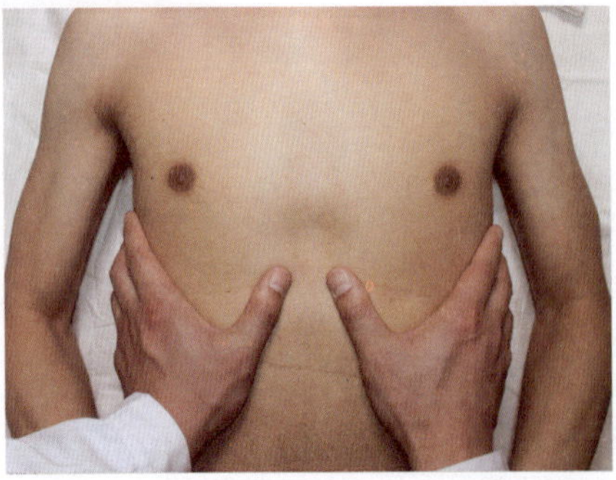

呼气相

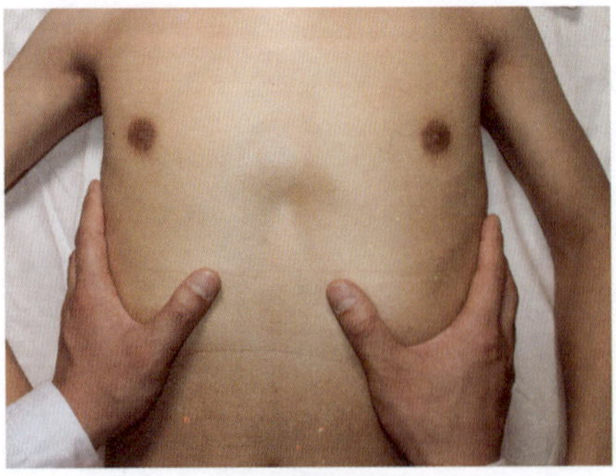

吸气相

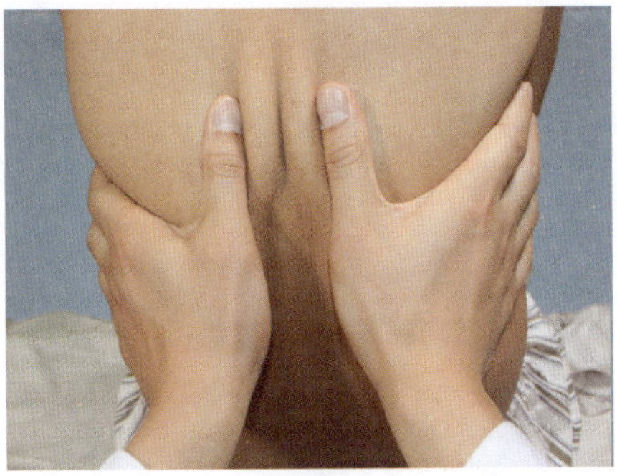

呼气相

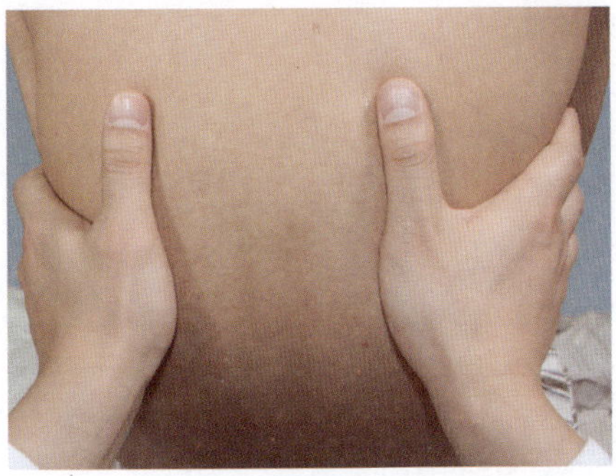

吸气相

温馨提醒

1.检查者的手掌和手指应平贴于检查部位，但不要用力挤压胸壁。（很多考生双手的位置不对）

2.被检查者做深呼吸运动时，注意观察两手的活动度和两拇指与正中线的活动距离。（很多考生疏漏了嘱被检查者做深呼吸运动）

真题演练

题目：胸廓扩张度（前）检查（须口述检查内容，报告检查结果）

时间：15 分钟

一、体格检查

1.考生站位正确，告知被检查者体位、姿势正确

告知被检查者取坐位或仰卧位，充分暴露前胸部，考生站在被检查者前面或右侧。

2.检查内容正确，动作规范

考生双手放在被检查者胸廓前侧部，双拇指分别沿两侧肋缘指向剑突，拇指尖在正中线两侧对称部位，手掌和伸展的手指置于前侧胸壁。嘱被检查者做深呼吸运动，利用手掌感觉双侧呼吸运动强度和一致性。

3.检查结果正确

正常人两侧胸廓呈对称性扩张和收缩。

二、职业素质

1.体检前能向被检查者告知；与被检查者沟通时态度和蔼，体检中动作轻柔，能体现爱护被检查者的意识；体检结束后能告知，有体现关爱被检查者的动作。

2.着装（工作服）整洁，仪表举止大方，语言文明，体检认真细致，表现出良好的职业素质。

（2）语音震颤：检查者双手掌或尺侧缘对称置于受检者左右胸部，嘱受检者发长“yi”音，双手交叉换位再检查一次，自上而下，从前到后，左右对比，感觉震颤是否对称、增强或减弱。

语音震颤检查

应试流程

【操作步骤】

操作前准备

- **医师准备**：检查前要有爱伤意识，如“您好，我是您的主治医生，为了了解您的肺部情况，现在给您做个语音震颤检查，请您配合一下，您先把衣服解开”。
- **被检查者准备**：取仰卧位或坐位。

第二站

操作具体步骤	·告知被检者取仰卧位或坐位,充分暴露前胸或胸背部,考生站在被检者右侧(坐位时站在被检者前面或后面)。 ·考生双手掌或手掌尺侧缘(小鱼际)平放于被检者胸壁两侧的对称部位。 ·嘱被检者发同等强度的"yī"长音。 ·由上而下,由内到外,两手交叉,反复比较左右两侧对应部位语音震颤的异同。 ·观察语音震颤有无增强或减弱。
操作结束语	·**被检者处理**:"您好,感谢您的配合。检查已经结束,您好好休息。"衣物整理好,被子盖好。告诉患者检查结果,如"您的语音震颤检查正常"。 ·**医师结束**:报告老师操作结束!——等待提问。

【具体图解】

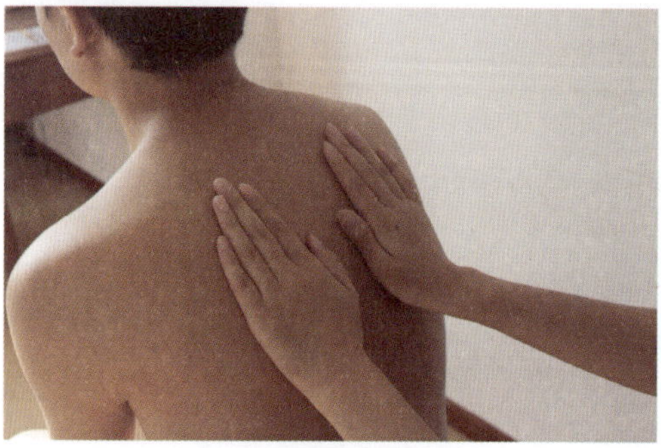

语音震颤检查手法(1)

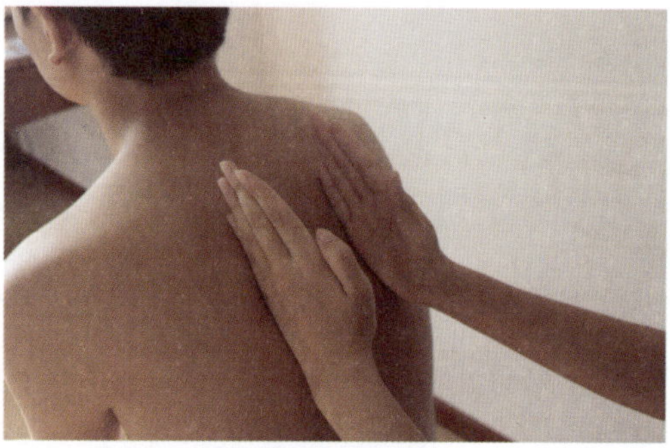

语音震颤检查手法(2)

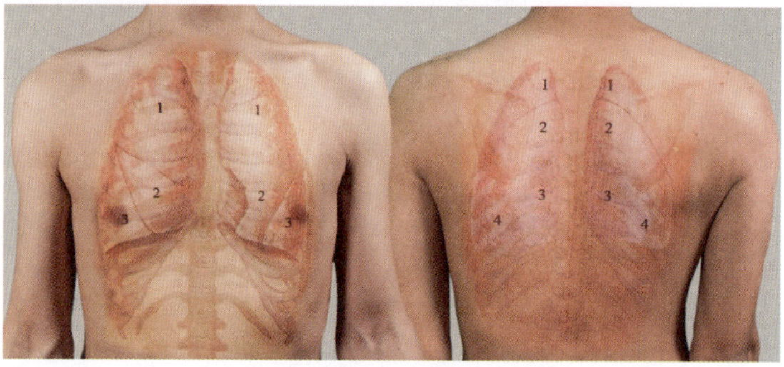

语音震颤检查的部位及顺序

温馨提醒

1.注意双手对比检查,不能单手操作。
2.一定要嘱被检者发出"yi"长音。
3.注意语音共振的检查。
4.注意检查的手法,应该用手掌的尺侧缘。
5.正确的检查顺序,由上而下,从内而外,双手交叉比较。

真题演练

题目:语音震颤检查(须报告触诊检查结果)

续表

时间:15 分钟

一、体格检查

1.考生站位正确,告知被检者体位、姿势正确

告知被检者取仰卧位或坐位,充分暴露前胸和胸背部,考生站在被检者右侧(坐位时站在被检者前面或后面)。

2.检查内容正确,动作规范

考生双手掌或手掌尺侧缘(小鱼际)平放于被检者胸壁两侧的对称部位,嘱被检者发同等强度的“yi”长音,由上而下,由内到外,反复比较左右两侧对应部位语音震颤的异同。

3.报告检查结果正确

语音震颤有无增强或减弱。

二、考官提问

1.请简单叙述语音震颤检查的原理。

答:当被检者发出语音时,声波起源于喉部,沿气管、支气管及肺泡,传到胸壁所引起共鸣的振动,可由检查者的手触及,故又称触觉语颤。根据振动的增强或减弱,可判断胸内病变的性质。

2.语音共振检查时语音增强的临床意义是什么?

答:见于肺实变(如大叶性肺炎)、压迫性肺不张、较浅而大的肺空洞。

三、职业素质

1.体检前能向被检者告知;与被检者沟通时态度和蔼,体检中动作轻柔,能体现爱护被检者的意识;体检结束后能告知,有体现关爱被检者的动作。

2.着装(工作服)整洁,仪表举止大方,语言文明,体检认真细致,表现出良好的职业素质。

(3)胸膜摩擦感:检查者双手掌平放于受检者**左右前侧胸下部**,嘱受检者深呼吸,感觉是否有吸、呼双相摩擦感。如触到摩擦感,则嘱受检者屏住呼吸,**摩擦感消失则为胸膜摩擦感,否则为心包摩擦感。**胸膜摩擦感常见于纤维素性胸膜炎。

胸膜摩擦感检查

应试流程

【操作步骤】

操作前准备	·**医师准备**:检查前要有爱伤意识,如“您好,我是您的主治医生,为了了解您的胸膜情况,现在给您做个胸膜摩擦感检查,请您配合一下,您先把衣服解开”。 ·**被检者准备**:取坐位或仰卧位,充分暴露前胸部。
操作具体步骤	·考生站在被检者前面或右侧。 ·考生将手掌平放于被检者前下侧胸部或腋中线第5、6肋间处。 ·嘱被检者深慢呼吸,注意吸气相和呼气相时有无如皮革互相摩擦的感觉。 ·嘱被检者屏住呼吸,重复前述检查。
操作结束语	·**被检者处理**:“您好,感谢您的配合。检查已经结束,您好好休息。”衣物整理好,被子盖好。告诉患者检查结果,如“您的胸膜摩擦感检查是正常的”。 ·**医师结束**:报告老师操作结束!——等待提问。

【具体图解】

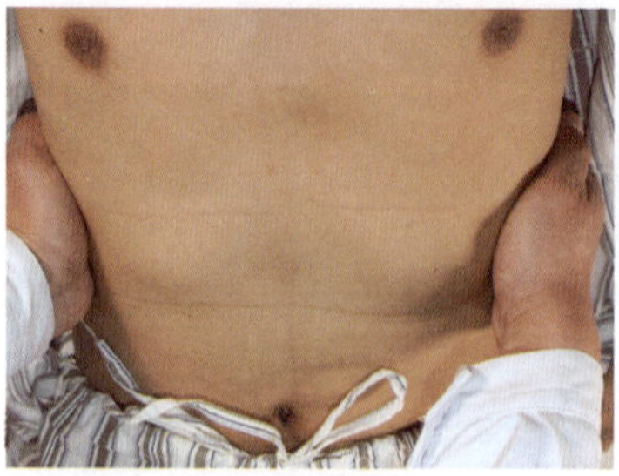

胸膜摩擦感

温馨提醒

1.嘱受检者屏住呼吸的目的是以此来鉴别心包摩擦感。

2.切记双手的位置不要放错。

3.需要有关爱意识,检查前需搓热双手。

4.需嘱被检者做深呼吸运动。

真题演练

题目:胸膜摩擦感检查(须口述检查内容)

时间:15 分钟

一、体格检查

1.考生站位正确,告知被检者体位、姿势正确

告知被检者取坐位或仰卧位,充分暴露前胸部,考生站在被检者前面或右侧。

2.口述内容正确,检查动作规范

考生将手掌平放于被检者胸廓的下前侧部或腋中线第 5、第 6 肋间处;嘱被检者深慢呼吸,注意吸气相和呼气相时有无如皮革互相摩擦的感觉;嘱被检者屏住呼吸,重复前述检查。

二、考官提问

心包摩擦音和胸膜摩擦音的听诊如何鉴别?

答:心包摩擦音为心前区或胸骨左缘第 3、第 4 肋间收缩期和舒张期均可闻及与心搏一致的类似纸张摩擦的声音,屏气时不消失;胸膜摩擦音一般于吸气末或呼气初较为明显,屏气时消失。

三、职业素质

1.体检前能向被检者告知;与被检者沟通时态度和蔼,体检中动作轻柔,能体现爱护被检者的意识;体检结束后能告知,有体现关爱被检者的动作。

2.着装(工作服)整洁,仪表举止大方,语言文明,体检认真细致,表现出良好的职业素质。

3.叩诊

(1)两肺对比叩诊:包括直接叩诊和间接叩诊,主要用间接叩诊,**除了肩胛间区板指与肋间隙垂直外,其他部位板指与肋间隙平行。**叩诊背部时,受检者双手交叉抱肘。自上而下,左右对比,逐一肋间叩诊前胸、侧胸和后胸。正常全肺叩诊为清音。应按照“**从上到下,从前胸到侧胸壁,最后为背部**”的顺序进行叩诊。

胸部叩诊检查

应试流程

【操作步骤】

操作前准备	· **医师准备**：检查前要有爱伤意识，如"您好，我是您的主治医生，由于病情需要，现在给您做个胸部叩诊，请您配合一下，您先把衣服解开"。 · **被检者准备**：取坐位或仰卧位，充分暴露前胸部。
操作具体步骤	· 考生站在被检者前面或右侧。 · 考生将左手中指第2指节紧贴于叩诊部位，其他手指稍抬起，勿与体表接触。右手手指自然弯曲，用中指指端叩击左手中指末端指关节处或第2节指骨的远端。板指平贴肋间隙，与肋骨平行，逐个肋间进行叩诊。叩肩胛间区时，板指与脊柱平行。叩击方向应与叩诊部位的体表垂直，叩诊时以腕关节与掌指关节的活动为主，叩击动作要灵活、短促、富有弹性，叩击后右手中指应立即抬起，以免影响对叩诊音的判断。同一部位可连续叩击2~3下。 · 胸(肺)部叩诊顺序：叩诊顺序为自第1肋间隙从上到下逐一肋间进行叩诊，先检查前胸，其次检查侧胸，最后为背部。叩诊时应遵循左右、上下、内外对比的原则。
操作结束语	· **被检者处理**："您好，感谢您的配合。检查已经结束，您好好休息。"衣物整理好，告诉患者检查结果。 · **医师结束**：报告老师操作结束！——等待提问。

【具体图解】

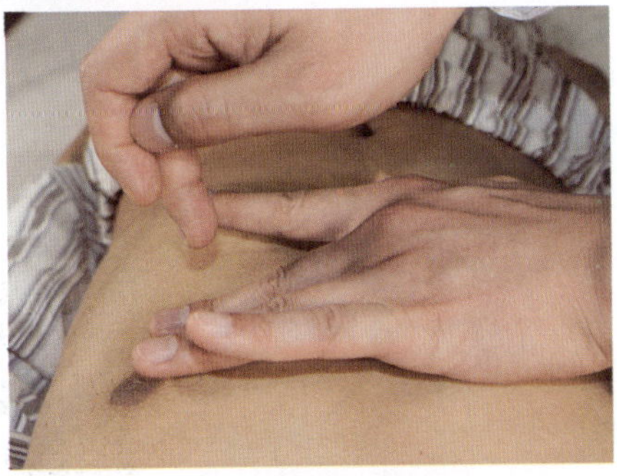
肺部叩诊(1)

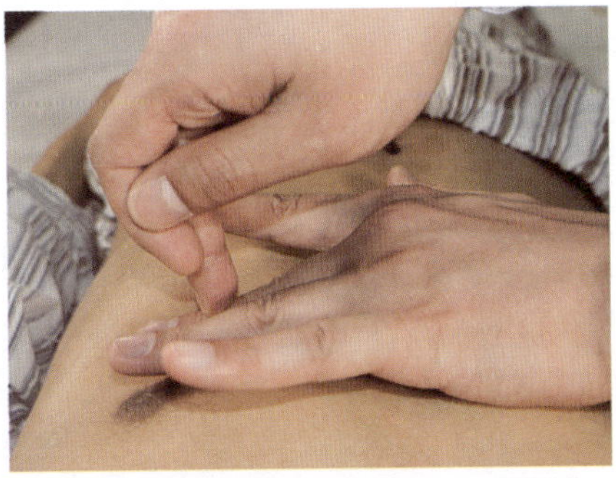
肺部叩诊(2)

温馨提醒

1.叩诊手法不正确，肘关节用力、僵硬。
2.叩诊板位置不正确。
3.叩诊顺序正确，但没有遵循叩诊原则。
4.叩诊时没有避开心脏。

真题演练

题目：平静呼吸时胸(肺)部间接叩诊检查的方法和顺序(须报告叩诊检查结果)
时间：15分钟

续表

一、体格检查 1.考生站位正确,告知被检者体位、姿势正确 告知被检者取仰卧位或坐位,充分暴露前胸部和胸背部,考生站在被检者右侧(坐位时站在被检者前面或后面)。 2.检查内容正确,动作规范 (1)间接叩诊方法 考生将左手中指第 2 指节紧贴于叩诊部位,其他手指稍抬起,勿与体表接触。右手手指自然弯曲,用中指指端叩击左手中指末端指关节处或第 2 节指骨的远端;板指平贴肋间隙,与肋骨平行,逐个肋间进行叩诊;叩肩胛区时,板指与脊柱平行;叩击方向应与叩诊部位的体表垂直,叩诊时以腕关节与掌指关节的活动为主,叩击动作要灵活、短促、富有弹性,叩击后右手中指应立即抬起,以免影响对叩诊音的判断;同一部位可连续叩击 2~3 下。 (2)胸(肺)部叩诊顺序 叩诊顺序为自第 1 肋间隙从上到下逐一肋间进行叩诊,先检查前胸,其次检查侧胸壁,最后为背部。叩诊时应遵循左右、上下、内外对比的原则。 3.报告肺部相应区域叩诊音的检查结果 正常双肺叩诊为清音,心肺和肝肺重叠处为浊音。
二、考官提问 1.叙述正常胸部叩诊音的分布情况。 答:正常肺野叩诊为清音,心肺和肝肺重叠处为浊音,肝、心脏部位是实音。 2.右下胸部清音区叩诊明显变浊,考虑什么疾病?还要做什么体检鉴别? 答:肺炎、肺结核、肺肿瘤、胸腔积液、胸膜肿瘤、胸膜增厚。可行胸膜摩擦感检查鉴别胸膜病变。
三、职业素质 1.体检前能向被检者告知;与被检者沟通时态度和蔼,体检中动作轻柔,能体现爱护被检者的意识;体检结束后能告知,有体现关爱被检者的动作。 2.着装(工作服)整洁,仪表举止大方,语言文明,体检认真细致,表现出良好的职业素质。

(2)肺界叩诊:肺下界叩诊分别在右锁骨中线(从第 2 肋间开始)、左右腋中线(从腋窝开始)和左右肩胛线(从肩胛下角开始),从上到下逐一肋间叩诊,由清音转为实音时为肺下界。正常肺下界分别在锁骨中线**第 6 肋间**隙上、腋中线**第 8 肋间**隙上和肩胛线**第 10 肋间**隙上。体型瘦长者可下移 1 个肋间,肥胖者可上移 1 个肋间。

肺界叩诊检查

应试流程

【操作步骤】

操作前准备	·**医师准备:**检查前要有爱伤意识,如“您好,我是您的主治医生,为了了解您的肺部情况,现在给您做个肺下界叩诊检查,请您配合一下,您先把衣服解开”。 ·**被检者准备:**取坐位或仰卧位,充分暴露前胸部和胸背部。 ·**准备物品:**记号笔。
操作具体步骤	·考生站在被检者右侧(坐位时站在被检者前面或后面)。 ·告知被检者均匀呼吸,板指平贴肋间隙,与肋骨平行,逐个肋间进行叩诊,叩诊音由清音变为实音时为肺下界。 ·分别检查左右锁骨中线、左右腋中线和左右肩胛线处肺下界的位置。记得要检查两侧。 ·记录。

操作结束语	·**被检者处理**："您好，感谢您的配合。检查已经结束，您好好休息。"衣物整理好，被子盖好。告诉患者检查结果，如"您的肺下界叩诊检查是正常的"。 ·**物品处理**：按规定把记号笔放回原处。 ·**医师结束**：报告老师操作结束！——等待提问。

【具体图解】

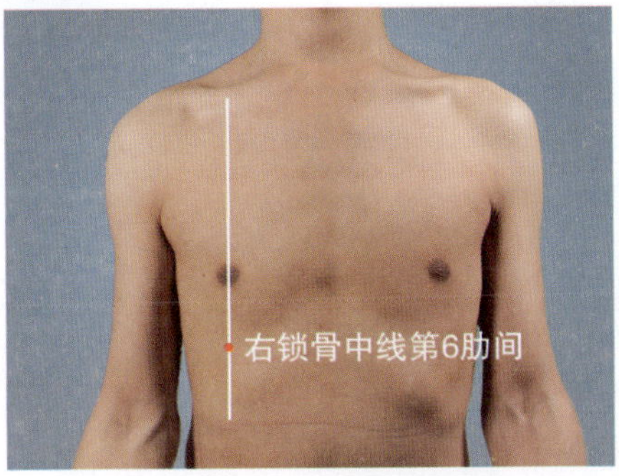

右锁骨中线第 6 肋间

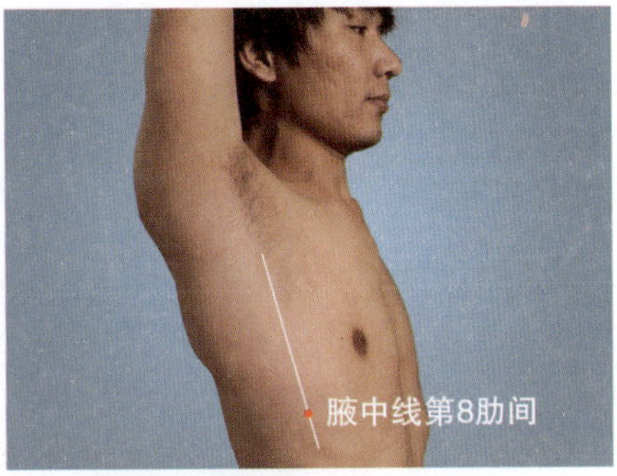

(左)右腋中线第 8 肋间

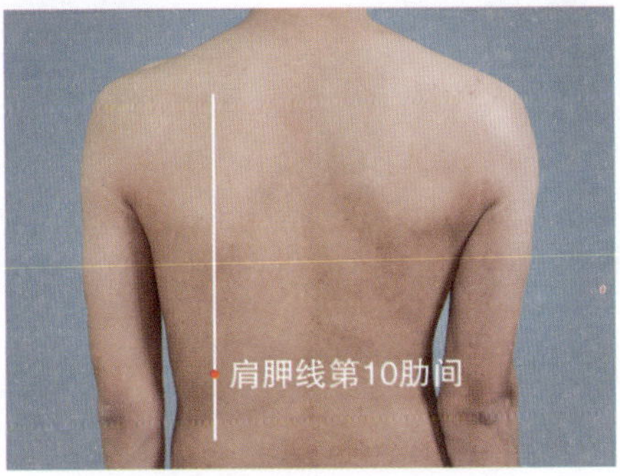

(左)右肩胛线第 10 肋间

真题演练

题目：肺下界叩诊检查(须报告叩诊检查结果)
时间：15 分钟

一、体格检查

1.考生站位正确，告知被检者体位、姿势正确

告知被检者取仰卧位或坐位，充分暴露前胸部和胸背部，考生站在被检者右侧(坐位时站在被检者前面或后面)。

2.检查方法正确，动作规范

(1)间接叩诊方法

考生将左手中指第 2 指节紧贴于叩诊部位，其他手指稍抬起，勿与体表接触。右手手指自然弯曲，用中指指端叩击左手中指末端指关节处或第 2 节指骨的远端。叩击方向应与叩诊部位的体表垂直，叩诊时应以腕关节与掌指关节的活动为主，叩击动作要灵活、短促、富有弹性，叩击后右手中指应立即抬起，以免影响对叩诊音的判断。同一部位可连续叩击 2~3 下。

(2)肺下界检查方法及位置

告知被检者均匀呼吸，板指平贴肋间隙，与肋骨平行，逐个肋间进行叩诊，叩诊音由清音变为实音时为肺下界。分别检查右锁骨中线、左右腋中线和左右肩胛线处肺下界的位置。

续表

3.报告检查结果

报告被检者肺下界的位置(正常人肺下界在右锁骨中线第 6 肋间隙,在左、右腋中线和左、右肩胛线上分别位于第 8 和第 10 肋间隙)。

二、考官提问

肺下界移动度范围参考值是多少？减少说明什么问题？

答:(1)肺下界移动度的正常范围是 6~8 cm。

(2)病理情况下,肺下界上移见于肺不张、胸腔积液、膈肌瘫痪、肝大等。单侧肺下界下移常见于气胸,双侧下移常见于阻塞性肺气肿。

三、职业素质

1.体检前能向被检者告知;与被检者沟通时态度和蔼,体检中动作轻柔,能体现爱护被检者的意识;体检结束后能告知,有体现关爱被检者的动作。

2.着装(工作服)整洁,仪表举止大方,语言文明,体检认真细致,表现出良好的职业素质。

(3)肺下界移动度:

1.患者在平静呼吸时检者先于被检者肩胛线上**叩出肺下界的位置**,然后嘱被检者**深吸气**后并屏住呼吸的同时,沿该线**继续向下叩诊**,当由**清音变为浊音时**,即为肩胛线上肺下界的最低点。

2.当被检查者恢复平静呼吸时同样先于被检者肩胛线上叩出肺下界的位置,再嘱做深呼气并屏住呼吸然后再由下向上叩诊,直至浊音变为清音,即为肩胛线上肺下界的最高点。

3.最高至最低点之间的距离即为**肺下界移动度,正常为 6~8 cm** 。

4.肺下界移动度减小见于多种肺实质和肺间质疾病,以及胸腔积液和胸膜粘连等。

肺下界移动度检查

【具体图解】

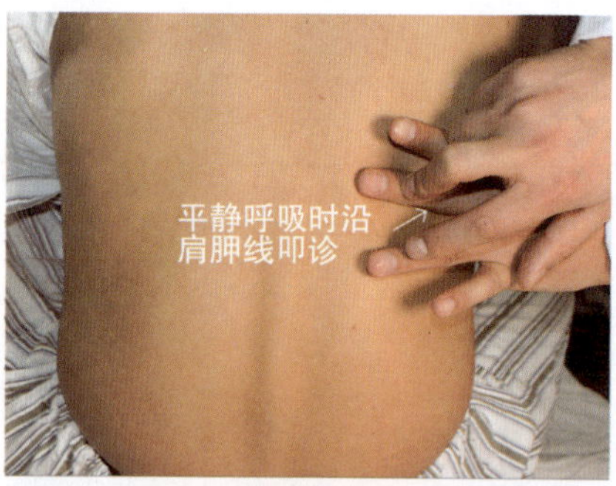

平静呼吸肺下界

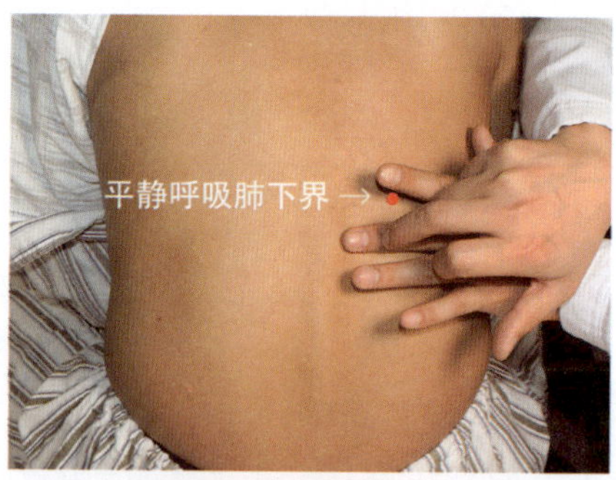

深吸气末肺下界

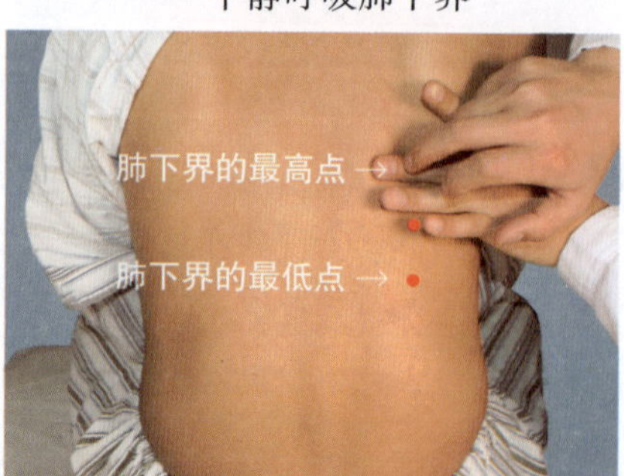

深呼气末肺下界

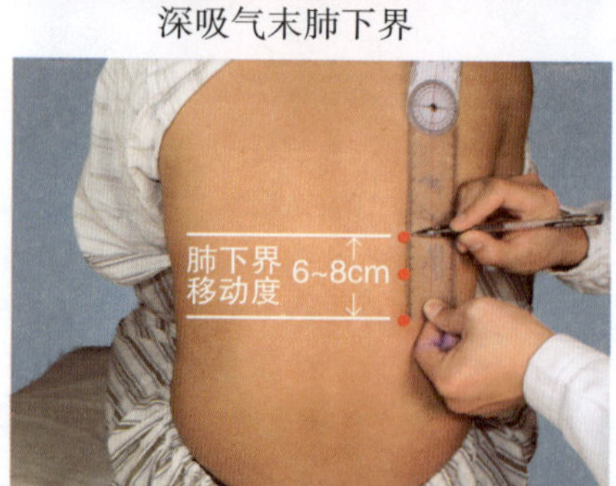

肺下界移动度测量

温馨提醒

1.肺下界移动度两次叩诊均是由上而下，由清而浊。

2.叩诊手法需正确。

3.肺界线参考值需谨记（正常人为6～8 cm）。

4.很多考生清浊音变化记混。

真题演练

题目：右肺下界移动度检查（须报告叩诊检查结果）
时间：15分钟

一、体格检查

1.考生站位正确，告知被检者体位、姿势正确

告知被检者取坐位，充分暴露胸背部，考生站在被检者后面。

2.检查方法正确，动作规范

（1）间接叩诊方法

考生将左手中指第2指节紧贴于叩诊部位，其他手指稍抬起，勿与体表接触。右手手指自然弯曲，用中指指端叩击左手中指末端指关节处或第2节指骨的远端。叩击方向应与叩诊部位的体表垂直，叩诊时应以腕关节与掌指关节的活动为主，叩击动作要灵活、短促、富有弹性，叩击后右手中指应立即抬起，以免影响对叩诊音的判断。同一部位可连续叩击2～3下。

（2）右肺下界移动度检查

先于平静呼吸时在右肩胛线上叩出肺下界，然后嘱被检者深吸气后屏气，同时向下叩诊，在清音变为浊音时做一标记。当患者恢复平静呼吸时，同样先于被检查肩胛线上叩出平静呼吸肺下界的位置，再嘱其做深呼气并屏气，然后由下而上叩诊，直至浊音变为清音时做一标记。测量两标记之间的距离即为肺下界移动度。

3.报告检查结果

报告被检者肺下界移动度（正常人为6～8 cm）。

二、考官提问

1.肺上界叩诊正常人宽度是多少？

答：肺上界叩诊为肺尖的宽度，正常人为5～6 cm。

2.肺上界变窄、变宽的临床意义是什么？

答：肺上界变窄常见于肺结核所致肺尖浸润、纤维性变及萎缩；肺上界变宽常见于肺气肿。

三、职业素质

1.体检前能向被检者告知；与被检者沟通时态度和蔼，体检中动作轻柔，能体现爱护被检者的意识；体检结束后能告知，有体现关爱被检者的动作。

2.着装（工作服）整洁，仪表举止大方，语言文明，体检认真细致，表现出良好的职业素质。

4.听诊　肺部听诊可采取坐位、半卧位或卧位。听诊顺序一般由肺尖开始，自上而下，由前胸到侧胸和背部，并且要左右对比。每个部位听诊1～2个呼吸周期。听诊时，应做平静呼吸，必要时做深吸、呼气后听诊，以便听取呼吸音和附加音的改变。

肺部听诊检查

应试流程

【操作步骤】

操作前准备	·**医师准备**：检查前要有爱伤意识，如"您好，我是您的主治医生，为了了解您的肺部情况，现在给您做个肺部听诊，请您配合一下，您先将上身衣服解开"。 ·**被检查者准备**：取仰卧位或坐位，充分暴露前胸部和胸背部。 ·**准备物品**：听诊器。
操作具体步骤	·体位：考生站在被检者右侧(坐位时站在被检者前面或后面)。 ·肺部听诊：考生用听诊器的膜型体件在胸壁检查，听诊顺序由肺尖开始，由上而下，由前胸到侧胸、背部，左右两侧对称部位进行比较，每处至少1~2个呼吸周期。要求被检者轻微张口做均匀而平静的呼吸，必要时嘱被检者深呼吸、屏气或咳嗽后听诊。 ·检查语音共振：嘱被检者用一般声音强度重复发"yī"长音(或耳语"1、2、3")，考生用听诊器的膜型体件在被检者胸壁由上而下、左右两侧对称部位对比听诊。 ·检查胸膜摩擦音：考生将听诊器的膜型体件置于被检者前下侧胸部进行听诊，嘱被检者深呼吸和屏住呼吸时重复听诊(胸膜摩擦音在吸气末与呼气初明显，屏住呼吸时胸膜摩擦音消失，深呼吸时增强)。 ·报告检查结果：双肺呼吸音是否清晰，有无增强或减弱，有无异常呼吸音，有无啰音，有无胸膜摩擦音，语音共振有无增强或减弱。
操作结束语	·**被检者处理**："您好，感谢您的配合。检查已经结束，您好好休息。"衣物整理好，被子盖好。告诉患者检查结果，如"您的肺部听诊是正常的"。 ·**物品处理**：按规定把听诊器整理好，放回原处。 ·**医师结束**：报告老师操作结束！——等待提问。

【具体图解】

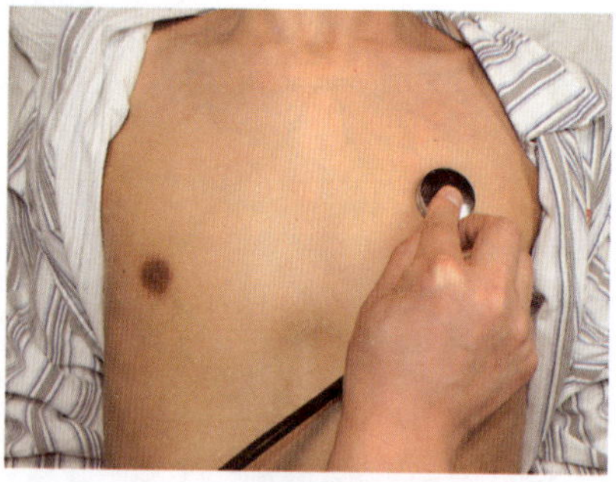

肺部听诊(1)

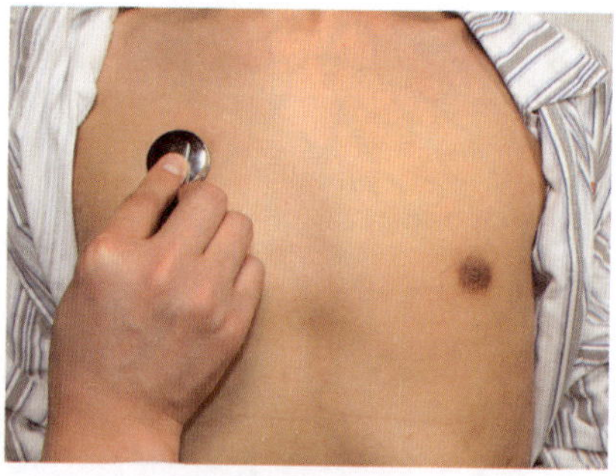

肺部听诊(2)

(1)正常呼吸音：大部分肺野是**肺泡呼吸音**。支气管呼吸音位于喉、锁骨上窝、背部颈6~7和胸1~2椎体水平。支气管肺泡呼吸音只位于胸骨两侧第1、2肋间和肩胛间区第3、4胸椎水平。

(2)异常呼吸音：包括异常肺泡呼吸音、异常支气管呼吸音和异常支气管肺泡呼吸音。

(3)啰音

1)干啰音：分哨笛音(或哮鸣音)和鼾音。前者见于细支气管病变，后者多见于气管或主支气管病变。

2)湿啰音：又称水泡音。主要见于支气管、肺泡的炎症和肺梗死、肺淤血等。

(4)语音共振：嘱受检者发长"yi"音，用听诊器自上而下，从前到后，左右对称部位听诊，了解双侧语音共振是否对称、增强或减弱。

(5)胸膜摩擦音：常在前侧胸下部。呼吸均可闻及，听诊器加压声音更明显。**屏住呼吸则摩擦音消失**，此特点可与心包摩擦音相鉴别。

温馨提醒

1.听诊部位及听诊顺序正确。
2.手持听诊器的姿势要准确,预热听诊器(捂一捂)。
3.指出呼吸音的正确部位。
4.隔着衣服听,不得分。
5.听诊的时间太短(应该至少一个呼吸周期)。

真题演练

题目:肺部听诊检查(须报告听诊检查结果)

时间:15 分钟

一、体格检查

1.考生站位正确,告知被检者体位、姿势正确

告知被检者取仰卧位或坐位,充分暴露前胸部和胸背部,考生站在被检者右侧(坐位时站在被检者前面或后面)。

2.检查手法正确,动作规范

考生用听诊器的膜型体件在胸壁检查,听诊顺序由肺尖开始,由上而下,由前胸到侧胸、背部,左右两侧对称部位进行比较,每处至少 1~2 个呼吸周期。要求被检者轻微张口做均匀而平静的呼吸,必要时嘱被检者深呼吸、屏气或咳嗽后听诊。

检查语音共振:嘱被检者用一般声音强度重复发“yi”长音(或耳语“1、2、3”),考生用听诊器的膜型体件在被检者胸壁由上而下、左右两侧对称部位对比听诊。

检查胸膜摩擦音:考生将听诊器的膜型体件置于被检者下前侧胸部进行听诊,嘱被检者屏住呼吸和深呼吸时重复听诊(胸膜摩擦音在吸气末与呼气初明显,屏住呼吸时胸膜摩擦音消失,深呼吸时增强)。

3.报告检查结果正确

双肺呼吸音是否清晰,有无增强或减弱,有无异常呼吸音,有无啰音,有无胸膜摩擦音,语音共振有无增强或减弱。

二、考官提问

1.肺部听诊内容有哪些?请说出胸膜摩擦音最常听到的部位。

答:肺部听诊内容包括呼吸音(正常呼吸音、异常呼吸音)、啰音、语音共振和胸膜摩擦音。胸膜摩擦音最常听到的部位是前下侧胸部。

2.哪些部位听到支气管呼吸音属于正常呼吸音?

答:喉部、胸骨上窝、背部第 6、第 7 颈椎及第 1、第 2 胸椎附近。

三、职业素质

1.体检前能向被检者告知;与被检者沟通时态度和蔼,体检中动作轻柔,能体现爱护被检者的意识;体检结束后能告知,有体现关爱被检者的动作。

2.着装(工作服)整洁,仪表举止大方,语言文明,体检认真细致,表现出良好的职业素质。

(四)心脏

1.视诊 检查者站在受检者**右侧**,视线应与心前区呈切线方向,以便观察心尖搏动、心前区异常搏动和隆起。

心脏视诊检查

应试流程

【操作步骤】

操作前准备	·**医师准备**：检查前要有爱伤意识，如"您好，我是您的主治医生，为了了解您的心脏情况，现在给您做心脏视诊，请您配合一下，您先把上身衣服解开"。 ·**被检者准备**：取平仰卧位。
操作具体步骤	·考生站在被检者右侧。 ·考生先视线与胸廓同高观察被检查者心前区有无隆起、凹陷。 ·后俯视观察心前区有无异常搏动,心尖搏动的位置、强度与范围。
操作结束语	·**被检者处理**："您好，感谢您的配合。检查已经结束，您好好休息。"衣物整理好，被子盖好。告诉患者检查结果，如"您的心脏视诊检查是正常的"。 ·**医师结束**：报告老师操作结束！——等待提问。

【具体图解】

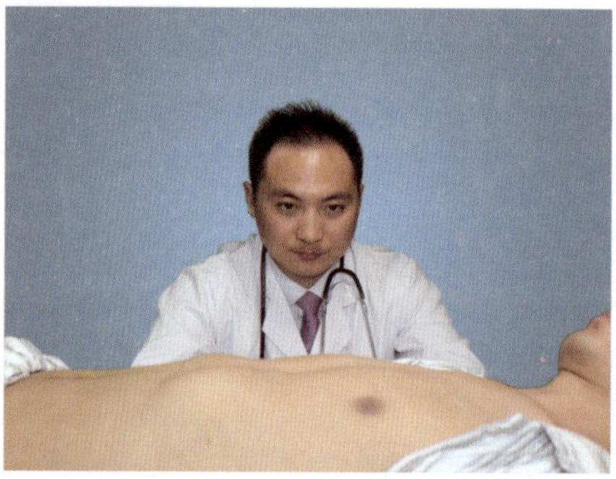

心脏视诊(侧视)

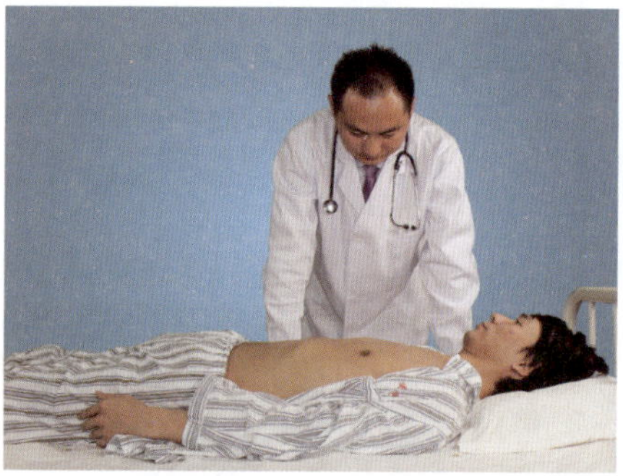

心脏视诊(俯视)

(1)心前区隆起:常见于先天性心脏病。

(2)心尖搏动:正常成人心尖搏动位于**胸骨左缘第5肋间锁骨中线内侧0.5~1 cm处**,搏动范围2~2.5 cm。负性心尖搏动见于心包粘连。

(3)心前区异常搏动:剑突下搏动见于右心室肥大,胸骨左缘第2肋间收缩期搏动提示肺动脉高压。

温馨提醒

1.考生视线与胸廓同高。

2.能正确指出视诊内容。

腹部视诊——先俯视后侧视;心脏视诊——先侧视后俯视。

真题演练

题目:心前区视诊检查(须口述检查内容)
时间:15分钟
一、体格检查 1.考生站位正确,告知被检者体位、姿势正确

续表

告知被检者取坐位或仰卧位，充分暴露前胸部，考生站在被检者前面或右侧。

2.检查内容和方法正确

考生先视线与胸廓同高，观察被检者心前区有无隆起、凹陷，后俯视观察心前区有无异常搏动，心尖搏动的位置、强度与范围。

二、考官提问

1.正常心尖搏动的位置及范围如何？

答：正常心尖搏动的位置在胸骨左缘第 5 肋间锁骨中线内 0.5~1 cm 处，范围以直径计算为 2.0~2.5 cm。

2.右心室增大时，心尖搏动有何变化？左心室增大时，心尖搏动有何变化？

答：右心室增大心尖搏动向左侧移位，但不向下移位。左心室增大心尖搏动向左下移位，可达腋中线。

三、职业素质

1.体检前能向被检者告知；与被检者沟通时态度和蔼，体检中动作轻柔，能体现爱护被检者的意识；体检结束后能告知，有体现关爱被检者的动作。

2.着装（工作服）整洁，仪表举止大方，语言文明，体检认真细致，表现出良好的职业素质。

2.触诊　心脏触诊检查包括心尖搏动、心前区震颤和心包摩擦感等。

（1）心尖搏动：用二步法，先用手掌感觉心尖搏动大概位置，再用手掌尺侧（小鱼际）或示指和中指指腹触诊搏动的具体位置和范围。正常情况见“视诊”相关内容。

心脏触诊检查

应试流程

【操作步骤】

操作前准备	· **医师准备**：检查前要有爱伤意识，如“您好，我是您的主治医生，为了了解您的心脏情况，现在给您做个心脏触诊检查，请您配合一下，您先把上衣解开”。 · **被检者准备**：取仰卧位或坐位。
操作具体步骤	· 告知被检者取坐位或仰卧位，充分暴露前胸部，考生站在被检者前面或右侧。 · 心尖搏动及心前区搏动：考生先用右手全手掌置于心前区，然后示、中指指腹并拢触诊。 · 震颤：用手掌尺侧（小鱼际）在各瓣膜区和胸骨左缘第3、4肋间触诊。 · 心包摩擦感：在心前区或胸骨左缘第3、4肋间用小鱼际或并拢四指的掌面触诊。嘱被检者屏住呼吸，检查心包摩擦感有无变化。 · 报告检查结果：心尖搏动的具体位置（正常成人心尖搏动位于第5肋间，左锁骨中线内侧0.5~1.0 cm），有无增强或减弱。心前区有无异常搏动，有无触及震颤和心包摩擦感。
操作结束语	· **被检者处理**：“您好，感谢您的配合。检查已经结束，您好好休息。”衣物整理好，被子盖好。告诉患者检查结果，如“你的心脏触诊检查是正常的”。 · **医师结束**：报告老师操作结束！——等待提问。

【具体图解】

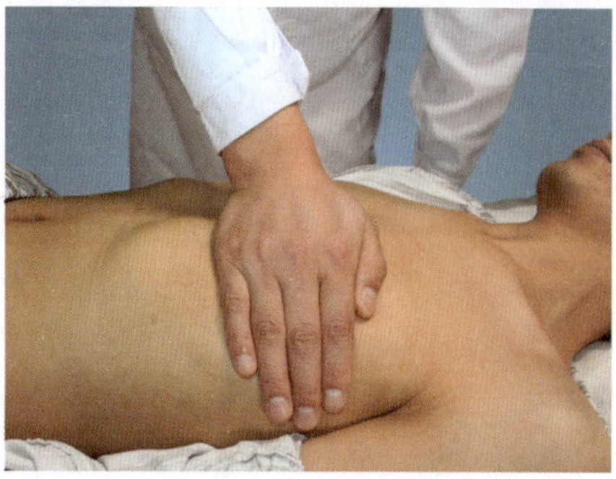

全心触诊

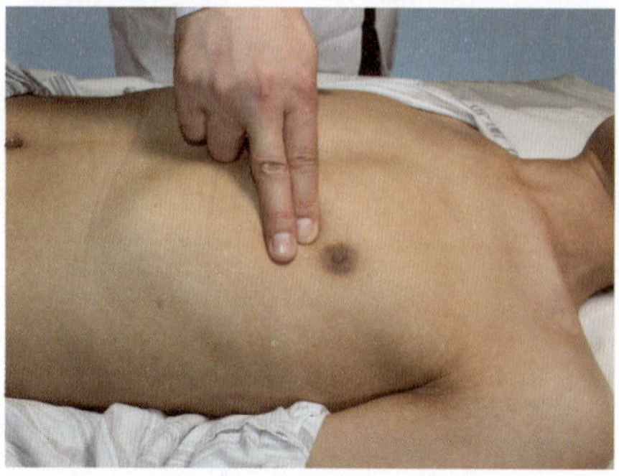

心尖搏动点

(2)心前区震颤:用手掌尺侧(小鱼际)或手指指腹触诊整个心前区,尤其各瓣膜位置,如感觉细小振动为震颤,提示该部位器质性心脏病变。

【具体图解】

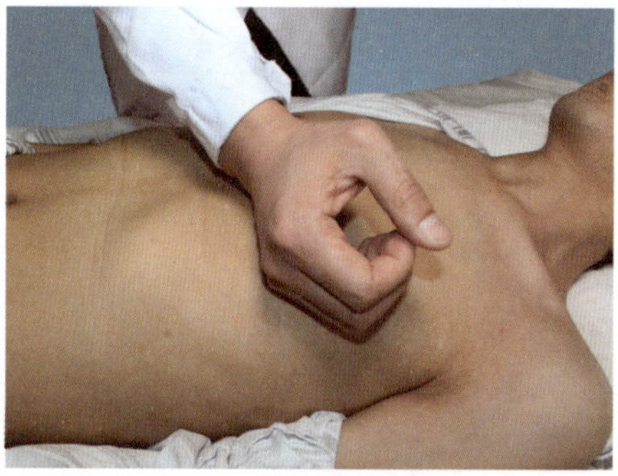

震颤检查

(3)心包摩擦感:用手掌或手掌尺侧(小鱼际)触诊**胸骨左缘第4肋间**,感觉是否有收缩期和舒张期双相摩擦感,坐位前倾更明显。

【具体图解】

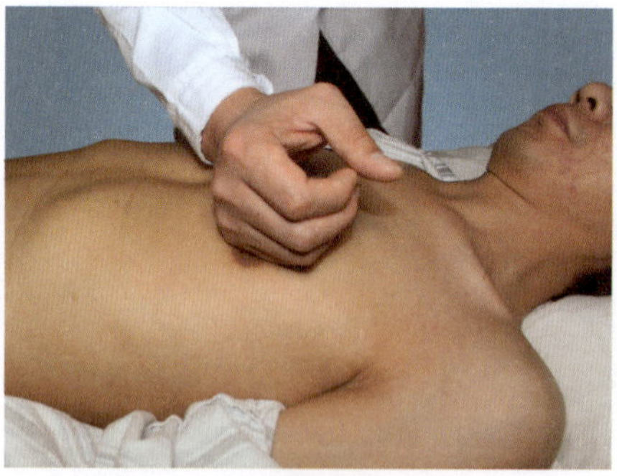

摩擦感

温馨提醒

1.心包摩擦感触诊位置——心前区;胸膜摩擦感触诊位置——前下胸部。

2.心包摩擦感最佳触诊条件——坐位、稍前倾,收缩期、呼气末。

切记双手的位置不要放错。需要有关爱意识,检查前需搓热双手。触诊顺序要注意。触诊的方法错误——力度太大或未贴胸壁。

真题演练

题目：心脏触诊检查（须口述检查内容，报告检查结果）
时间：15 分钟

一、体格检查

1.考生站位正确，告知被检者体位、姿势正确

告知被检者取坐位或仰卧位，充分暴露前胸部，考生站在被检者前面或右侧。

2.检查内容正确，动作规范

（1）心尖搏动及心前区搏动：考生先用右手全手掌置于心前区，然后示、中指指腹并拢触诊。

（2）震颤：用手掌尺侧（小鱼际）在各瓣膜区和胸骨左缘第 3、第 4 肋间触诊。

（3）心包摩擦感：在心前区或胸骨左缘第 3、第 4 肋间用小鱼际或并拢四指的掌面触诊。嘱被检者屏住呼吸，检查心包摩擦感有无变化。

3.报告检查结果正确

心尖搏动的具体位置（正常成人心尖搏动位于第 5 肋间，左锁骨中线内侧 0.5~1.0 cm），有无增强或减弱；心前区有无异常搏动，有无触及震颤和心包摩擦感。

二、考官提问

1.心尖区抬举样搏动见于什么病症？

答：心尖区抬举样搏动是指心尖区徐缓、有力的搏动，可使手指尖端抬起，见于左心室肥厚。

2.心前区震颤的临床意义是什么？

答：心前区震颤见于器质性心脏病，常见于某些先天性心脏病（室间隔缺损、动脉导管未闭等）和狭窄性心脏瓣膜病变等。

三、职业素质

1.体检前能向被检者告知；与被检者沟通时态度和蔼，体检中动作轻柔，能体现爱护被检者的意识；体检结束后能告知，有体现关爱被检者的动作。

2.着装（工作服）整洁，仪表举止大方，语言文明，体检认真细致，表现出良好的职业素质。

3.叩诊

（1）方法：**用间接叩诊法**。叩诊时注意用轻叩，用力均匀。板指移动时不要拖动皮肤。每次板指移动距离不超过 0.5 cm。

受检者坐位时板指与心外缘平行，卧位时垂直。**先叩左界，后叩右界**。左侧从心尖搏动最强处**外侧 2~3 cm** 开始，右侧先叩出肝上界，再自上一肋开始叩诊。由下向上，由外向内，逐一肋间叩至第 2 肋间，当清音变为浊音时，翻开板指，做标记。测量各标记点至前正中线垂直距离和左锁骨中线至前正中线距离。

心脏叩诊检查

应试流程

【操作步骤】

操作前准备

· **医师准备：** 检查前要有爱伤意识，如“您好，我是您的主治医生，为了了解您的心脏情况，现在给您做心脏叩诊检查，请您配合一下，您先把上衣解开”。

· **被检者准备：** 取仰卧位或坐位，充分暴露前胸部。

操作具体步骤	·考生站在被检者前面或右侧。 ·叩诊方法同肺部叩诊。 ·被检者坐位时,考生板指与肋间垂直,与心缘平行;仰卧位检查时,考生板指与肋间平行。 ·宜采取轻叩诊法,注意叩诊的力度要适中和均匀,板指每次移动的距离不超过0.5 cm。当叩诊音由清音变为浊音时做标记,为心脏的相对浊音界。 ·左侧从心尖搏动最强点所在肋间的外侧2~3cm处开始叩诊,心尖搏动不能触及时从左侧第5肋间锁骨中线外2~3 cm开始,其余各肋间可从锁骨中线开始。右侧从肝上界的上一肋间开始,向上叩至第2肋间。叩诊顺序:先左后右,由下而上,由外向内。 ·记录并标记。
操作结束语	·**被检者处理**:“您好,感谢您的配合。检查已经结束,您好好休息。”衣物整理好,被子盖好。告诉患者检查结果,如“您的心脏叩诊检查是正常的”。 ·**医师结束**:报告老师操作结束!——等待提问。

【具体图解】

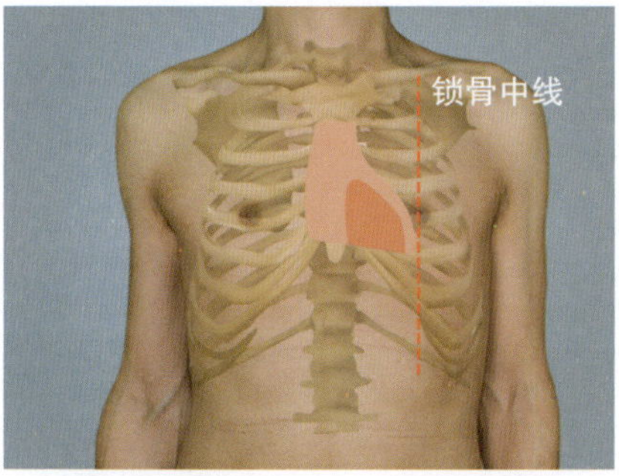

心脏绝对浊音界和相对浊音界

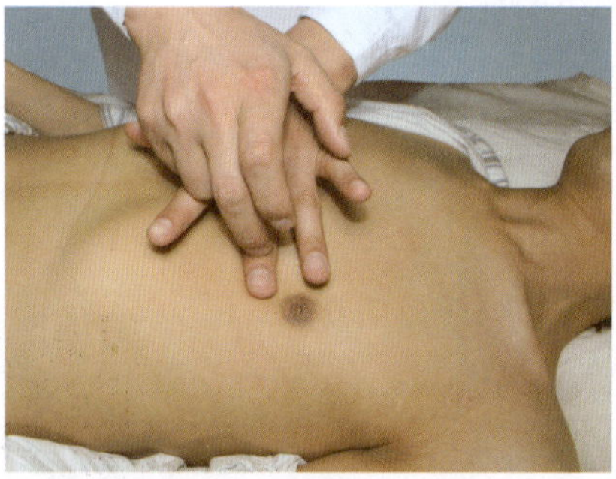
心脏叩诊

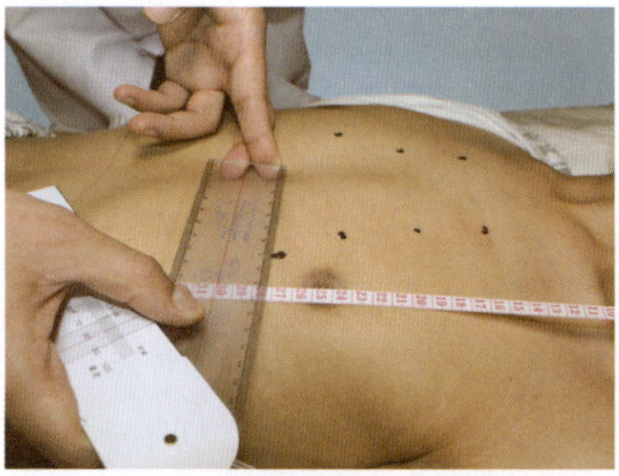
左锁骨中线距前正中线的距离

(2)心浊音界改变的意义:心左界扩大见于高血压和主动脉瓣病变,右界扩大见于肺心病。

温馨提醒

1.叩诊顺序、原则及叩诊手法正确。
2.记住明显标记的位置——心尖搏动的位置、乳头的位置。
3.记住心脏相对浊音界的参考值。
4.注意测量左锁骨中线至前正中线的距离——正常值为8~10 cm。

真题演练

题目:心脏叩诊检查(要求叩出被检者心脏相对浊音界,做标记,报告检查结果)

时间:15 分钟

一、体格检查

1.考生站位正确,告知被检者体位、姿势正确

告知被检者取坐位或仰卧位,充分暴露前胸部,考生站在被检者前面或右侧。

2.检查内容正确,动作规范

(1)叩诊方法

考生将左手中指第 2 指节紧贴于叩诊部位,其他手指稍抬起,勿于体表接触。右手手指自然弯曲,用中指指端叩击左手中指末端指关节处或第 2 节指骨的远端。叩击方向应与叩诊部位的体表垂直,叩诊时应以腕关节与掌指关节的活动为主,叩击动作要灵活、短促、富有弹性,叩击后右手中指应立即抬起,以免影响对叩诊音的判断。同一部位可连续叩击 2~3 下。

(2)心脏相对浊音界的叩诊

被检者坐位时,考生板指与肋间垂直,与心缘平行;仰卧位检查时,考生板指与肋间平行(两种体位检查任选一种)。宜采取轻叩诊法,注意叩诊的力度要适中和均匀,板指每次移动的距离不超过 0.5 cm。当叩诊音由清音变为浊音时做标记,为心脏的相对浊音界(叩诊心界是指心脏相对浊音界,反映心脏实际大小)。

(3)叩诊顺序正确

左侧从心尖搏动最强点所在肋间的外侧 2~3 cm 处开始叩诊,心尖搏动不能触及时从左侧第 5 肋间锁骨中线外 2~3 cm 开始,其余各肋间可从锁骨中线开始。右侧从肝上界的上一肋间开始,向上叩至第 2 肋间。叩诊顺序:先左后右,由下而上,由外向内。

3.心界叩诊标记结果正确

左锁骨中线距前正中线的距离为 8~10 cm。

二、考官提问

1.心脏叩诊的正确顺序是什么?

答:先叩左界,后叩右界,由下而上,由外向内。左侧在心尖搏动外 2~3 cm 处开始叩诊,逐个肋间向上,直至第 2 肋间。右界叩诊,先叩出肝上界,然后于其上一肋间由外向内,逐一肋间向上叩诊,直至第 2 肋间。

2.何谓心脏的相对浊音界及其临床意义?

答:叩心界是指叩诊心脏相对浊音界(心左右缘被肺遮盖的部分),一般不要求叩诊心脏绝对浊音界(不被肺遮盖的部分),因为相对浊音界反映心脏的实际大小,具有重要的临床意义。

三、职业素质

1.体检前能向被检者告知;与被检者沟通时态度和蔼,体检中动作轻柔,能体现爱护被检者的意识;体检结束后能告知,有体现关爱被检者的动作。

2.着装(工作服)整洁,仪表举止大方,语言文明,体检认真细致,表现出良好的职业素质。

4.听诊

(1)听诊方法:从心尖部(二尖瓣区)开始,然后依次听诊胸骨左缘第 2 肋间(肺动脉瓣区),胸骨右缘第 2 肋间(主动脉瓣区),胸骨左缘第 3 肋间(主动脉瓣第 2 听诊区),胸骨左缘第 4、5 肋间(三尖瓣区)。

(2)听诊顺序:二尖瓣区→肺动脉瓣区→主动脉瓣区→主动脉瓣第二听诊区→三尖瓣区。逆时针方向,心尖区听诊时间不少于 30 秒。

(3)听诊内容:心率、心律、正常心音、额外心音、杂音和心包摩擦音。

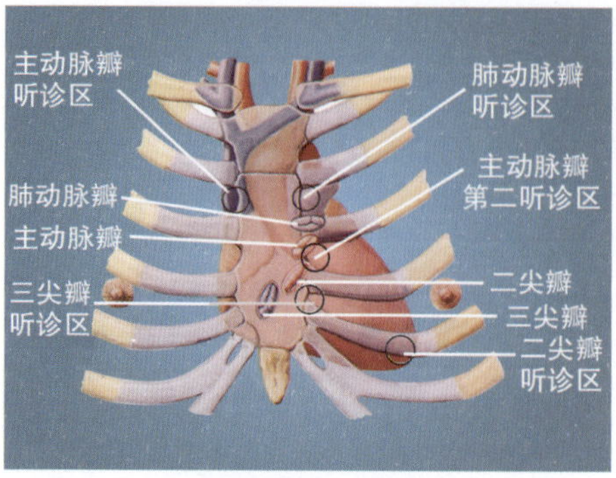

心脏瓣膜的体表投影

应试流程

【操作步骤】

操作前准备	·**医师准备**：检查前要有爱伤意识，如"您好，我是您的主治医生，为了了解您的心脏情况，现在给您做个心脏听诊检查，请您配合一下，您先把上身衣服解开"。医生捂一捂听诊器。 ·**被检查者准备**：取仰卧位或坐位。 ·**准备物品**：听诊器。
操作具体步骤	·体位：告知被检者取坐位或仰卧位，充分暴露前胸部，考生站在被检者前面或右侧。 ·指出心脏瓣膜听诊区部位正确：如下图所示。 ·听诊顺序和时间正确：通常按逆时针方向依次听诊，从心尖区(二尖瓣区)开始→肺动脉瓣区→主动脉瓣区→主动脉瓣第二听诊区→三尖瓣区。心尖区听诊时间不少于30 秒。 ·报告检查内容和结果:每分钟实测心率次数,心律是否整齐，心音有无异常，有无额外心音、心脏杂音和心包摩擦音。
操作结束语	·**被检者处理**："您好，感谢您的配合。检查已经结束，您好好休息。"衣物整理好，被子盖好。告诉患者检查结果，"如您的心脏听诊检查是正常的"。 ·**物品处理**：按规定把听诊器整理好放回原处。 ·**医师结束**：报告老师操作结束！——等待提问。

【具体图解】

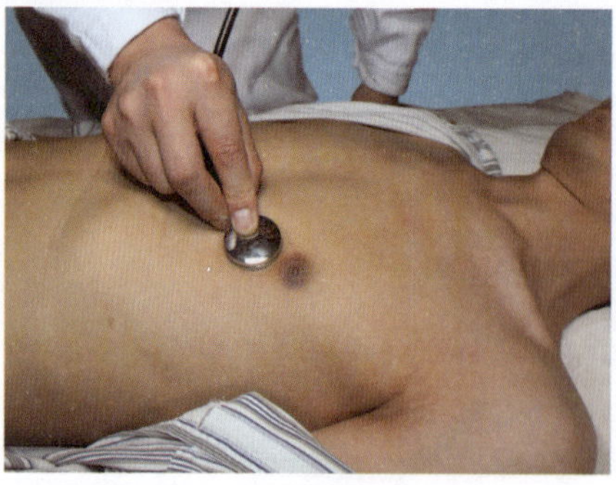

心脏听诊

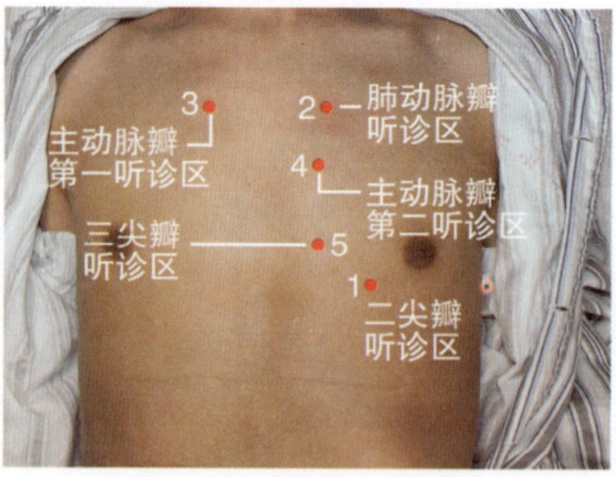

心脏听诊顺序

温馨提醒

1.体现对被检者的关爱意识。

2.听诊位置及顺序要正确。

3.正确描述正常人的心脏听诊。

4.正确描述相关问题答案。

听诊顺序：二尖瓣区→肺动脉瓣区→主动脉瓣区→主动脉瓣第二听诊区→三尖瓣区。逆时针方向，心尖区听诊时间**不少于30秒**。

正常人检查报告的结果叙述为："该被检者心脏听诊正常，心率83次/分，律齐，各个瓣膜区未听到杂音。"

真题演练

题目：心脏听诊检查（须指出听诊部位和名称，报告检查内容和结果）
时间：15分钟
一、体格检查 1.考生站位正确，告知被检者体位、姿势正确 告知被检者取坐位或仰卧位，充分暴露前胸部，考生站在被检者前面或右侧。 2.听诊部位和听诊顺序、时间及内容正确 （1）心脏瓣膜听诊区部位正确 心脏瓣膜听诊区为4个瓣膜5个区：二尖瓣区（心尖区）位于心尖搏动最强点，肺动脉瓣区位于胸骨左缘第2肋间，主动脉瓣区位于胸骨右缘第2肋间，主动脉瓣第二听诊区位于胸骨左缘第3肋间，三尖瓣区位于胸骨左缘第4、5肋间。 （2）听诊顺序和时间正确 通常按逆时针方向依次听诊：心尖区（二尖瓣区）→肺动脉瓣区→主动脉瓣区→主动脉瓣第二听诊区→三尖瓣区。心尖区听诊时间不少于30秒。 （3）报告检查结果正确 报告检查内容和结果：每分钟实测心率次数；心律是否整齐；心音是否异常；有无额外心音、心脏杂音和心包摩擦音。
二、考官提问 1.心脏听诊有哪些内容？ 答：心脏听诊包括心率、心律、心音、额外心音、心脏杂音和心包摩擦音。 2.第一心音和第二心音在心脏哪个部位听诊最清晰？ 答：第一心音在心尖区听诊最清晰，第二心音在心底部听诊最清晰。
三、职业素质 1.体检前能向被检者告知；与被检者沟通时态度和蔼，体检中动作轻柔，能体现爱护被检者的意识；体检结束后能告知，有体现关爱被检者的动作。 2.着装（工作服）整洁，仪表举止大方，语言文明，体检认真细致，表现出良好的职业素质。

（五）外周血管

包括脉搏、血管杂音和周围血管征。

1.脉搏 检查脉搏主要用触诊，检查时可选择桡动脉、肱动脉、股动脉及足背动脉等。需两侧对比检查，应注意脉搏的脉率、节律、紧张度和动脉壁弹性、强弱变化。

【具体图解】

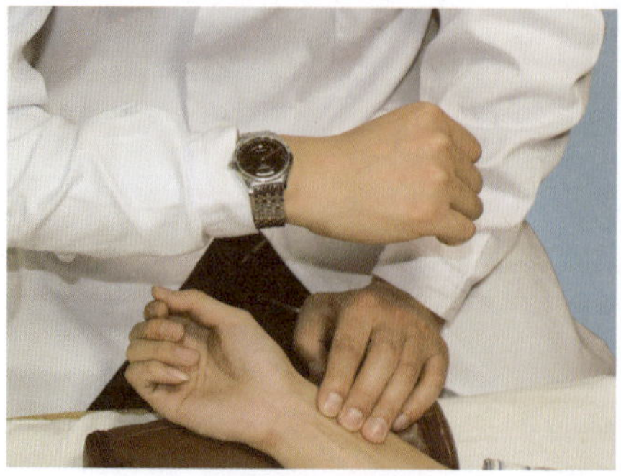

正确手势

外周血管检查

2.血管杂音　包括静脉杂音和动脉杂音。

3.周围血管征　脉压增大除可触及**水冲脉**外，还有**枪击音**、**Duroziez 双重杂音**和**毛细血管搏动征**。

【具体图解】

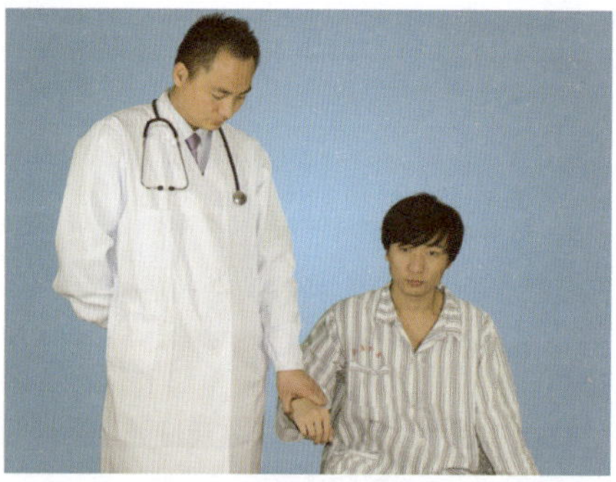

水冲脉检查(1)

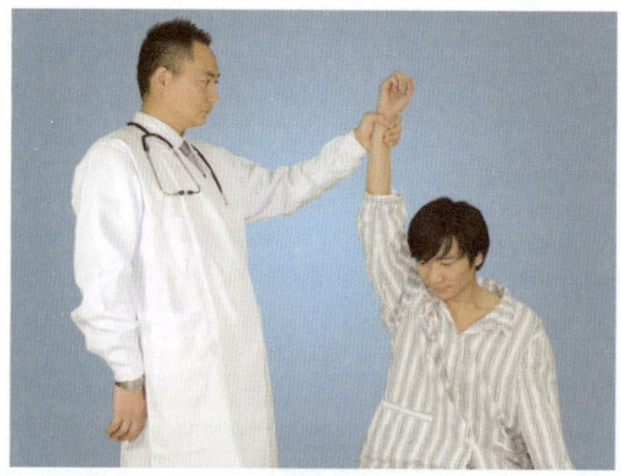

水冲脉检查(2)

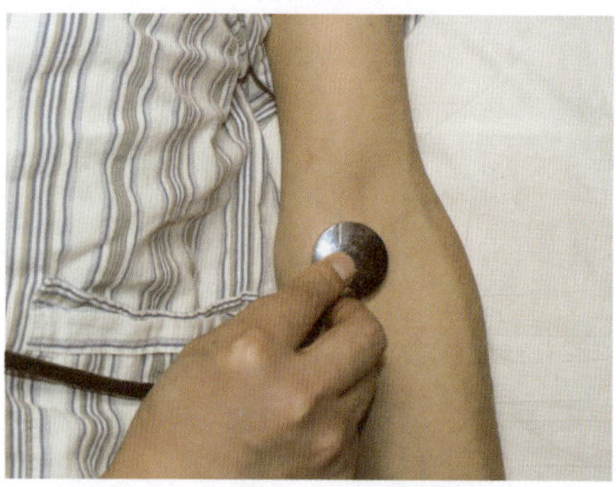

枪击音检查

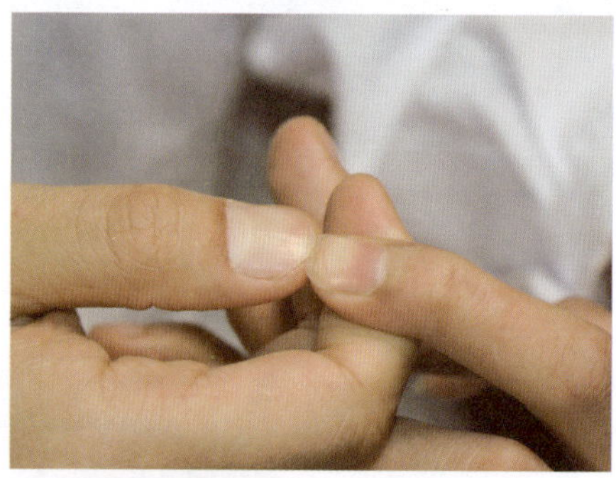

毛细血管搏动征检查

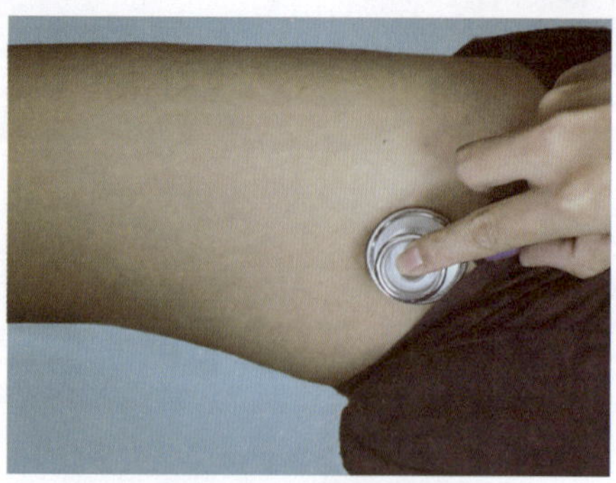

Duroziez 双重杂音检查

温馨提醒

1.应正确回答各项目的观察指标。
2.操作方法要规范。
3.体位无错误。
4.检查一侧后,同法检查对侧。
所有血管杂音的检查项目中,最易考查的是水冲脉。

真题演练

题目:水冲脉检查(须口述检查结果)

时间:15 分钟

一、体格检查

1.考生站位正确,告知被检者体位、姿势正确

被检者取站立位,考生站在被检者右侧。

2.检查内容正确,动作规范

考生握紧被检者手腕掌面,示、中、环指指腹触于桡动脉上,遂将其前臂高举超过头部,感知桡动脉的搏动。同样的方法检查对侧。

3.口述结果正确

若考生明显感知犹如水冲的脉搏,称为水冲脉阳性,正常人为阴性。

二、考官提问

1.请描述中枢性面瘫与周围性面瘫的主要体征区别。

答:区别在于有无眼眶上部表情肌瘫痪。中枢性面瘫没有眶上表情肌瘫痪,周围性面瘫伴有眶上表情肌瘫痪。

2.男性,30 岁。1 天来频繁呕吐,无排便、排气,既往有多次腹部手术史。该患者腹部听诊检查时可能发现的阳性体征是什么?

答:肠鸣音亢进。

三、职业素质

1.体检前能向被检者告知;与被检者沟通时态度和蔼,体检中动作轻柔,能体现爱护被检者的意识;体检结束后能告知,有体现关爱被检者的动作。

2.着装(工作服)整洁,仪表举止大方,语言文明,体检认真细致,表现出良好的职业素质。

第四节 腹部检查

腹部体表标志检查

腹部检查一般按照**视诊、听诊、叩诊,最后触诊顺序进行**。但病历书写时,仍按视诊、触诊、叩诊、听诊的顺序书写。

(一)视诊

1.体表标志 主要有肋弓下缘、剑突、腹上角、髂前上棘、腹直肌外缘、腹中线、腹股沟韧带和肋脊角等。

【具体图解】

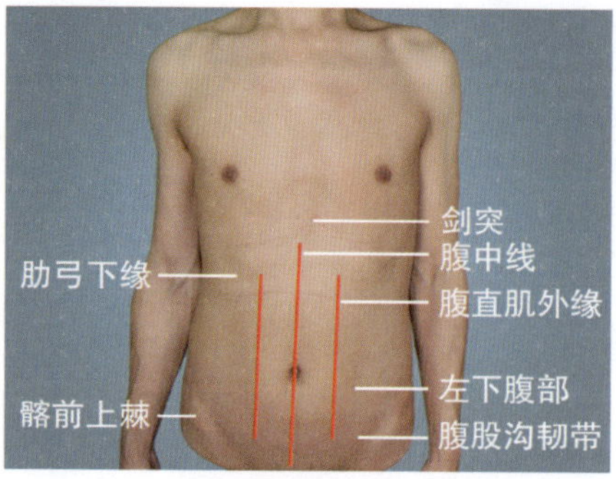

腹部体表标志(前)

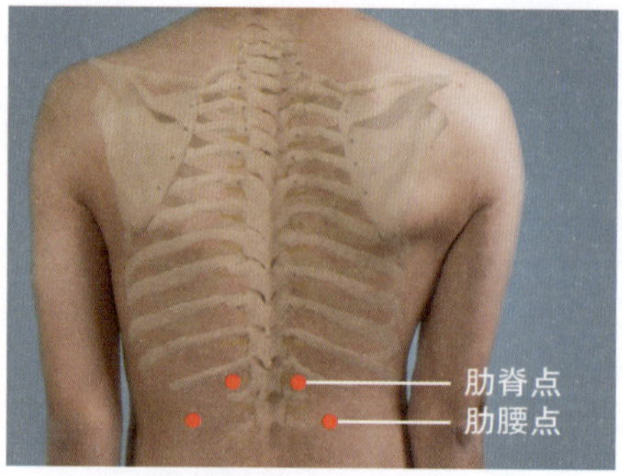

腹部体表标志(后)

2.腹部外形 正常腹部平坦,对称。无腹部膨隆或凹陷。大量腹水时可见蛙腹、脐突出。

3.呼吸运动 腹式呼吸减弱见于腹腔炎症、腹腔巨大肿块和晚期妊娠等。

4.腹壁静脉 一般不显露。出现静脉曲张应判断静脉血流方向,选择一段没有分支的曲张静脉,检查者示指和中指并拢压在血管上,一指不动,另一指施压静脉并向外滑动7.5~10 cm,挤出该段静脉血,此时可见二指间静脉无充盈,松开一指,如静脉迅速充盈,则血流方向从松开手指流向固定手指。同样方法检查另一侧。门脉高压时腹壁静脉呈以脐为中心向外放射的曲张静脉,形如水母头。

腹部视诊检查

【具体图解】

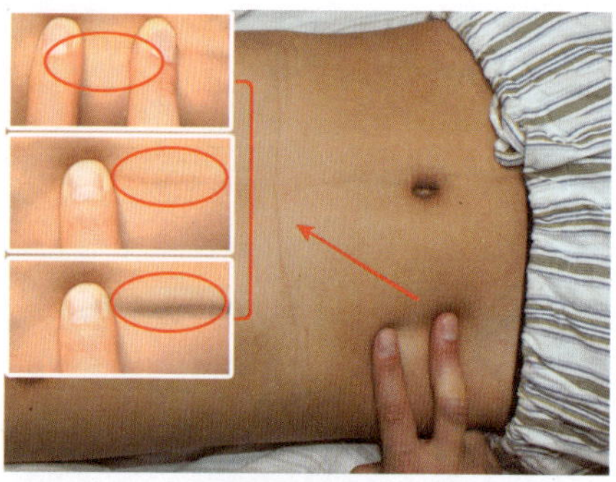
腹壁静脉曲张

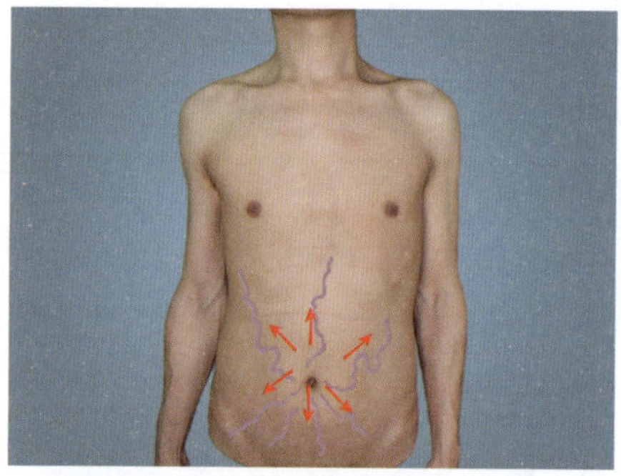
门静脉高压

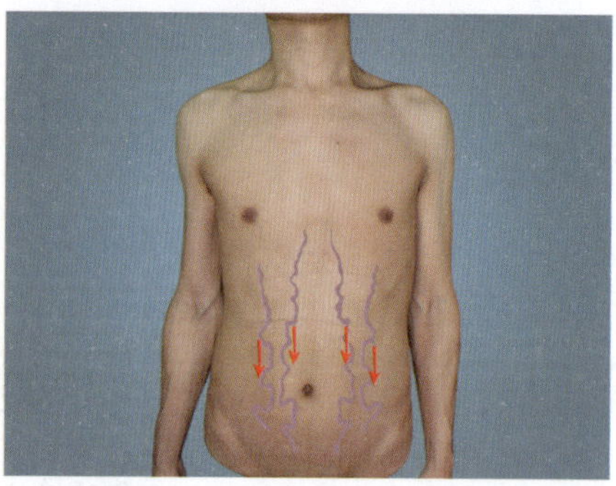
上腔静脉梗阻

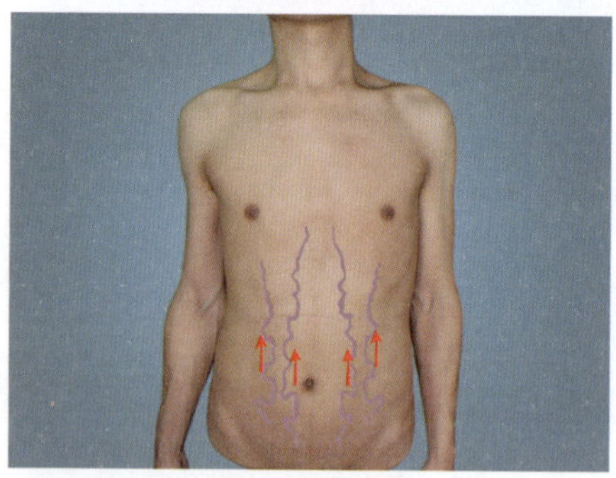
下腔静脉梗阻

5.胃肠型和蠕动波 正常人不可见。出现者提示胃肠道梗阻。

6.腹壁其他情况 包括皮疹、色素、腹纹、瘢痕、疝、脐部和腹部体毛。

7.腹围 当全腹膨隆时,为观察其程度和变化,常需测量腹围。方法为让病人排尿后平卧,用软尺经脐绕腹一周,测得的周长即为腹围(脐周腹围)。通常以厘米为单位,还可以测其腹部最大周长(最大腹围),同时记录。定期在同样条件下测量比较,可以观察腹腔内容物(如腹水)的变化。

温馨提醒

1.腹部视诊内容回答应完整。
2.腹壁静脉曲张的临床意义需熟记。
3.测量腹围前不要忘记嘱患者排尿。

真题演练

题目:辨别腹壁曲张静脉的血流方向(可以用被检者手背静脉替代,口述检查内容)
时间:15 分钟
一、体格检查 1.考生站位正确,告知被检者体位、姿势正确 告知被检者取仰卧位,考生站在被检者右侧。 2.检查手法正确,动作规范 考生将示指和中指并拢放在曲张的腹壁(或手臂)静脉上,一只手指紧压静脉向外滑动,挤出该段静脉内血液,至一定距离(2~3 cm)放松该手指,另一手指紧压不动,看静脉是否充盈。如迅速充盈,则血流方向是从放松的一端流向紧压手指的一端。再用同法放松另一手指,观察静脉充盈速度,若无明显充盈则确定上述血流方向判断。
二、考官提问 1.请说出腹壁静脉水母头样改变的体征特点及临床意义。 答:腹壁静脉水母头样改变是指脐部可见到一簇曲张静脉呈四周放射状改变,见于显著门脉高压。 2.门静脉高压症患者腹壁静脉曲张时检查静脉血流方向有何特点? 答:脐以上血流方向由下至上,脐以下静脉由上而下。
三、职业素质 1.体检前能向被检者告知;与被检者沟通时态度和蔼,体检中动作轻柔,能体现爱护被检者的意识;体检结束后能告知,有体现关爱被检者的动作。 2.着装(工作服)整洁,仪表举止大方,语言文明,体检认真细致,表现出良好的职业素质。

(二)触诊

腹部触诊检查

受检者仰卧位,屈膝屈髋以放松腹肌。检查先正常部位,后异常部位。

1.腹壁紧张度 常用浅部触诊法。一般检查顺序从左下腹开始,逆时钟方向检查,最后触诊脐部。出现板状腹见于弥漫性腹膜炎。

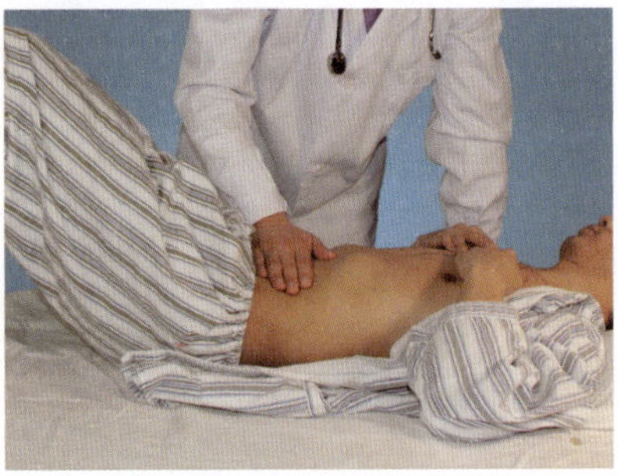

腹壁紧张度检查

2.压痛、反跳痛 用深压触诊法。正常腹部无压痛。主要压痛点有麦氏点、胆囊点、肋脊点、肋腰点。

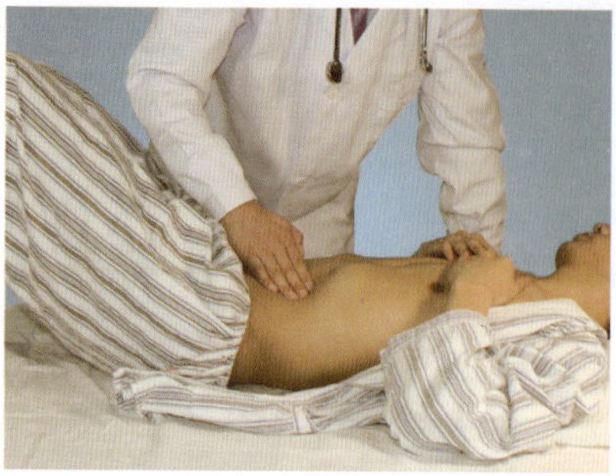

腹部浅部检查

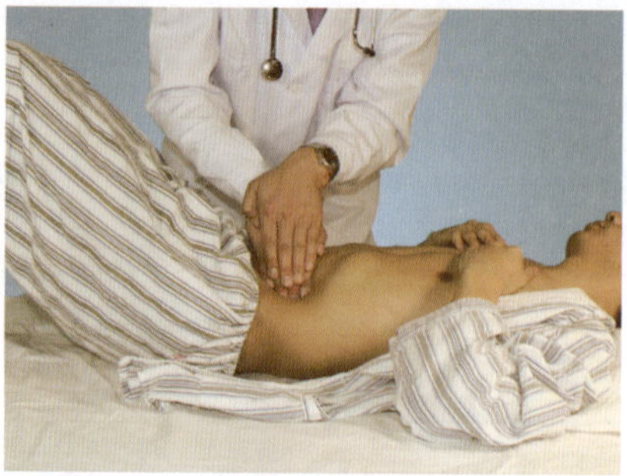

腹部深部检查

应试流程（压痛及反跳痛举例）

【操作步骤】

步骤	内容
操作前准备	·**医师准备**：检查前要有爱伤意识，如“您好，我是您的主治医生，为了了解您的腹部情况，现在给您做个腹部触诊检查，请您配合一下，您先把衣服解开，双腿展曲，哈哈气（放松腹部）”。检查者搓一搓手。 ·**被检者准备**：取仰卧位。
操作具体步骤	·体位：告知被检查者取仰卧位，双腿屈曲，腹部放松，考生站在被检者右侧。 ·腹壁紧张度：考生先将全手掌放于被检者腹壁上，让被检者适应片刻，此时可感受被检者腹壁紧张程度，然后以轻柔动作开始触诊。检查完一个区域后，考生的手应提起并离开腹壁，再以上述手法检查下一区域。一般先从左下腹开始，逆时针方向进行触诊，最后检查病痛部位。 ·腹部压痛、反跳痛：考生先将全手掌放于被检者腹壁上，让被检者适应片刻，然后用手指指腹压于腹壁，观察被检 者有无疼痛反应；当出现疼痛时，手指在原处停留片刻，然后迅速将手指抬起观察被检者疼痛有无骤然加重。 ·报告检查结果：该患者腹软，无腹部压痛和反跳痛。
操作结束语	·**被检者处理**：“您好，感谢您的配合。检查已经结束，您好好休息。”衣物整理好，被子盖好。告诉患者检查结果，如“您的腹部触诊检查是正常的”。 ·**医师结束**：报告老师操作结束！——等待提问。

温馨提醒

1.考生易站位错误。

2.分不清浅部触诊还是深部触诊。

3.反跳痛和压痛区分不清；反跳痛的检查要领没有掌握。

4.做反跳痛检查时，一定要注意患者的表情变化。

真题演练

题目：腹壁紧张度和腹部压痛、反跳痛检查（须报告触诊检查结果）
时间：15 分钟

续表

一、体格检查

1.考生站位正确,告知被检者体位、姿势正确

告知被检者取仰卧位,双腿屈曲,腹部放松,考生站在被检者右侧。

2.检查手法正确,动作规范

(1)腹壁紧张度

考生先将全手掌放于被检者腹壁上,让被检者适应片刻,此时可感受被检查腹壁紧张程度,然后以轻柔动作开始触诊。检查完一个区域后,考生的手应提起并离开腹壁,再以上述手法检查下一区域。一般先从左下腹开始,逆时针方向进行触诊,最后检查病痛部位。

(2)腹部压痛、反跳痛

考生先将全手掌放于被检者腹壁上,让被检者适应片刻,然后用手指指腹压于腹壁,观察被检者有无疼痛反应;当出现疼痛时,手指在原处停留片刻,然后迅速将手指抬起并观察被检者疼痛有无骤然加重。

3.报告检查结果正确

有无腹壁紧张和压痛、反跳痛(正常人腹软,无腹部压痛和反跳痛)。

二、考官提问

1.双手触诊用于检查腹部哪些内容?

答:常用于肝、脾、肾和腹腔肿块的检查。

2.腹膜刺激征包括哪些临床体征?有何临床意义?

答:包括腹肌紧张、压痛、反跳痛,提示局部或弥漫性腹膜炎。

三、职业素质

1.体检前能向被检者告知;与被检者沟通时态度和蔼,体检中动作轻柔,能体现爱护被检者的意识;体检结束后能告知,有体现关爱被检者的动作。

2.着装(工作服)整洁,仪表举止大方,语言文明,体检认真细致,表现出良好的职业素质。

3.脏器触诊

(1)肝脏触诊

1)单手触诊法:参见深部滑行触诊法。**从右下腹开始,呼气时手指下压**,吸气时手指朝肋缘方向上迎触肝下缘,逐渐上移直到触及肝脏或到达肋缘。必须沿右锁骨中线和前正中线方向触诊肝右叶和左叶。

肝脏触诊检查

应试流程

【操作步骤】

操作前准备	·**医师准备**:检查前要有爱伤意识,如“您好,我是您的主治医生,为了了解您的肝脏情况,现在给您做个肝脏触诊,请您配合一下,您先把衣服解开,双腿屈曲,哈哈气”。医师搓搓双手。 ·**被检者准备**:取平仰卧位。
操作具体步骤	·体位:告知被检者取仰卧位,双腿屈曲,腹部放松,做腹式呼吸,考生站在被检者右侧。 ·单手触诊:考生将右手四指并拢,掌指关节伸直,平行地放在被检者右侧腹部脐水平线上,用示、中指末端桡侧进行触诊。被检者呼气时,手指压向腹深部,吸气时,手指向前上迎触下移的肝缘。如此反复进行,手指不能离开腹壁,并逐渐向肋缘方向滑动,直至触及肝缘或肋缘,需在右锁骨中线及前正中线上分别触诊肝缘。 ·双手触诊:考生右手位置同单手触诊,左手拖住被检者右腰部,拇指张开置于季肋部,触诊时左手向上推,右手触诊方法同单手触诊。 ·报告检查结果正确:该患者肝脏肋下未触及。

操作结束语	・被检者处理："您好，感谢您的配合。检查已经结束，您好好休息。"衣物整理好，被子盖好。告诉患者检查结果，如"您肝脏触诊检查是正常的"。 ・医师结束：报告老师操作结束！——等待提问。

【具体图解】

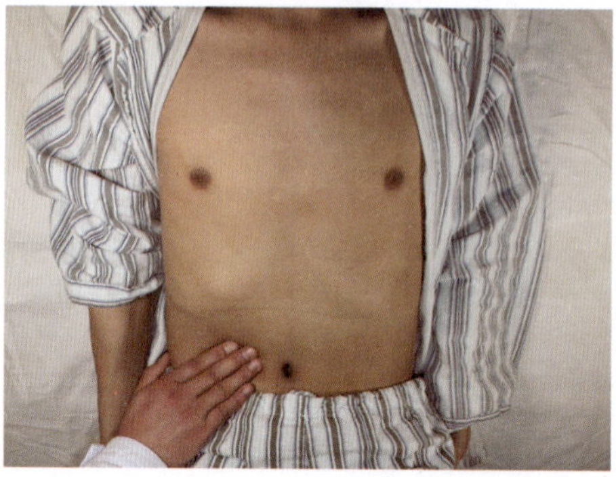

单手触诊

2）双手触诊法：左手拇指置于右肋缘，手掌和其他四指在背后托起右腰部，右手触诊同上。

【具体图解】

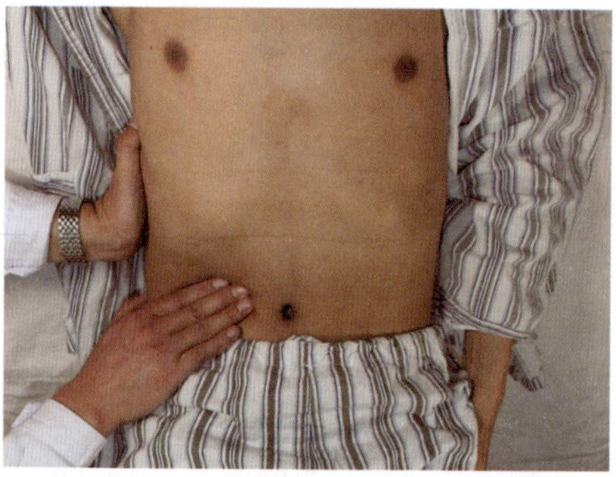

双手触诊

温馨提醒

1.考生没有听清老师要求，是单手触诊还是双手触诊。

2.没有按规定在右锁骨中线和前正中线上触诊。

3.手离开了腹壁（腹部触诊要离开腹壁）。

肝脾触诊——手不离开腹壁。腹部浅部触诊——手每次要离开腹壁。

真题演练

题目：肝脏触诊（单、双手触诊）（须报告触诊检查结果）
时间：15 分钟
一、体格检查 1.考生站位正确，告知被检者体位、姿势正确 告知被检者取仰卧位，双腿屈曲，腹部放松，做腹式呼吸，考生站在被检者右侧。

续表

<table>
<tr><td>
2.检查手法正确,动作规范
(1)单手触诊
考生将右手四指并拢,掌指关节伸直,平行地放在被检者右侧腹部脐水平线上,用示、中指末端桡侧进行触诊。被检者呼气时,手指压向腹深部,吸气时,手指向前上迎触下移的肝缘。如此反复进行,手指不能离开腹壁,并逐渐向肋缘方向滑动,直至触及肝缘或肋缘。
(2)双手触诊
考生右手位置同单手触诊,左手拖住被检者右腰部,拇指张开置于季肋部,触诊时左手向上推,右手触诊方法同单手触诊。
3.报告检查结果正确
肝脏肋下是否触及。
</td></tr>
<tr><td>
二、考官提问
1.触及肝脏时应注意哪些内容?
答:应注意肝脏的大小、质地、压痛以及边缘和表面状态、搏动、肝区摩擦感、肝震颤等。
2.肋下触及肝脏,如何规范地表述其大小?
答:以右锁骨中线肋下多少厘米表示。
</td></tr>
<tr><td>
三、职业素质
1.体检前能向被检者告知;与被检者沟通时态度和蔼,体检中动作轻柔,能体现爱护被检者的意识;体检结束后能告知,有体现关爱被检者的动作。
2.着装(工作服)整洁,仪表举止大方,语言文明,体检认真细致,表现出良好的职业素质。
</td></tr>
</table>

(2)脾脏触诊:脾脏触诊方法包括仰卧位触诊和侧卧位触诊。

受检者**仰卧位**,检查者左手固定在受检者的左侧腰部,右手自脐部开始随受检者呼吸向左上触诊,直达左肋弓或触及脾脏。如未及脾脏,令受检者右侧卧位,再次触诊。正常脾脏不能被触及。

脾脏触诊检查

应试流程

【操作步骤】

操作前准备	· **医师准备**:检查前要有爱伤意识,如"您好,我是您的主治医生,为了了解您的脾脏情况,现在给您做个脾脏触诊检查,请您配合一下,您先把衣服解开,双腿屈曲,哈哈气"。医师搓搓双手。 · **被检者准备**:取仰卧位或右侧卧位。
操作具体步骤	· 体位:告知被检者取仰卧位或侧卧位(仰卧位——双腿屈曲;右侧卧位——右下肢伸直,左下肢屈曲),腹部放松,做腹式呼吸,考生站在被检者右侧。 · 仰卧位触诊:考生左手掌置于被检者左腰部第9~11 肋处,将其脾从后向前托起,右手掌平放于脐部,右手四指伸直并拢,与肋缘大致呈垂直方向,从脐水平开始,配合被检者腹式呼吸,用示、中指末端桡侧进行触诊,直至触及脾缘或左肋缘。 · 侧卧位触诊:考生左手掌置于被检者左腰部第9 ~ 11 肋处,将其脾脏从腰背部向腹部推,右手四指伸直并拢,与肋缘大致呈垂直方向,配合腹式呼吸,用示、中指末端桡侧进行触诊,直至触及脾缘或左肋缘。

操作结束语	· **被检者处理**："您好，感谢您的配合。检查已经结束，您好好休息。"衣物整理好，被子盖好。告诉患者检查结果，如"您的脾脏触诊检查是正常的"。 · **医师结束**：报告老师操作结束！——等待提问。

【具体图解】

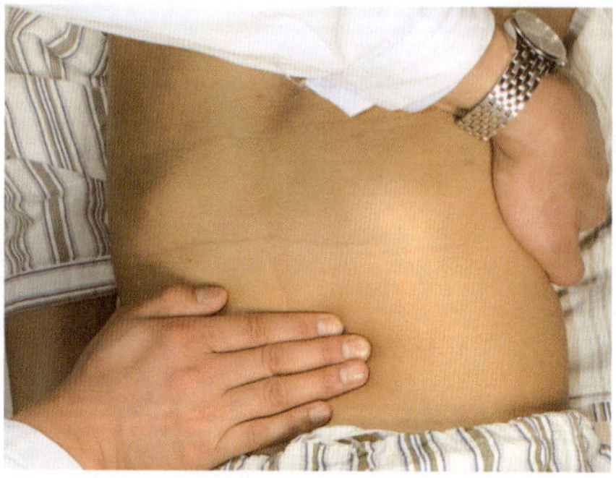

脾脏触诊(仰卧位)

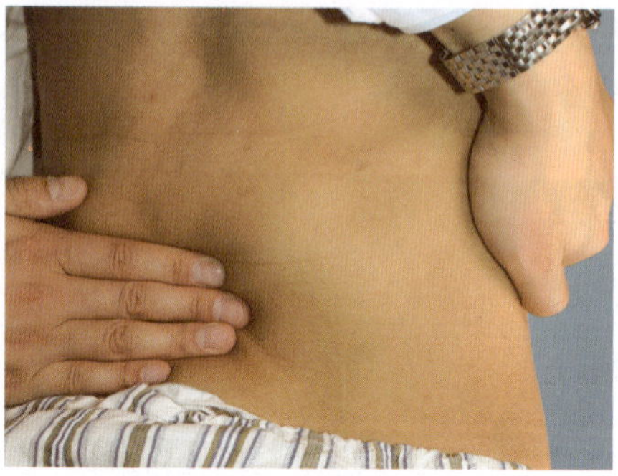

脾脏触诊(侧卧位)

脾肿大的测量方法:第Ⅰ线测量(又称甲乙线):指左锁骨中线与左肋缘交点至脾下缘的距离,以厘米表示。脾脏轻度肿大时只作第Ⅰ线测量。第Ⅱ线测量和第Ⅲ线测量:脾脏明显肿大时,应加测第Ⅱ线(甲丙线)和第Ⅲ线(丁戊线),前者系指左锁骨中线与左肋缘交点至脾脏最远点的距离(应大于第Ⅰ线测量),后者指脾右缘与前正中线的距离。如脾脏高度增大向右越过前正中线,则测量脾右缘至前正中线的最大距离,以"+"表示;未超过前正中线则测量脾右缘与前正中线的最短距离,以"-"表示。

温馨提醒

1.易把肝脾触诊的方法记混。脾脏触诊没有单手触诊。

2.触诊的手法错误,左右手放置错误。指尖触及脾下缘。

3.没按照考官要求操作,如仰卧位、侧卧位等。

真题演练

题目:脾脏触诊(双手触诊,须报告触诊检查结果)

时间:15 分钟

一、体格检查

1.考生站位正确,告知被检者体位、姿势正确

告知被检者取仰卧位,双腿屈曲,腹部放松,做腹式呼吸,考生站在被检者右侧;告知被检者取右侧卧位时,右下肢伸直,左下肢屈曲。

2.检查手法正确,动作规范

(1)仰卧位触诊

考生左手掌置于被检者左腰部第9~11肋处,将其脾从后向前托起,右手掌平放于脐部,右手三指(示、中、环指)伸直并拢,与肋缘大致呈垂直方向,从脐水平开始,配合被检者腹式呼吸,用示、中指末端桡侧进行触诊,直至触及脾缘或左肋缘。

(2)侧卧位触诊

考生左手掌置于被检者左腰部第9~11肋处,将其脾脏从腰背部向腹部推,右手三指(示、中、环指)伸直并拢,与肋缘大致呈垂直方向,配合腹式呼吸,用示、中指末端桡侧进行触诊,直至触及脾缘或左肋缘。

续表

3.报告检查结果正确 脾脏肋缘下是否触及。
二、考官提问 1.脾脏触诊时,什么情况下须采用侧卧位双手触诊法? 答:如果脾脏轻度肿大或脾脏位置较深,仰卧位触诊不易触到时,可采用侧卧位双手触诊法。 2.脾脏肿大如何分度? 答:脾脏肿大可分为轻、中、高三度。脾缘不超过肋下 2 cm 为轻度肿大;超过 2 cm,在脐水平线以上为中度肿大;超过脐水平线或前正中线为高度肿大。
三、职业素质 1.体检前能向被检者告知;与被检者沟通时态度和蔼,体检中动作轻柔,能体现爱护被检者的意识;体检结束后能告知,有体现关爱被检者的动作。 2.着装(工作服)整洁,仪表举止大方,语言文明,体检认真细致,表现出良好的职业素质。

(3)胆囊触诊:正常胆囊不能触及。墨菲(Murphy)征:检查者左手掌平放于受检者右季肋部,**拇指尖钩压于胆囊点**,嘱受检者深吸气,如在吸气过程因触痛而致吸气中止,则为阳性。

Murphy 征检查　　胆囊触诊检查

应试流程

【操作步骤】

操作前准备	·**医师准备**:检查前要有爱伤意识,如“您好,我是您的主治医生,为了了解您的胆囊情况,现在给您做个胆囊触诊检查,请您配合一下,您先把衣服解开,双腿屈曲,哈哈气”。医师搓搓双手。 ·**被检查者准备**:取仰卧位。
操作具体步骤	·体位:告知被检查者取仰卧位,双腿屈曲,腹部放松,做腹式呼吸,考生站在被检者右侧。 ·考生左手掌平放于被检者右胸下部,拇指指腹钩压于腹直肌外缘和肋缘交界处或右锁骨中线与肋缘交界处(胆囊点),告知其缓慢做深吸气。若突然出现胆囊点剧烈触痛或因疼痛而屏住呼吸为Murphy征阳性。 ·报告检查结果正确。
操作结束语	·**被检查者处理**:“您好,感谢您的配合。检查已经结束,您好好休息。”衣物整理好,被子盖好。告诉患者检查结果“如您的胆囊检查结果是正常的”。 ·**医师结束**:报告老师操作结束!——等待提问。

【具体图解】

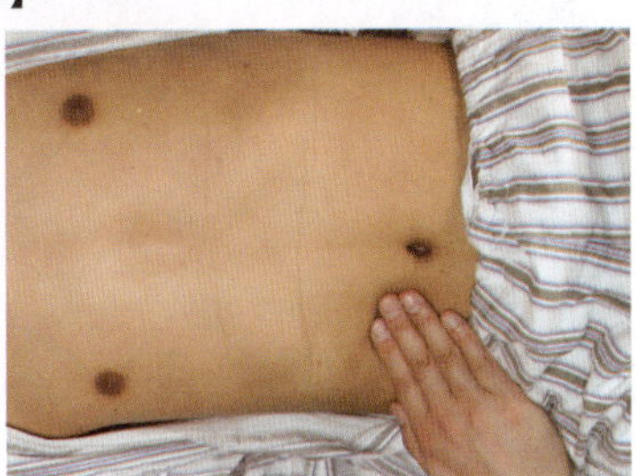

胆囊单手触诊

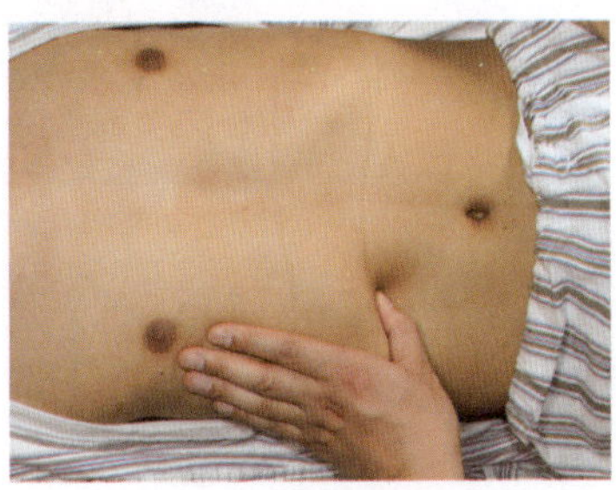

Murphy 征检查

温馨提醒

1.易把肝脏触诊的方法与此记混。
2.注意是单手触诊而非双手触诊。
3.胆囊点位于腹直肌外缘与右肋弓交界处。

真题演练

题目:Murphy 征检查
时间:15 分钟
一、体格检查 1.考生站位正确,告知被检者体位、姿势正确 告知被检者取仰卧位,双腿屈曲,腹部放松,考生站在被检者右侧。 2.检查手法正确,动作规范 考生左手掌平放于被检者右胸下部,拇指指腹钩压于腹直肌外缘和肋缘交界处或右锁骨中线与肋缘交界处(胆囊点),告知其缓慢做深吸气。若突然出现胆囊点剧烈触痛或因疼痛而屏住呼吸为 Murphy 征阳性。
二、考官提问 1.Murphy 征阳性常见于什么疾病? 答:常见于急性胆囊炎。 2.请指出 Murphy 征检查的位置。 答:Murphy 征检查的位置在右锁骨中线与肋缘交界处或右腹直肌外缘与肋缘交界处。
三、职业素质 1.体检前能向被检者告知;与被检者沟通时态度和蔼,体检中动作轻柔,能体现爱护被检者的意识;体检结束后能告知,有体现关爱被检者的动作。 2.着装(工作服)整洁,仪表举止大方,语言文明,体检认真细致,表现出良好的职业素质。

(三)叩诊

1.全腹叩诊 顺序同腹壁触诊。正常**以鼓音为主**。

【具体图解】

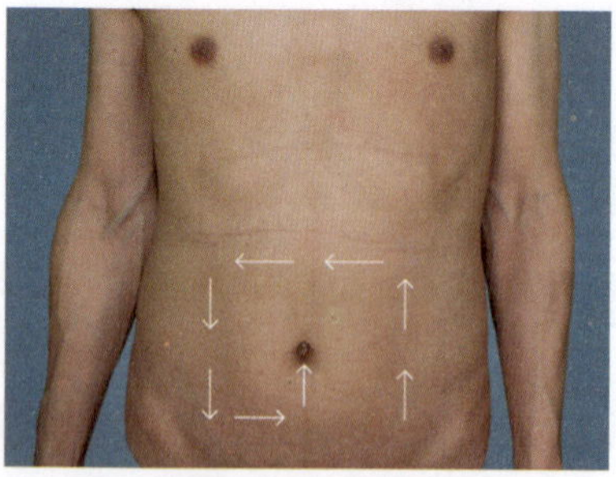

腹部叩诊顺序

2.肝界叩诊 检查者位于受检者右侧,用间接叩诊法,**从右第二肋间开始**,沿右锁骨中线逐肋间向下叩诊,当由清音转为浊音时,即为肝上界。然后由腹部鼓音区沿右锁骨中线向上叩,由鼓音转为浊音处即是肝下界。正常肝上下径**9~11 cm**。

肝脏叩击痛:左手掌平放在肝区,右手握空心拳叩击左手背,正常无叩击痛。

【具体图解】

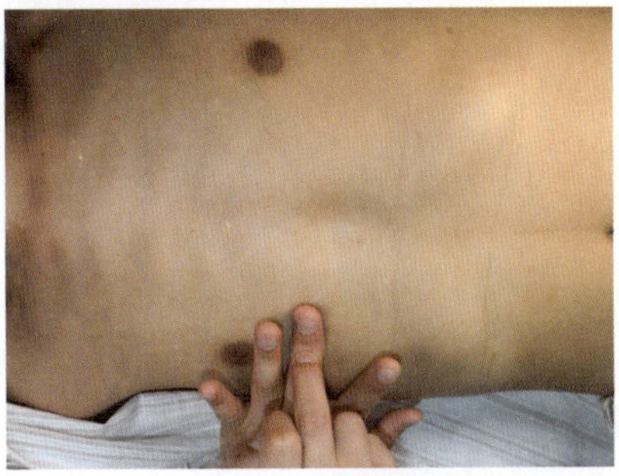

肝上界定位

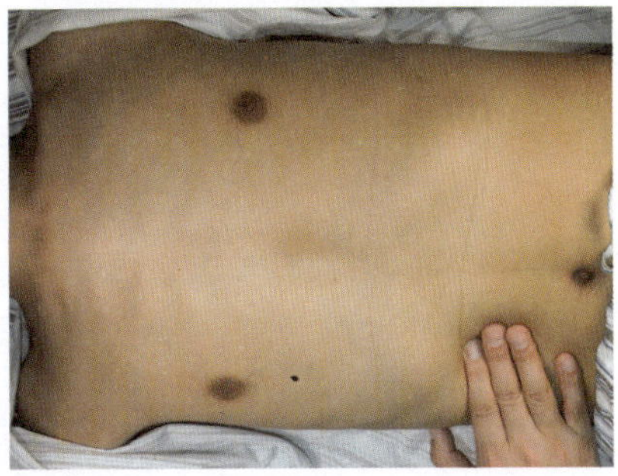

肝下界定位

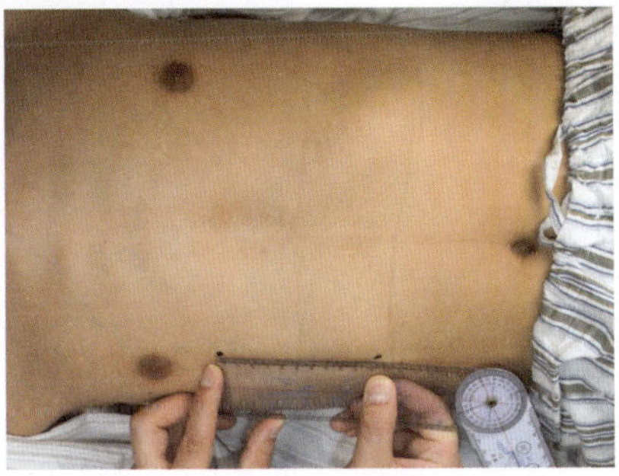

肝上下径测量

肝界叩诊检查

温馨提醒

肝上界位于右锁骨中线与第5肋间交界处(也就是乳头的下一肋间,因为乳头平第4肋间),肝下界位于右锁骨中线与右肋缘交界处。

真题演练

题目1:肝上界叩诊(须口述检查结果)

时间:15分钟

一、体格检查

1.考生站位正确,告知被检者体位、姿势正确

告知被检者取仰卧位,考生站在被检者右侧。

2.检查手法正确,动作规范

沿右锁骨中线,自上而下逐个肋间进行叩诊。当叩诊音由清音转为浊音时,即为肝上界。

3.口述检查结果正确

正常人肝上界位于右锁骨中线第5肋间。

二、职业素质

1.体检前能向被检者告知;与被检者沟通时态度和蔼,体检中动作轻柔,能体现爱护被检者的意识;体检结束后能告知,有体现关爱被检者的动作。

2.着装(工作服)整洁,仪表举止大方,语言文明,体检认真细致,表现出良好的职业素质。

题目2:测量肝上下径(须口述检查结果)

续表

时间:15 分钟
一、体格检查 1.考生站位正确,告知被检者体位、姿势正确 告知被检者取仰卧位,双腿屈曲,腹部放松,做腹式呼吸,考生站在被检者右侧。 2.检查手法正确,动作规范 (1)叩诊法确定肝上界:考生沿右锁骨中线,自上而下逐个肋间进行叩诊。当叩诊音由清音转为浊音时,即为肝上界,做标记。 (2)单手触诊法确定肝下缘:考生右手四指并拢,掌指关节伸直,平行地放在被检者腹部脐水平线与右锁骨中线交点上,用示、中指末端桡侧进行触诊。被检者呼气时,手指压向腹深部,吸气时,手指向前上迎触下移的肝脏。如此反复,手指不能离开腹壁,并逐渐向肋缘方向滑动,直至触及肝缘或肋缘,即为肝下缘,做标记。 (3)测量肝上下径:用尺测量肝上界至肝下缘的垂直距离即为肝上下径。 3.口述检查结果正确 向考官报告被检者肝上下径,以厘米表示(正常人肝上下径为 9~11 cm)。
二、职业素质 1.体检前能向被检者告知;与被检者沟通时态度和蔼,体检中动作轻柔,能体现爱护被检者的意识;体检结束后能告知,有体现关爱被检者的动作。 2.着装(工作服)整洁,仪表举止大方,语言文明,体检认真细致,表现出良好的职业素质。

3.脾脏叩诊 一般脾脏浊音区采用轻叩法。受检者仰卧,沿左腋中线自腋窝开始向下叩诊,脾脏浊音区为腋中线第 9~11 肋,其长度 4~7 cm,前界不超过腋前线。

4.肾区叩击痛 左手掌平放于肋脊角,方法同肝脏叩击痛,正常无叩击痛。

5.移动性浊音

(1)体位:让被检查者取仰卧位,双腿屈曲,腹部放松,考生站在被检者右侧。

(2)方法:检查者自被检者腹中部(脐)水平向左侧腹部叩诊,直至出现浊音,左手板指固定不动,嘱被检者右侧卧位,再度叩诊,若叩诊音呈鼓音,则为移动性浊音阳性。同样的方法,向右侧叩诊,叩得浊音后,再嘱被检者左侧卧位,以核实浊音是否移动。这种因体位的不同而出现浊音区变动的现象称移动性浊音。

(3)意义:临床意义为腹腔存在游离液体,且液体量超过 1 000 mL。

应试流程

【操作步骤】

操作前准备	·**医师准备**:检查前要有爱伤意识,如"您好,我是您的主治医生,为了了解您的腹水情况,现在给您做个移动性浊音检查,请您配合一下,您先把衣服解开"。医生搓一搓手。 ·**被检者准备**:可取位仰卧位。
操作具体步骤	·体位:让被检查取仰卧位,双腿屈曲,腹部放松,考生站在被检查者右侧。 ·方法:检查者自被检者腹中部(脐)水平向左侧腹部叩诊,直至出现浊音,左手板指不离开腹壁,请被检者右侧卧,再继续叩诊,若叩诊音呈鼓音,则为移动性浊音阳性。 ·同样的方法,自右侧叩诊,叩得浊音。再请被检查者左侧卧,同样方法叩击原来的浊音再次转变为鼓音。这种因体位的不同而出现浊音区变动的现象称移动性浊音。 ·报告:该患者移动性浊音检查(-)。
操作结束语	·**被检者处理**:"您好,感谢您的配合。检查已经结束,您好好休息。"衣物整理好,被子盖好。告诉患者检查结果,如"您的移动性浊音检查是正常的"。 ·**医师结束**:报告老师操作结束!——等待提问。

【具体图解】

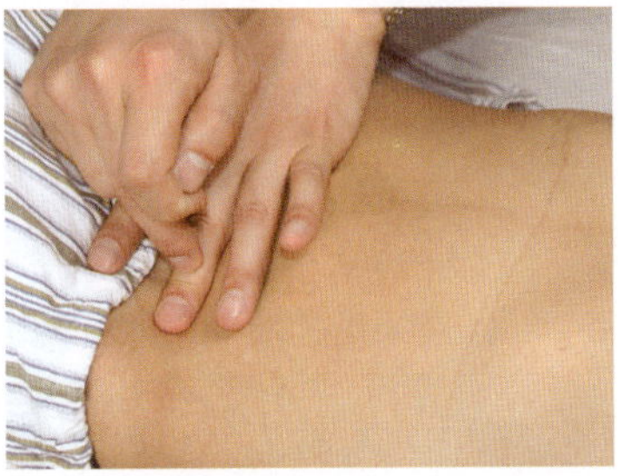

移动性浊音(平卧)

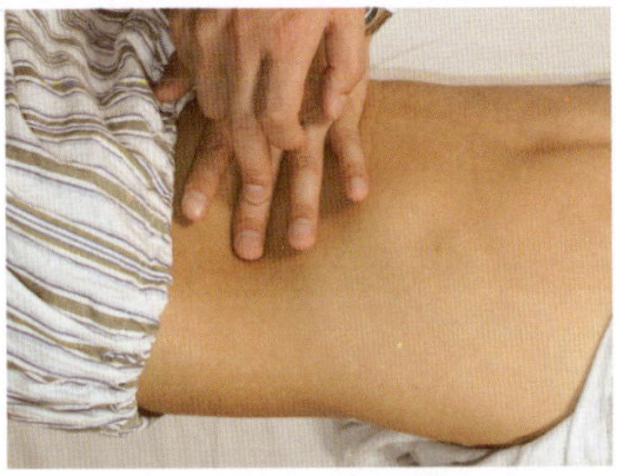

移动性浊音(左侧卧位)

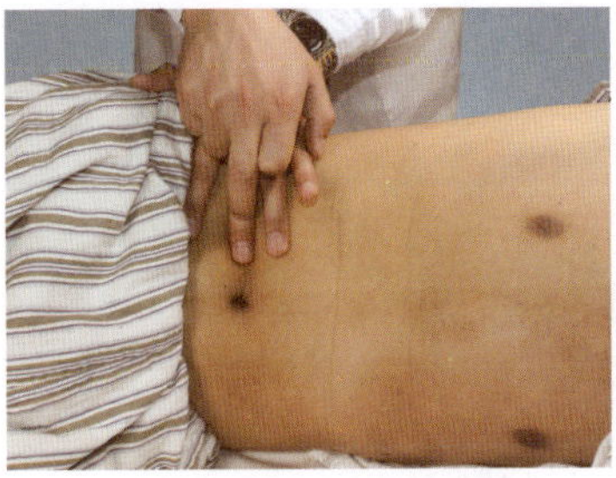

移动性浊音(右侧卧位)

温馨提醒

1.很多考生把体位弄错——正确的体位为平卧位→右侧卧位→左侧卧位(中间无平卧位)。

2.很多考生考试的时候只叩诊,不说明叩诊音的变化是要扣分的。

3.手指离开腹壁也是操作 大忌。

真题演练

题目:腹部移动性浊音检查(须报告叩诊检查结果)

时间:15 分钟

一、体格检查

1.考生站位正确,告知被检者体位、姿势正确

告知被检者取仰卧位,双腿屈曲,腹部放松,考生站在被检者右侧。

2.检查手法正确,动作规范

考生自被检者腹中部脐水平向左侧腹部叩诊,直至出现浊音,左手板指固定不动(1 分),嘱被检者右侧卧位(1 分),再度叩诊,若叩诊音呈鼓音,则为移动性浊音阳性(1 分)。同样的方法,向右侧叩诊,叩得浊音后(1 分)。再嘱被检者左侧卧位,以核实浊音是否移动(1 分)。

3.报告检查结果

是否有移动性浊音(正常人移动性浊音检查为阴性)。

二、考官提问

请指出腹部叩诊移动性浊音阳性的临床意义。

答:腹部叩诊移动性浊音阳性提示腹腔内游离液体>1 000 mL。

续表

三、职业素质
1.体检前能向被检者告知;与被检者沟通时态度和蔼,体检中动作轻柔,能体现爱护被检者的意识;体检结束后能告知,有体现关爱被检者的动作。 2.着装(工作服)整洁,仪表举止大方,语言文明,体检认真细致,表现出良好的职业素质。

(四)听诊

1.肠鸣音 用听诊器在右下腹或脐周听诊1分钟以上,如未闻及肠鸣音,则听诊3~5分钟。正常肠鸣音为**4~5次/分**,超过10次/分为肠鸣音活跃,伴有音调高亢为肠鸣音亢进。

肠鸣音听诊检查

应试流程

【操作步骤】

操作前准备

- **医师准备**:检查前要有爱伤意识,如"您好,我是您的主治医生,为了了解您的胃肠道情况,现在给您做个腹部听诊检查,请您配合一下,您先把衣服解开"。医生捂一捂听诊器。
- **被检者准备**:取平仰卧位。
- **准备物品**:听诊器。

操作具体步骤

- 腹部听诊体位:告知被检者取仰卧位,腹部放松,考生站在被检者右侧。
- 腹部听诊方法:将听诊器胸件置于腹壁上,全面地听诊各区;顺序正确:左至右,下至上;注意在上腹部、脐部、右下腹部及肝、脾区听诊。
- 肠鸣音听诊:将听诊器体件置于被检者右下腹部或脐周听诊,听诊时间不少于1分钟。
- 报告:报告该人肠鸣音实测次数,5次/分。

操作结束语

- **被检者处理**:"您好,感谢您的配合。检查已经结束,您好好休息。"衣物整理好,被子盖好。告诉患者检查结果"如您的腹部听诊检查是正常的"。
- **物品处理**:按规定把听诊器整理好放回原处。
- **医师结束**:报告老师操作结束!——等待提问。

【具体图解】

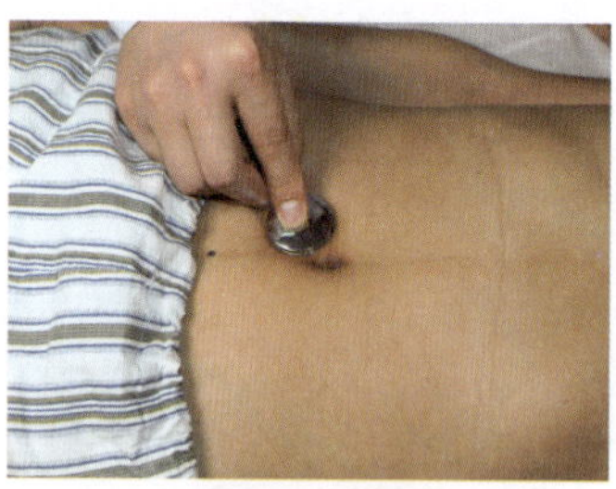

肠鸣音听诊

温馨提醒

肠鸣音听诊:

1.应将听诊器体件置于腹壁上,全面地听诊各区。

2.顺序正确:左至右,下至上。

3.注意在上腹部、脐部、右下腹部及肝、脾区听诊。

考生易错点

1.肠鸣音的听诊部位不对(正确的位置——右下腹部或脐周)。

2.检查前未捂一捂听诊器体件。

3.不主动报告检查结果,或瞎报告。肠鸣音计数要正确。

真题演练

题目:肠鸣音听诊(须报告听诊检查结果)
时间:15 分钟
一、体格检查 1.考生站位正确,告知被检查者体位、姿势正确 告知被检查者取仰卧位,腹部放松,考生站在被检查者右侧。 2.检查方法正确,动作规范 将听诊器体件置于被检查者右下腹部或脐周听诊,听诊时间不少于 1 分钟。 3.报告检查结果 报告被检查者肠鸣音是否存在和每分钟几次(考生报告实测次数,正常为 4~5 次/分)。
二、职业素质 1.体检前能向被检查者告知;与被检查者沟通时态度和蔼,体检中动作轻柔,能体现爱护被检查者的意识;体检结束后能告知,有体现关爱被检查者的动作。 2.着装(工作服)整洁,仪表举止大方,语言文明,体检认真细致,表现出良好的职业素质。

2.血管杂音 正常腹部无血管杂音。听诊部位为脐周(腹主动脉)、左右上腹(肾动脉)和左右下腹(髂动脉)。如有腹壁静脉曲张可闻及连续性嗡嗡样静脉杂音。

应试流程

【操作步骤】

操作前准备	· **医师准备**:检查前要有爱伤意识,如“您好,我是您的主治医生,为了了解您的病情情况,现在给您做个腹部听诊检查,请您配合一下,您先把衣服解开”。医生捂一捂听诊器。 · **被检查者准备**:取仰卧位。 · **准备物品**:听诊器。
操作具体步骤	· 体位:告知被检查者取仰卧位,腹部放松,考生站在被检查者右侧。 · 方法:将听诊器体件置于被检查者脐周部和上腹部进行听诊。 · 报告检查结果:有无主动脉、肾动脉及静脉血管杂音(正常人未闻及)。
操作结束语	· **被检查者处理**:“您好,感谢您的配合。检查已经结束,您好好休息。”衣物整理好,被子盖好。告诉患者检查结果,如“您的腹部听诊检查是正常的”。 · **物品处理**:按规定把听诊器整理好放回原处。 · **医师结束**:报告老师操作结束!——等待提问。

【具体图解】

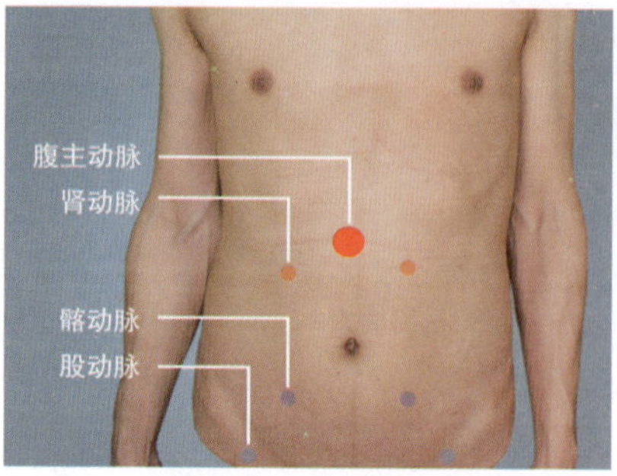

腹部动脉杂音部位

温馨提醒

1.检查前要对被检者有关爱意识。
2.检查完毕要主动报告检查结果。

真题演练

题目：腹部血管杂音听诊（须报告听诊检查结果）
时间：15 分钟
一、体格检查 1.考生站位正确，告知被检者体位、姿势正确 告知被检者取仰卧位，考生站在被检者右侧。 2.听诊部位正确 将听诊器体件置于被检者脐周部和脐部两侧上方进行听诊。 3.报告检查结果正确 有无主动脉、肾动脉及静脉血管杂音（正常人未闻及）。
二、职业素质 1.体检前能向被检者告知；与被检者沟通时态度和蔼，体检中动作轻柔，能体现爱护被检者的意识；体检结束后能告知，有体现关爱被检者的动作。 2.着装（工作服）整洁，仪表举止大方，语言文明，体检认真细致，表现出良好的职业素质。

第五节　脊柱、四肢、关节、肛门检查

（一）脊柱

1.脊柱弯曲度　观察是否脊柱前凸、后凸或侧凸。

应试流程

【操作步骤】

操作前准备	·**医师准备**：检查前要有爱伤意识，如“您好，我是您的主治医生，为了了解您的脊柱情况，现在给您做个脊柱检查，请您配合一下，您先把衣服解开”。 ·**被检者准备**：取坐位或站立位。

操作具体步骤	·告知被检查者取坐位或站立位,充分暴露躯干,考生站在被检查者后面。 ·脊柱弯曲度视诊检查:观察脊柱生理弯曲是否存在;有无脊柱侧弯、病理性前凸和后凸畸形。 ·脊柱活动度检查:颈椎(腰椎)活动度检查,双手固定被检查者双肩(骨盆),嘱被检查者做颈部前屈、后伸、左右侧屈、左右旋转运动,观察其活动度。 ·脊柱压痛检查:用拇指或示指指腹自上而下依次压颈椎、胸椎、腰骶椎棘突和椎旁肌肉,发现压痛点时须重复检查确认。 ·脊柱叩击痛检查 直接叩击法:考生以叩诊锤或中指指端依次轻叩击各个脊椎棘突。 间接叩击法:考生将左手掌置于被检者头部,右手半握拳以小鱼际部位叩击左手背,了解被检查者脊柱部位有无疼痛。
操作结束语	·**被检者处理**:"您好,感谢您的配合。检查已经结束,您好好休息。"衣物整理好,告诉患者检查结果。 ·**医师结束**:报告老师操作结束!——等待提问。

【具体图解】

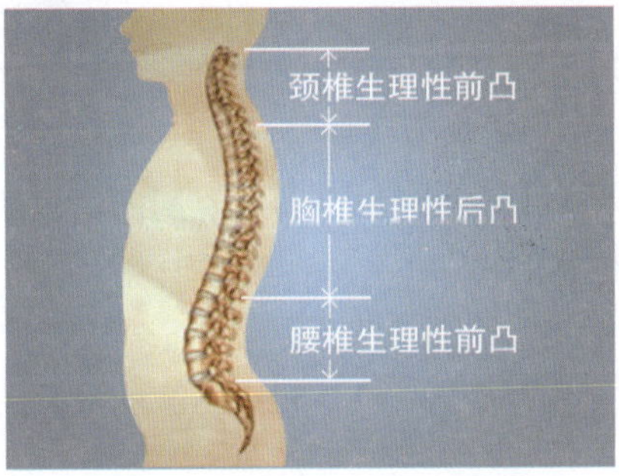

脊柱弯曲度

2.脊柱活动度 主要检查颈椎和腰椎,活动范围有前屈、后伸、左右侧屈、左右旋转等。检查者注意保护,以免受检者活动时跌倒损伤。

【具体图解】

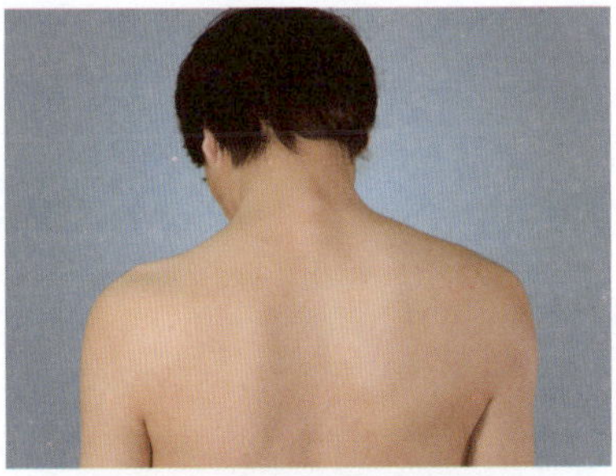

颈椎活动度检查(前屈)

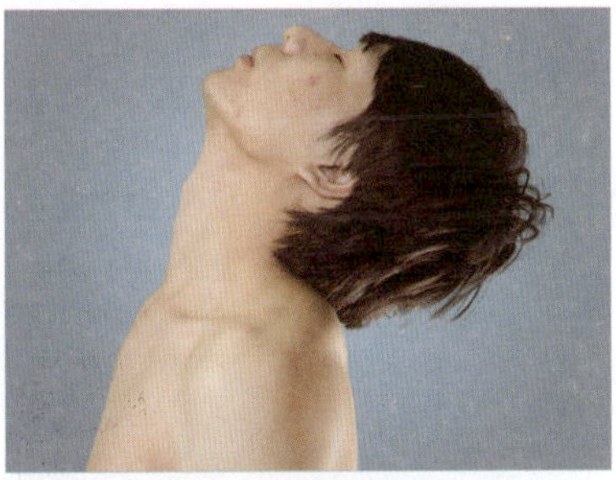

颈椎活动度检查(后伸)

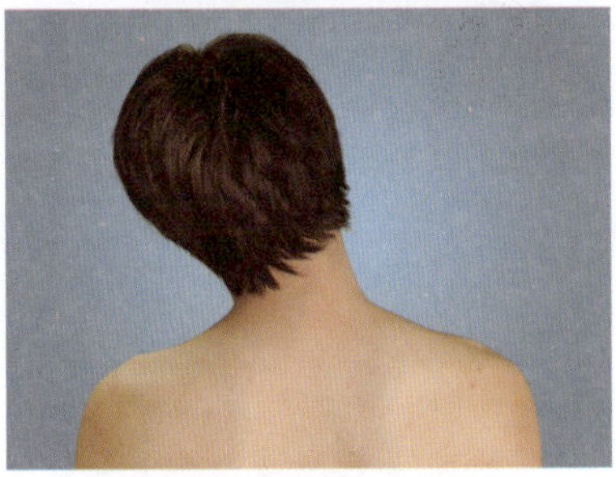

颈椎活动度检查(左侧屈)

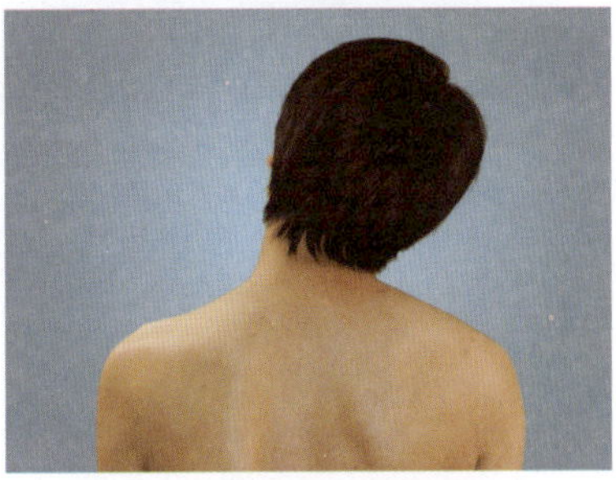

颈椎活动度检查(右侧屈)

第二站

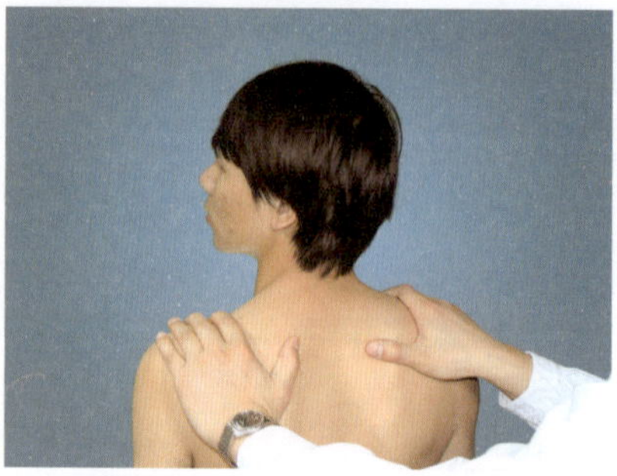

颈椎活动度检查(左右旋转)

【具体图解】

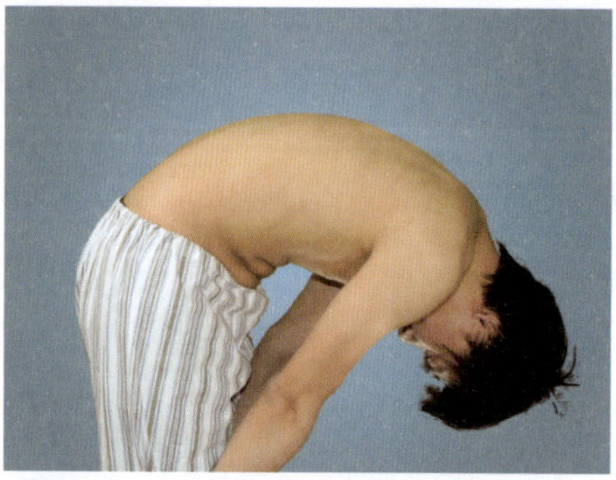

腰椎活动度检查(前屈)

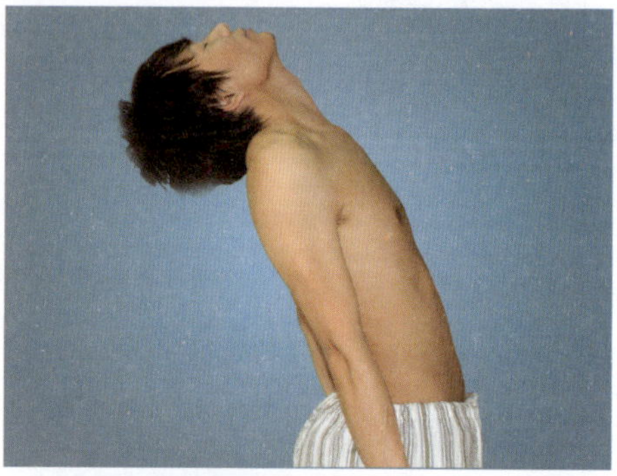

腰椎活动度检查(后伸)

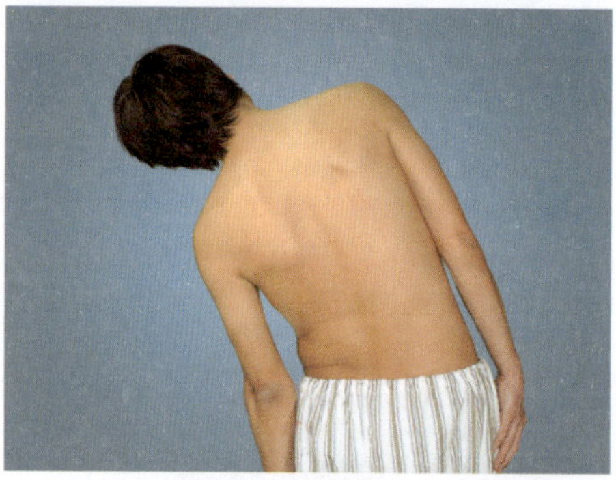

腰椎活动度检查(左侧屈)

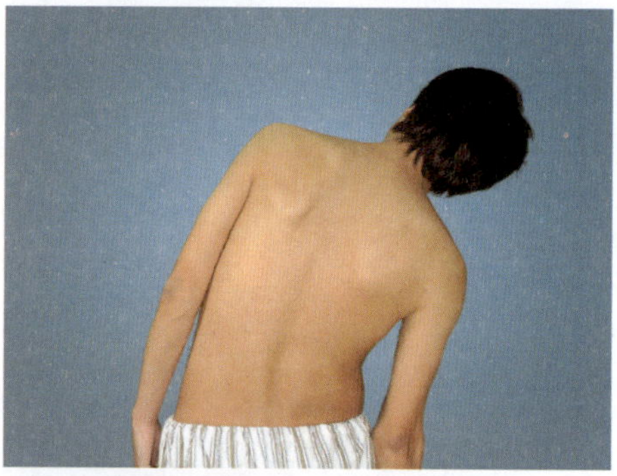

腰椎活动度检查(右侧屈)

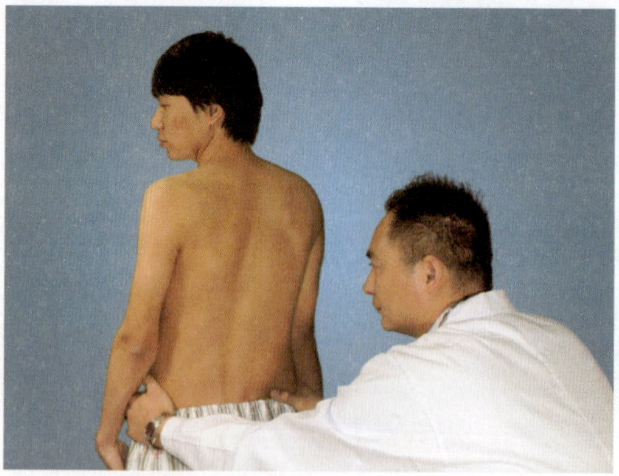

腰椎活动度检查(左右旋转)

3.脊柱压痛 受检者坐位稍前倾,检查者用拇指从上而下逐个按压脊椎棘突及椎旁肌肉,了解是否疼痛。正常无压痛。脊柱压痛提示脊椎结核和椎间盘、脊椎外伤或骨折。椎旁肌肉压痛提示腰肌纤维炎、劳损。

【具体图解】

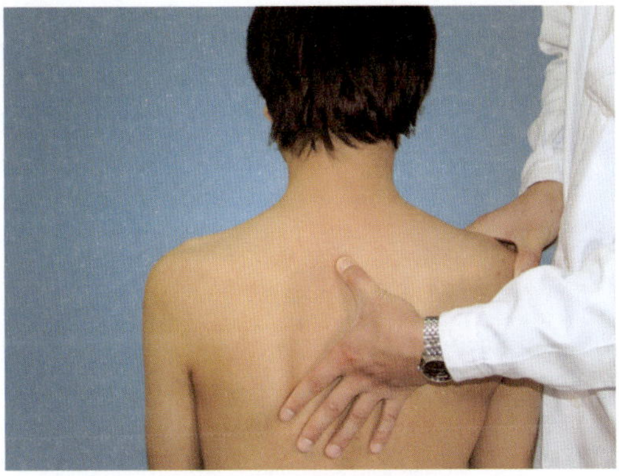

脊椎棘突

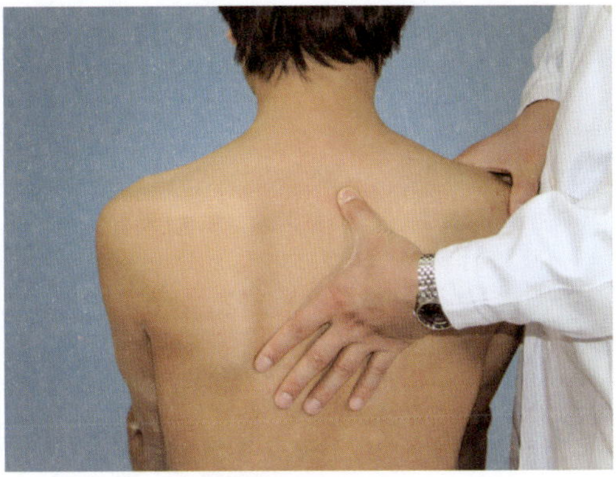

椎旁肌肉

4.脊柱叩击痛

(1)直接叩击法:用手指或叩诊锤直接叩击各椎体的棘突(多用于胸、腰椎)。

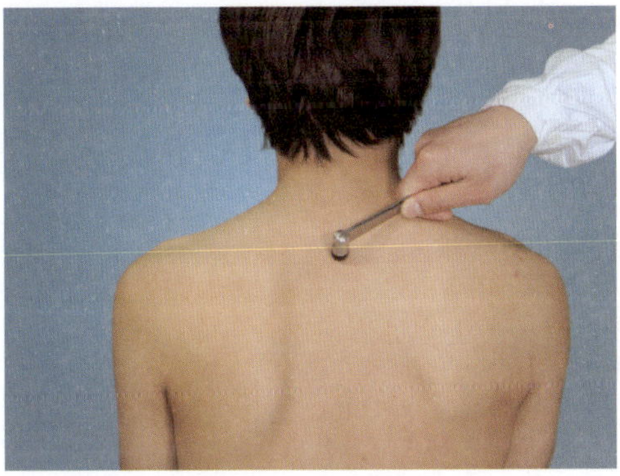

脊椎直接叩击痛

(2)间接叩击法:受检者端坐位,检查者将一手掌面置于受检者头顶部,另一手握空心拳以小鱼际部位叩击左手背,观察受检者有无疼痛。

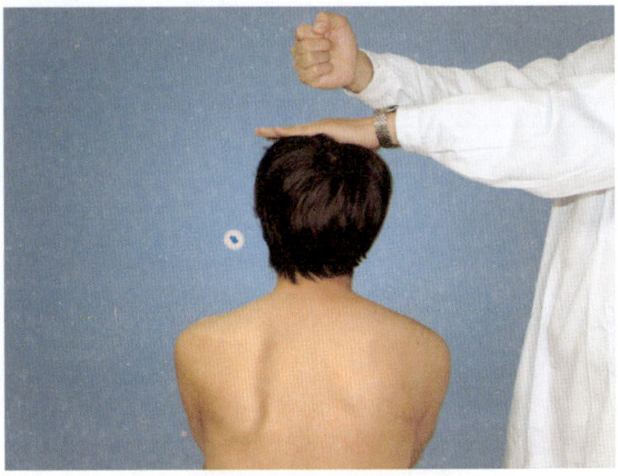

脊椎间接叩击痛

温馨提醒

1.体位要正确。

2.不要遗漏检查项目。

真题演练

题目：脊柱检查（须口述检查内容）

时间：15 分钟

一、体格检查

1.考生站位正确，告知被检者体位、姿势正确

告知被检者取坐位或站立位，充分暴露躯干，考生站在被检者后面。

2.检查手法正确，动作规范

（1）脊柱弯曲度视诊检查

观察脊柱生理弯曲是否存在；有无脊柱侧弯、病理性前凸和后凸畸形。

（2）脊柱活动度检查

1）颈椎活动度检查：考生双手固定被检者双肩，嘱被检者做颈部前屈、后伸、左右侧屈、左右旋转运动，观察被检者颈椎活动度。

2）腰椎活动度检查：考生双手固定被检者骨盆，嘱被检者做腰部前屈、后伸、左右侧屈、左右旋转运动，观察被检者腰椎活动度。

（3）脊柱压痛和叩击痛检查

1）脊柱压痛检查：用拇指或示指指腹自上而下依次压颈椎、胸椎、腰骶椎棘突和椎旁肌肉，发现压痛点时须重复检查确认。

2）脊柱叩击痛检查（直接叩击法或间接叩击法任选一种）

直接叩击法：考生以叩诊锤或中指指端依次轻叩击各个脊椎棘突。

间接叩击法：考生将左手掌置于被检者头部，右手半握拳以小鱼际部位叩击左手背，了解被检者脊柱部位有无疼痛。

二、考官提问

1.正常成人脊柱有哪几个生理弯曲？其凸起方向如何？

答：正常成人脊柱有颈曲（颈段轻度前凸）、胸曲（胸段轻度后凸）、腰曲（腰段明显前凸）和骶曲（骶椎明显后凸）。

2.正常颈椎前屈、后伸分别能达到多大角度？

答：正常颈椎前屈、后伸的最大角度均为 35°～40°。

三、职业素质

1.体检前能向被检者告知；与被检者沟通时态度和蔼，体检中动作轻柔，能体现爱护被检者的意识；体检结束后能告知，有体现关爱被检者的动作。

2.着装（工作服）整洁，仪表举止大方，语言文明，体检认真细致，表现出良好的职业素质。

（二）四肢、关节

1.视诊 观察是否有杵状指、静脉曲张、结节、关节肿胀、畸形等。

【具体图解】

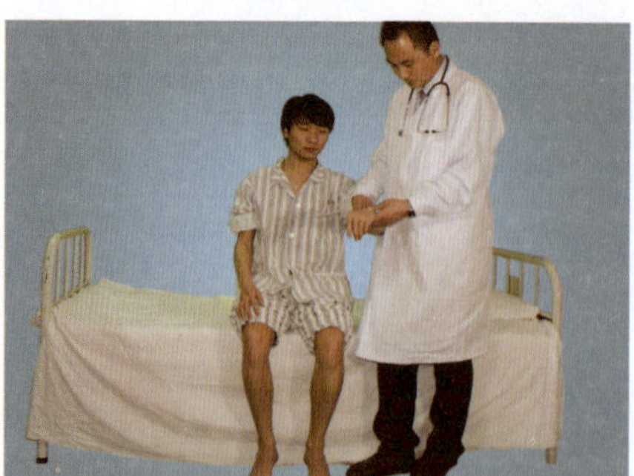

四肢、关节视诊

四肢、关节检查

2.运动功能

(1)肌力:嘱受检者用力主动活动肢体,检查者用手与其对抗,观察肌力情况。

(2)肌张力:受检者肢体放松,检查者触摸肌肉紧张度并活动受检肢体,了解被动运动时阻力情况。

(三)肛门检查

1.视诊 检查者用手分开受检者臀部,观察肛门及其周围皮肤颜色及皱褶。

2.触诊 受检者可采取肘膝位、左侧卧位或仰卧位等。触诊时检查者右手示指戴指套或手套,并涂以润滑剂,如肥皂液、凡士林、液状石蜡后,将示指置于肛门外口轻轻按摩,等受检者肛门括约肌适应放松后,再徐徐插入肛门、直肠内。先检查肛门及括约肌的紧张度,再检查肛管及直肠的内壁。注意有无压痛及黏膜是否光滑,有无肿块及搏动感,男性还可触诊前列腺。

应试流程

【操作步骤】

操作前准备	· **医师准备**:检查前要有爱伤意识,如"您好,我是您的主治医生,为了了解您的直肠情况,现在给您做个肛门指检检查,请您配合一下。把门窗关好,不相关的人请出房间,屏风遮挡保护患者隐私。 · **被检查者准备**:左侧卧位、肘膝位或截石位。 · **准备物品**:橡胶手套、石蜡油。
操作具体步骤	· 被检者取左侧卧位、肘(胸)膝位或截石位;取左侧卧位或肘(胸)膝位时,考生在被检者右侧或后面;取截石位时,站在被检者前面。 · 考生戴手套或指套,涂以润滑剂,以右手示指轻轻按摩肛门边缘,并嘱被检者深呼吸,使肛门括约肌松弛,然后轻柔地插入肛门、直肠内进行触诊。 · 报告:肛周和直肠周壁有无触痛、肿块和狭窄,手套或指套上有无分泌物及血迹等。
操作结束语	· **被检者处理**:"感谢您的配合。检查已经结束,您好好休息。"衣物整理好,被子盖好。告诉患者检查结果。 · **物品处理**:用过的橡胶手套按规定扔掉,石蜡油放回原处。 · **医师结束**:报告老师操作结束!——等待提问。

【具体图解】

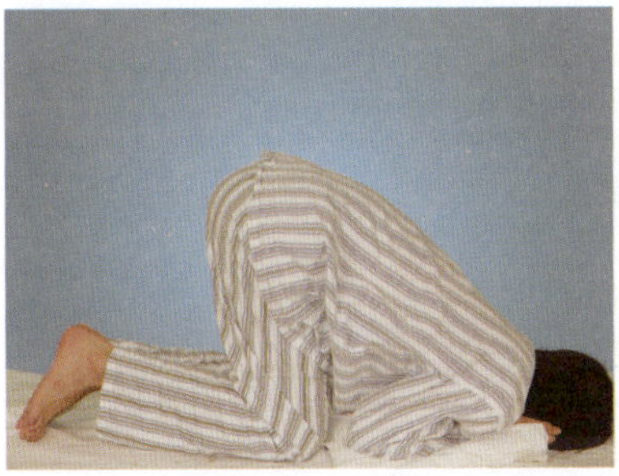

肛门指诊体位

肛门指诊检查

第六节 神经系统检查

(一)生理反射

1.浅反射 临床上常用的有腹壁反射、提睾反射、跖反射、肛门反射、咽反射、角膜反射。

腹壁反射:受检者仰卧位,稍屈下肢,腹壁放松,用钝性器械分别沿左右肋缘下、脐水平和腹股沟上,由外向内轻划腹壁皮肤,正常可见相应局部腹肌收缩。

应试流程

【操作步骤】

操作前准备	·**医师准备**：检查前要有爱伤意识，如“您好，我是您的主治医生，为了了解您的病情，现在给您做个腹壁反射检查，请您配合一下，您先把衣服解开”。把门窗关好，不相关的人请出房间，屏风遮挡保护患者隐私。 ·**被检者准备**：取仰卧位。
操作具体步骤	·被检者取仰卧位，双上肢自然伸直置于躯干两旁，双下肢屈曲，考生站在被检者右侧，嘱被检者放松腹部。 ·考生用钝针或棉签等钝性器具，分别由外向内，沿左右腹壁肋缘下方皮肤、脐水平皮肤、腹股沟上方皮肤轻划。
操作结束语	·**被检者处理**：“您好，感谢您的配合。检查已经结束，您好好休息。”衣物整理好，被子盖好。告诉患者检查结果。 ·**医师结束**：报告老师操作结束！——等待提问。

【具体图解】

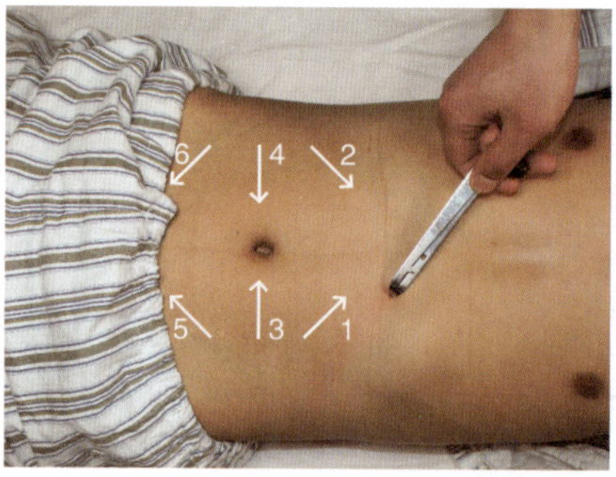

腹壁反射检查

腹壁反射检查

温馨提醒

1.没有告知患者双下肢屈曲，使其腹壁松弛。

2.检查方法错误，由内而外划（正确应是由外而内划）。

3.只检查一侧。

真题演练

题目：腹壁反射检查
时间：15 分钟
一、体格检查 1.考生站位正确，告知被检者体位、姿势正确 被检者取仰卧位，双上肢自然伸直置于躯干两旁，双下肢屈曲。考生站在被检者右侧，嘱被检者放松腹部。 2.检查手法正确，动作规范 考生用钝针或棉签等钝性器具，分别由外向内，沿左右腹壁肋缘下方皮肤（上腹壁反射）、脐水平皮肤（中腹壁反射）、腹股沟上方皮肤（下腹壁反射）轻划。

续表

二、考官提问 1.一侧中腹壁反射消失的临床意义是什么？ 答：显示脐水平（胸髓9～10水平）同侧锥体束损害。 2.上、中、下腹壁反射的反射中枢位于什么地方？ 答：上、中、下腹壁反射的反射中枢分别位于$T_{7\sim8}$、$T_{9\sim10}$、$T_{11\sim12}$。
三、职业素质 1.体检前能向被检者告知；与被检者沟通时态度和蔼，体检中动作轻柔，能体现爱护被检者的意识；体检结束后能告知，有体现关爱被检者的动作。 2.着装（工作服）整洁，仪表举止大方，语言文明，体检认真细致，表现出良好的职业素质。

2.深反射 临床常做的深反射有肱二头肌反射、肱三头肌反射、桡骨膜反射、膝反射、跟腱反射等。

（1）肱二头肌反射：受检者前臂稍屈曲，检查者左前臂托住受检者稍屈曲的前臂，拇指末节置于受检肱二头肌腱上，右手持叩诊锤**叩击拇指**，正常可见前臂快速收缩。

肱二头肌反射检查

应试流程

【操作步骤】

操作前准备	·**医师准备**：检查前要有爱伤意识，如"您好，我是您的主治医生，为了了解您的病情情况，现在给您做个检查，请您配合一下"。 ·**被检者准备**：取卧位或坐位。
操作具体步骤	·坐位检查：告知被检查者取坐位，双上肢自然悬垂于躯干两侧，考生左手托起被检者肘部使其屈肘，前臂稍内旋置于考生前臂上，考生左手拇指置于肱二头肌肌腱上，右手持叩诊锤叩击考生拇指。 ·卧位检查：考生左手托起被检者肘部并使被检者屈肘，前臂稍内旋置于被检者腹部，考生左手拇指置于肱二头肌肌腱上，右手持叩诊锤叩击考生拇指，检查双侧反射。
操作结束语	·**被检者处理**："您好，感谢您的配合。检查已经结束，您好好休息。"告诉患者检查结果。 ·**医师结束**：报告老师操作结束！——等待提问。

【具体图解】

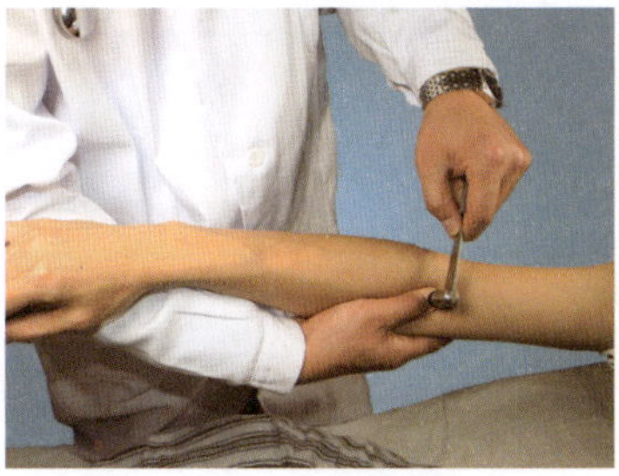

肱二头肌反射

温馨提醒

1.叩击部位应当正确。

2.不可只检查一侧，应该双侧都检查。

真题演练

题目：肱二头肌反射（坐位、仰卧位两种方法任选一种，须报告正常表现和检查结果）

时间：15 分钟

一、体格检查

1.检查方法正确，动作规范

（1）坐位检查：告知被检者取坐位，双上肢自然悬垂于躯干两侧，考生左手托起被检者使其屈肘，前臂稍内旋置于考生前臂上，考生左手拇指置于肱二头肌肌腱上，右手持叩诊锤叩击考生拇指。

（2）卧位检查：考生左手托起被检者肘部并使被检者屈肘，前臂稍内旋置于被检者腹部，考生左手拇指置于肱二头肌肌腱上，右手持叩诊锤叩击考生拇指。

2.报告正常表现和检查结果正确

（1）肱二头肌反射正常表现为叩击肱二头肌肌腱时引发肱二头肌收缩，前臂屈曲动作。

（2）报告检查结果：双侧肱二头肌反射对称引出。

二、职业素质

1.体检前能向被检者告知；与被检者沟通时态度和蔼，体检中动作轻柔，能体现爱护被检者的意识；体检结束后能告知，有体现关爱被检者的动作。

2.着装（工作服）整洁，仪表举止大方，语言文明，体检认真细致，表现出良好的职业素质。

（2）肱三头肌反射：受检者肘部半屈，检查者以左手托扶其肘部，右手持叩诊锤，**直接叩击鹰嘴上方的肱三头肌肌腱**，正常反射活动为肱三头肌收缩，前臂稍伸展。

（3）桡骨骨膜反射：被检查者前臂置于半屈半旋前位，检查者以左手托住其腕部，并使腕关节自然下垂，随即以叩诊锤叩桡骨茎突，可引起肱桡肌收缩，发生屈肘和前臂前动作。

（4）膝反射：受检者仰卧位，放松下肢，检查者左手在腘窝处托起膝关节使其屈曲约 120°，右手持叩诊锤**叩击受检侧髌骨下方股四头肌肌腱**，正常可见小腿伸展动作。

膝反射检查

应试流程

【操作步骤】

操作前准备	·**医师准备**：检查前要有爱伤意识，如“您好，我是您的主治医生，为了了解您的病情情况，现在给您做个膝反射检查，请您配合一下”。 ·**被检者准备**：取卧位或坐位。
操作具体步骤	·卧位检查：被检查者取仰卧位，考生站在被检查者右侧。考生左手置于被检查者腘窝处，托起被检查者膝关节，使之屈曲约120°，右手持叩诊锤叩击髌骨下缘和胫骨粗隆之间的股四头肌肌腱。 ·坐位姿势1检查：被检查者取坐位，自然屈曲膝关节成90° 左右，考生站在被检查者右侧。右手持叩诊锤叩击髌骨下缘和胫骨粗隆之间的股四头肌肌腱。 ·坐位姿势2检查：被检查者取坐位，自然屈曲膝关节成90° 左右，然后将一侧下肢架于另一侧下肢之上，放松（架二郎腿姿势），考生站在被检查者右侧，右手持叩诊锤叩击髌骨下缘和胫骨粗隆之间的股四头肌肌腱。考生需检查双侧反射。

操作结束语	· **被检者处理**："您好，感谢您的配合。检查已经结束，您好好休息。"告诉患者检查结果。 · **医师结束**：报告老师操作结束！——等待提问。

【具体图解】

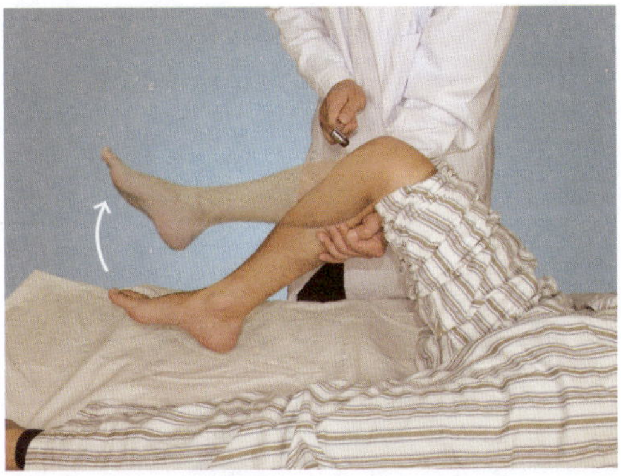

膝反射(卧位)

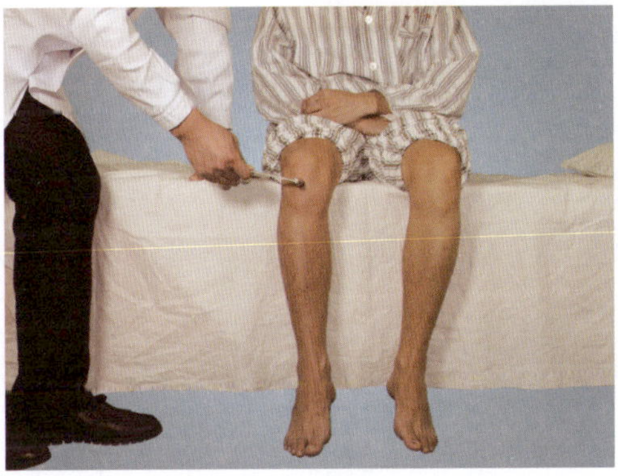

膝反射(坐位姿势1)

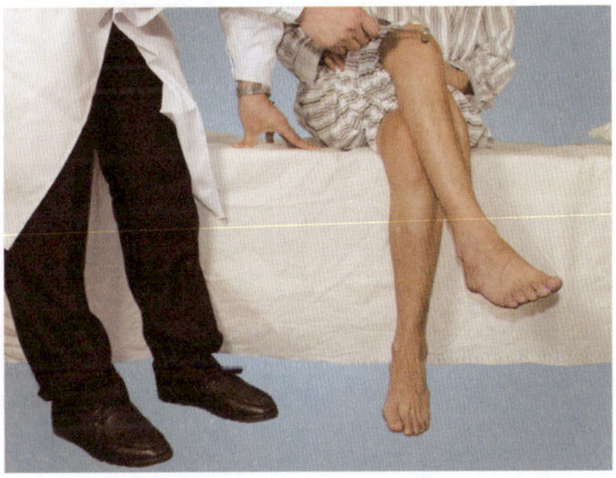

膝反射(坐位姿势2)

温馨提醒

1.只会一种检查方法。

2.叩击位置不正确。

3.意义说不出来。

真题演练

题目：膝反射(卧位、坐位姿势1、坐位姿势2，这三种检查任选一种，须口述正常表现)
时间：15分钟
一、体格检查 1.检查方法 (1)卧位检查 1)考生站位正确，告知被检者体位、姿势正确 被检者取仰卧位，考生站在被检者右侧。

续表

<table>
<tr><td>
2)检查手法正确,动作规范
考生左手置于被检者腘窝处,托起被检者膝关节,使之屈曲120°~130°,右手持叩诊锤叩击髌骨下缘和胫骨粗隆之间的股四头肌肌腱。
(2)坐位姿势1检查
1)考生站位正确,告知被检者体位、姿势正确
被检者取坐位,自然屈曲膝关节成90°左右,考生站在被检者右侧。
2)检查手法正确,动作规范
右手持叩诊锤叩击髌骨下缘和胫骨粗隆之间的股四头肌肌腱。
(3)坐位姿势2检查
1)考生站位正确,告知被检者体位、姿势正确
被检者取坐位,自然屈曲膝关节成90°左右,然后将一侧下肢架于另一侧下肢之上,放松(架二郎腿姿势),考生站在被检者右侧。
2)检查手法正确,动作规范
考生左手示指位于被检者髌骨上方,右手持叩诊锤叩击髌骨下缘和胫骨粗隆之间的股四头肌肌腱。
2.口述正常表现
膝反射正常表现为叩击股四头肌肌腱时,引发股四头肌收缩、小腿伸展动作。
</td></tr>
<tr><td>
二、考官提问
膝反射的大致反射过程是什么?引发什么肌肉收缩?
答:膝反射由$L_{2\sim4}$支配,经股神经传导,引发股四头肌收缩、小腿伸展动作。
</td></tr>
<tr><td>
三、职业素质
1.体检前能向被检者告知;与被检者沟通时态度和蔼,体检中动作轻柔,能体现爱护被检者的意识;体检结束后能告知,有体现关爱被检者的动作。
2.着装(工作服)整洁,仪表举止大方,语言文明,体检认真细致,表现出良好的职业素质。
</td></tr>
</table>

(5)跟腱反射(踝反射):受检者仰卧位,下肢稍屈曲,髋关节稍外展外旋,检查者左手压其足趾令踝关节背屈**成直角**,右手持叩诊锤叩击跟腱,**正常为腓肠肌收缩,足跖屈**。

应试流程

【操作步骤】

步骤	内容
操作前准备	·**医师准备**:检查前要有爱伤意识,如"您好,我是您的主治医生,为了了解您的病情情况,现在给您做个跟腱反射检查,请您配合一下"。 ·**被检者准备**:取卧位姿势或跪位姿势。
操作具体步骤	·跪位姿势检查:被检者双膝跪位并背对考生,臀部上抬,双侧踝关节自然悬垂。考生右手持叩诊锤叩击跟腱。 ·卧位姿势检查:被检者取仰卧位,外展下肢并屈曲髋、膝关节。考生左手推压被检者足部,使其踝关节背屈成直角,右手持叩诊锤叩击跟腱,检查双侧反射。
操作结束语	·**被检者处理**:"您好,感谢您的配合。检查已经结束,您好好休息。"告诉患者检查结果。 ·**医师结束**:报告老师操作结束!——等待提问。

【具体图解】

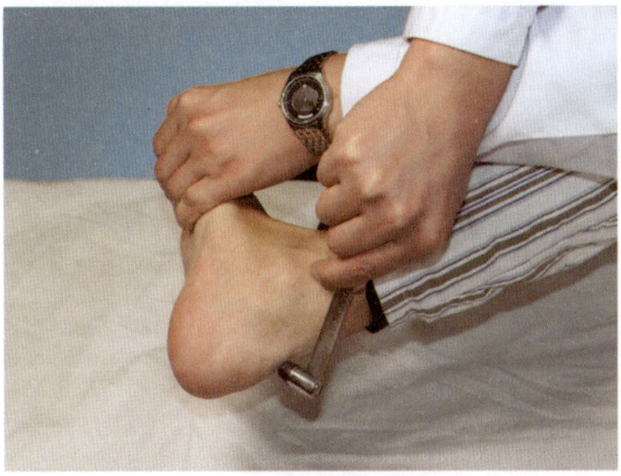

跟腱反射

跟腱反射检查

温馨提醒

跟腱反射考生易错点：

1.只检查一侧(应该两侧对比检查)。

2.叩诊锤的叩诊位置不对，引不出来相应反射。

真题演练

题目：跟腱反射(卧位姿势、跪位姿势两种检查方法任选一种，须报告正常表现和检查结果)
时间：15 分钟

一、体格检查

1.跪位姿势检查

(1)告知被检者体位、姿势正确

跪位姿势检查：被检者双膝跪位并背对考生，臀部上抬，双侧踝关节自然悬垂。

(2)检查手法正确，动作规范

考生右手持叩诊锤叩击跟腱。

2.卧位姿势检查

(1)考生站位正确，告知被检者体位、姿势正确

被检者取仰卧位，外展下肢并屈曲髋、膝关节。

(2)检查手法正确，动作规范

考生左手推压被检者足部，使其踝关节背屈成直角，右手持叩诊锤叩击跟腱。

3.报告正常表现和检查结果正确

(1)跟腱反射正常表现为叩击跟腱时，引发腓肠肌收缩，足向跖面屈曲。

(2)报告检查结果：双侧跟腱反射对称引出。

二、考官提问

1.检查神经反射时有哪些注意事项？

答：要使被检者肢体放松，考生叩击力量要均等，两侧要对比检查。

2.角膜反射、提睾反射属于何种反射？

答：属于浅反射。

续表

三、职业素质

1.体检前能向被检者告知；与被检者沟通时态度和蔼，体检中动作轻柔，能体现爱护被检者的意识；体检结束后能告知，有体现关爱被检者的动作。

2.着装（工作服）整洁，仪表举止大方，语言文明，体检认真细致，表现出良好的职业素质。

（二）病理反射

1.巴宾斯基（Babinski）征 检查者用钝物（如竹签）沿受检者**足底外侧缘**，自后向前划至近小趾根部，再转向划至踇趾下方。阴性为五个足趾屈曲，阳性则表现为踇趾背屈，其他四个足趾扇形展开，提示上运动神经元损害。

病理反射检查

应试流程

【操作步骤】

操作前准备	·**医师准备**：检查前要有爱伤意识，如“您好，我是您的主治医生，为了了解您的病情情况，现在给您做个病理反射检查，请您配合一下”。 ·**被检者准备**：取仰卧位。
操作具体步骤	·被检者取仰卧位，双上肢自然伸直置于躯干两旁，双下肢自然伸直。考生站在被检者右侧，嘱被检者放松。 ·Babinski征：用钝针或棉签等钝性器具沿被检者足底外侧缘，由后向前至小趾根部并转向内侧趾，阳性反应为踇趾背伸，余趾呈扇形展开。 ·Oppenheim征：用示指与中指沿患者胫骨前缘用力由上向下滑压，阳性反应为踇趾背伸，余趾呈扇形展开。 ·Gordon征：检查者用手以一定力量捏压腓肠肌，阳性反应为踇趾背伸，余趾呈扇形展开。 ·Hoffmann征：检查者左手持患者腕部，然后以右手中指与示指夹住患者中指并稍向上提，使腕部处于轻度过伸位。以拇指迅速弹刮患者的中指指甲，引起其余四指掌屈反应则为阳性。
操作结束语	·**被检者处理**：“您好，感谢您的配合。检查已经结束，您好好休息。”告诉患者检查结果。 ·**医师结束**：报告老师操作结束！——等待提问。

【具体图解】

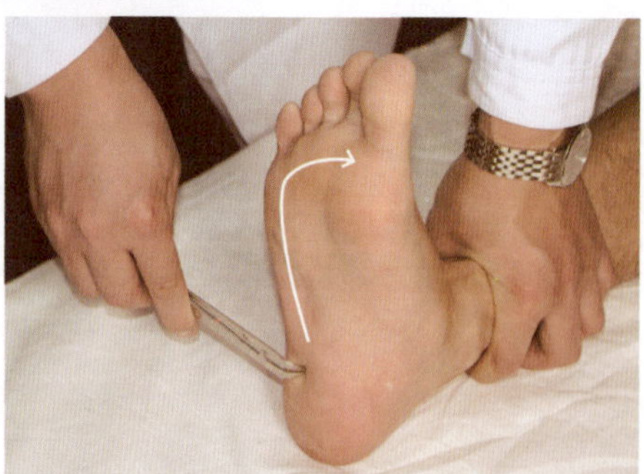

巴宾斯基征（阴性）

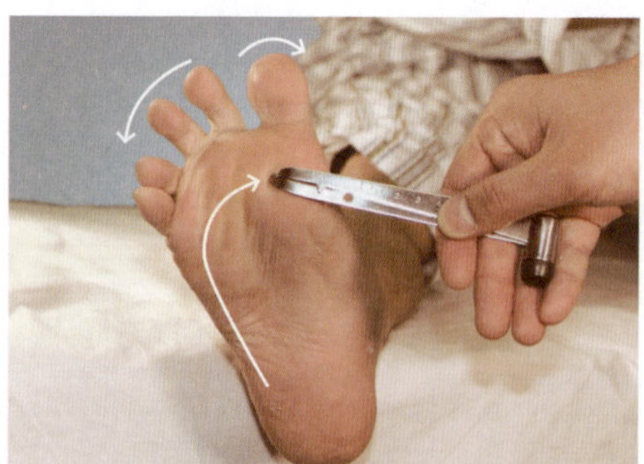

巴宾斯基征（阳性）

2.奥本海姆（Oppenheim）征 受检者仰卧，下肢伸直，检查者用示指及中指**由上向下**用力滑压受检者胫骨前缘至踝上方，阳性反应同巴宾斯基征。

【具体图解】

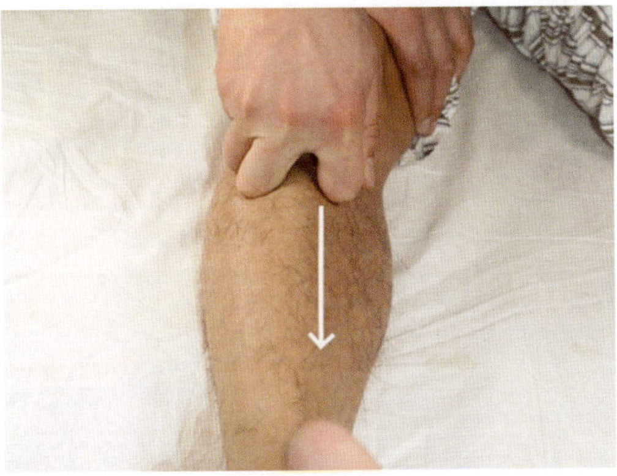

奥本海姆征

3.戈登(Gordon)征 受检者仰卧,下肢伸直,检查者用手以一定的力量挤压受检者的腓肠肌,阳性反应同巴宾斯基征。

【具体图解】

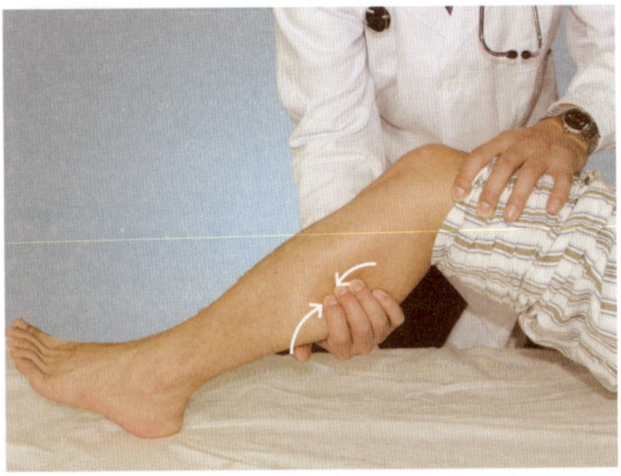

戈登征

4.霍夫曼(Hoffmann)征 通常认为是病理反射,但也有认为是深反射亢进的表现。检查者左手持患者腕部,然后以右手中指与示指**夹住受检者中指远端指间关节并稍向上提**,使腕部处于轻度背伸位,以**拇指迅速弹刮患者的中指指甲**,引起其余四指轻度掌屈反应则为阳性。

【具体图解】

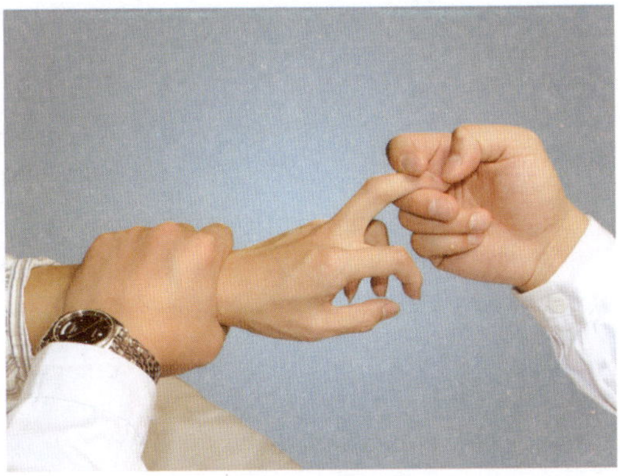

霍夫曼征

温馨提醒

1.需要两侧对比检查。

2.选择操作物品错误。

真题演练

题目:病理反射(Babinski 征)检查(须口述阳性表现)

时间:15 分钟

一、体格检查

1.考生站位正确,告知被检者体位、姿势正确

被检者取仰卧位,双上肢自然伸直置于躯干两旁,双下肢自然伸直。考生站在被检者右侧,嘱被检者放松。

2.检查手法正确,动作规范

考生左手扶持被检者踝关节,右手用钝针或棉签等钝性器具沿足底外侧缘由后向前划至小趾根部并转向内侧趾。

3.口述阳性表现

阳性表现为踇趾背伸,余趾呈扇形展开。

二、职业素质

1.体检前能向被检者告知;与被检者沟通时态度和蔼,体检中动作轻柔,能体现爱护被检者的意识;体检结束后能告知,有体现关爱被检者的动作。

2.着装(工作服)整洁,仪表举止大方,语言文明,体检认真细致,表现出良好的职业素质。

(三)脑膜刺激征

让受检者**去枕仰卧位**,全身放松。

1.颈强直 检查者左手置于受检者枕部,转动颈部,观察是否有疼痛,以排除颈椎和周围软组织病变。然后**右手轻按受检者胸部**,**左手托起枕部屈颈**,感觉是否有抵抗及程度。正常无颈抵抗。

脑膜刺激征检查

应试流程

【操作步骤】

操作前准备	·**医师准备**:检查前要有爱伤意识,如"您好,我是您的主治医生,为了了解您的病情情况,现在给您做个检查,请您配合一下"。 ·**被检者准备**:取仰卧位。
操作具体步骤	·告知被检者取去枕仰卧位,双上肢自然伸直置于躯干两旁,双下肢自然伸直,考生站在被检者右侧,嘱被检者放松。 ·颈强直:考生左手置于被检者枕部,托扶并左右转动被检者头部,通过观察或感觉被动运动时的阻力和询问有无疼痛,以了解被检者是否有颈部肌肉或椎体病变。考生右手轻按被检者胸前,左手托扶被检者枕部并做屈颈动作,体会被检者颈部有无抵抗感及其程度。 ·Kernig征:考生左手固定被检者右侧或左侧膝关节,右手托持于被检者右侧或左侧足跟部,屈曲髋、膝关节使之均呈90°屈曲。右手抬高被检者小腿并使之伸膝,检查两侧。 ·Brudzinski征:考生右手轻按被检者胸前,左手托扶被检者枕部并做屈颈动作,观察被检者髋、膝关节有无屈曲动作。 ·报告阳性结果。

操作结束语	· **被检者处理**：“您好，感谢您的配合。检查已经结束，您好好休息。”告诉患者检查结果。 · **医师结束**：报告老师操作结束！——等待提问。

【具体图解】

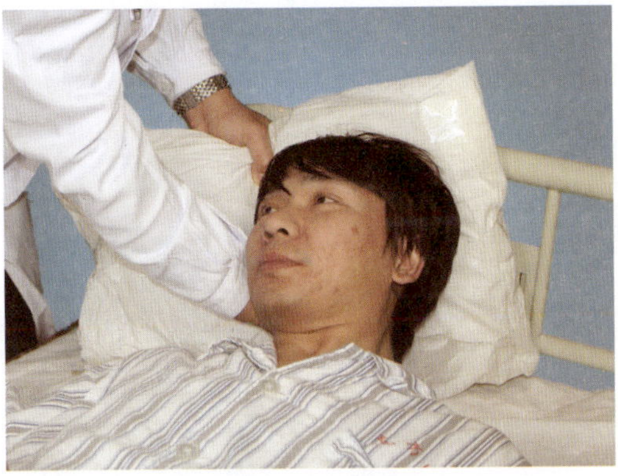

颈强直(去枕)

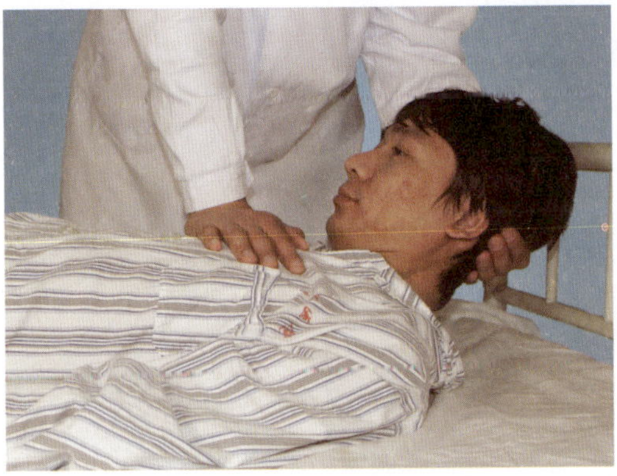

颈强直(阴性)

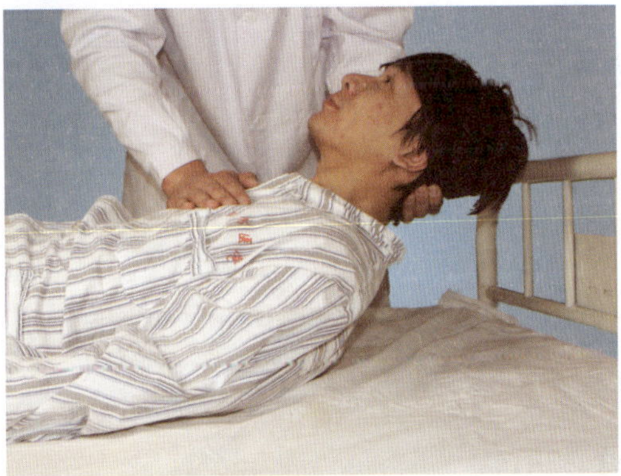

颈强直(阳性)

2.克尼格(Kernig)征 检查者左手置于受检者的下肢膝关节前方，右手置于受检者的下肢跟腱处，令受检下肢屈髋 90°，屈膝 90°。然后右手将受检小腿抬高伸膝，同时保持屈髋。同样方法检查另一侧。正常伸膝可达135°以上。如伸膝受阻并疼痛为阳性。

【具体图解】

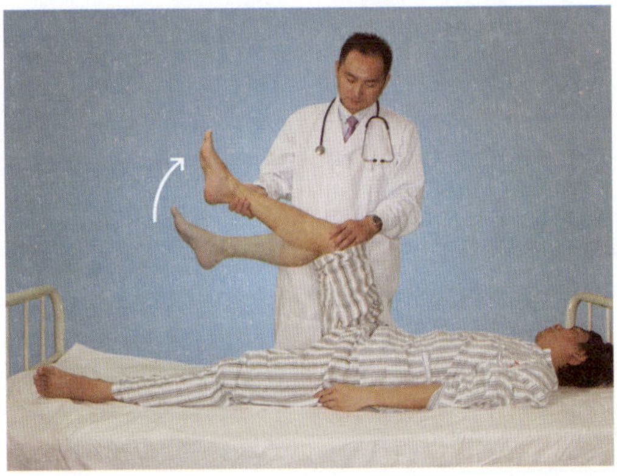

克尼格征

3.布鲁津斯基(Brudzinski)征 受检者仰卧，下肢伸直，放松。检查者右手轻按受检者胸部，左手托起枕部屈颈，正常下肢无屈曲，如有屈髋、屈膝动作为阳性。

【具体图解】

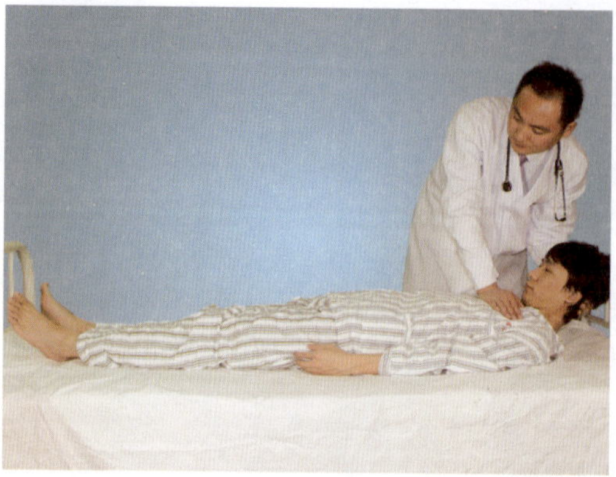

布鲁津斯基征(阴性)

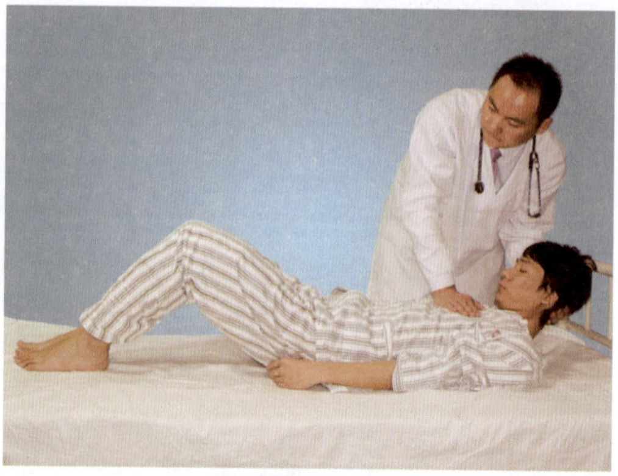

布鲁津斯基征(阳性)

温馨提醒

1.只检查一侧扣分。

2.操作时,不能回答阳性表现。

3.切忌只做不说。

真题演练

题目:脑膜刺激征检查(须报告阳性表现和检查结果)

时间:15 分钟

一、体格检查

1.考生站位正确,告知被检者体位、姿势正确

告知被检者取去枕仰卧位,双上肢自然伸直置于躯干两旁,双下肢自然伸直,考生站在被检者右侧,嘱被检者放松。

2.检查手法正确,动作规范

(1)颈强直

考生左手置于被检者枕部,托扶并左右转动被检者头部,通过观察或感觉被动运动时的阻力和询问有无疼痛,以了解被检者是否有颈部肌肉或椎体病变。

考生右手轻按被检者胸前,左手托扶被检者枕部并做屈颈动作,体会被检者颈部有无抵抗感及其程度。

(2)Kernig 征

考生左手固定被检者右侧或左侧膝关节,右手托持于被检者右侧或左侧足跟部,屈曲髋、膝关节使之均呈 90°屈曲。右手抬高被检者小腿并使之伸膝。

(3)Brudzinski 征

考生右手轻按被检者胸前,左手托扶被检者枕部并做屈颈动作,观察被检者髋、膝关节有无屈曲动作。

3.报告阳性表现和检查结果

(1)颈强直阳性:表现为被动屈颈时抵抗力增强。

(2)Kernig 征阳性:表现为伸膝受阻伴有疼痛或下肢屈肌牵拉痉挛。

续表

(3) Brudzinski 征阳性:表现为双侧膝关节和髋关节屈曲。 (4)报告检查结果:正常人脑膜刺激征为阴性。
二、考官提问 1.需要除外哪些情况才能认定颈强直为脑膜刺激征? 答:需要除外颈椎、颈部肌肉局部病变。 2.请讲述 Kernig 征的阳性表现。 答:正常者膝关节可伸至135°或以上,如伸膝受阻伴疼痛或下肢屈肌牵拉痉挛者为阳性。
三、职业素质 1.体检前能向被检者告知;与被检者沟通时态度和蔼,体检中动作轻柔,能体现爱护被检者的意识;体检结束后能告知,有体现关爱被检者的动作。 2.着装(工作服)整洁,仪表举止大方,语言文明,体检认真细致,表现出良好的职业素质。

第三站

西医基本操作

考纲要求

初级心肺复苏	肌内注射、静脉注射、皮内注射(皮试)
吸氧术	导尿术
切开、缝合、打结、拆线	四肢骨折现场急救外固定
开放性伤口的止血包扎	脊柱损伤患者的搬运
换药	刷牙指导(改良 Bass 刷牙法)

第一节　初级心肺复苏

心肺复苏

(一)目的

心肺复苏术是指针对心脏、呼吸骤停所采取的急救措施,包括基本生命支持和高级生命支持,其目的是尽快恢复患者自主循环及呼吸,减少重要器官损害。

(二)适应证

所有心脏、呼吸骤停的患者。

应试流程

第一步——脱离环境

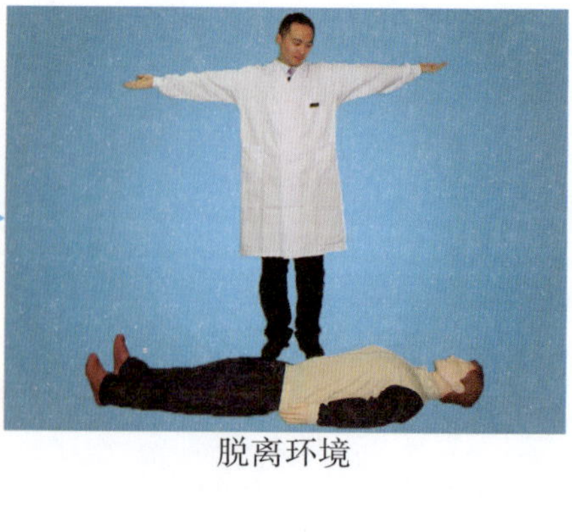

脱离环境

第二步——判断意识
轻拍重唤！

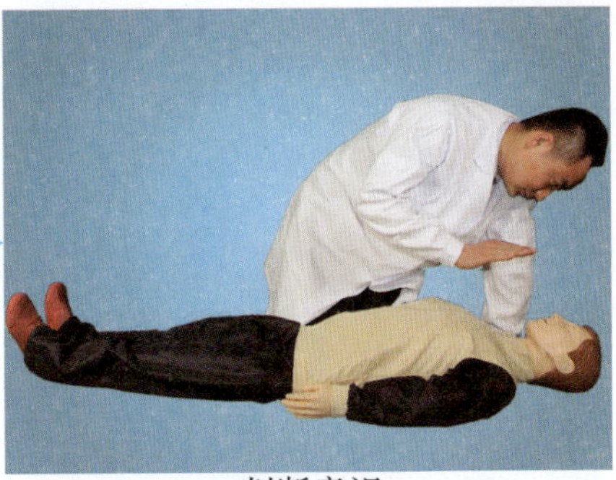
判断意识

第三步——呼救 120
让身边的人打 120！

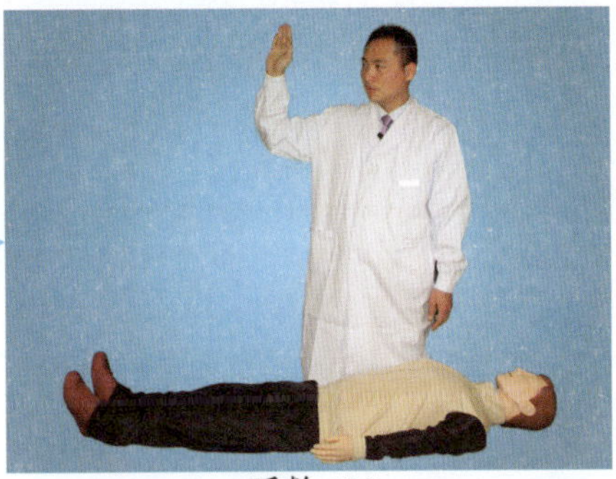
呼救 120

第四步——判断生命体征
1.考生在患者右侧，脸贴着患者口鼻、眼睛斜视其胸廓（一听二看三感觉）——判断呼吸。
2.右手示指、中指触摸其颈动脉搏动点——判断心跳（10 秒内）。
3.背下垫硬板，解开衣扣及腰带。

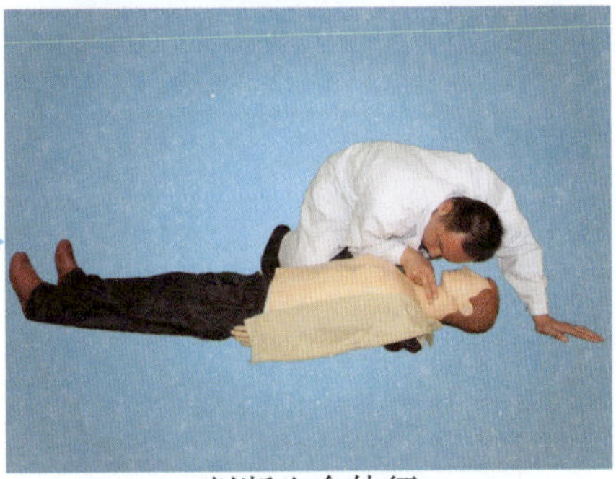
判断生命体征

第五步——心脏按压
1.考生站立或跪在患者身体右侧。两手掌根部重叠置于胸骨中下半部（胸骨中下段 1/3），两乳头之间（参考《2015 年心肺复苏指南》和人卫第 9 版教材内科学第 317 页）手指抬起不触及胸壁。
2.肘关节伸直，借助身体重力垂直向下按压，按压力度使胸骨下陷 5～6 cm（至少 5 cm 不超过 6 cm），立刻放松，按压和放松时间一致，放松时手掌根部不离开按压部位。按压频率为 100～120 次/分钟。
3.单人抢救时频率比为 30∶2。
4.双人抢救时两者的操作频率比仍为 30∶2。
5.对于儿童与婴儿 CPR 时，若有 2 名以上施救者在场，按压和通气比例应为 15∶2。

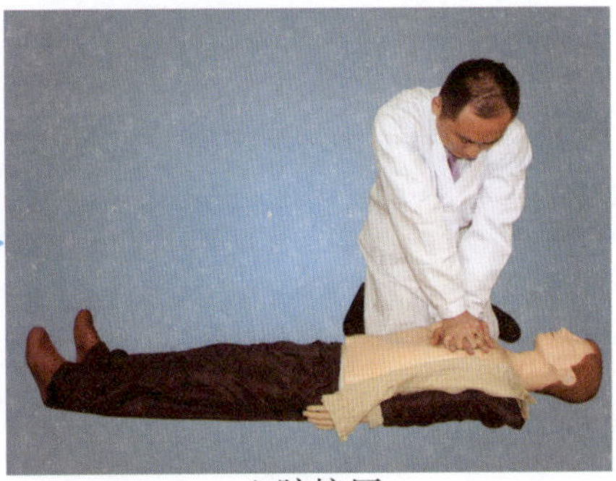
心脏按压

第六步——开放气道

初用纱布或手帕清除患者口鼻分泌物及异物。一手抬起患者颈部，使其头部后仰，另一手压迫患者前额保持其头部后仰位置，使患者下颌和耳垂连线与床面垂直。

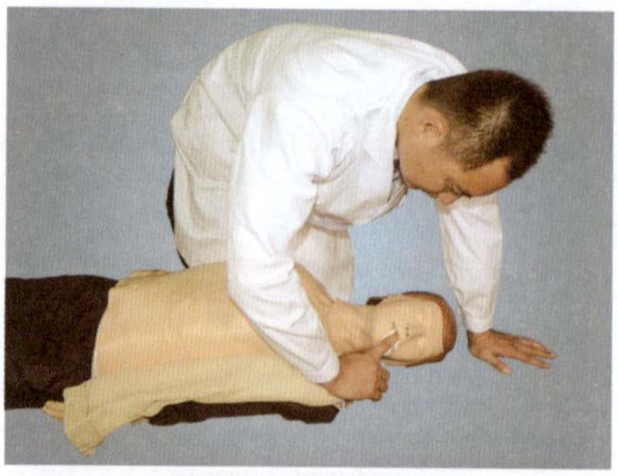

清除口鼻分泌物

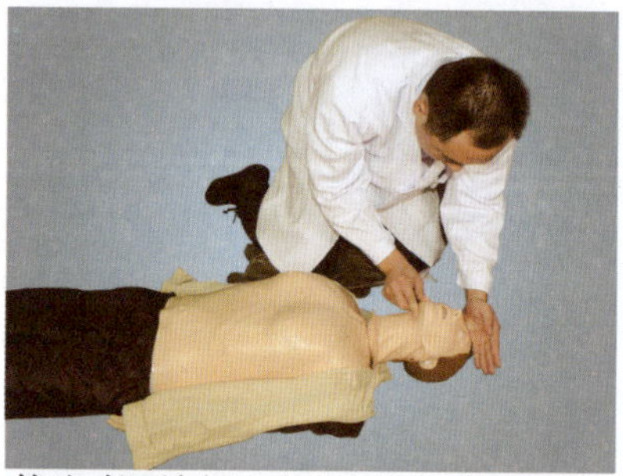

使患者下颌和耳垂连线与床面垂直

第七步——人工呼吸

一般可采用口对口呼吸，拇指和示指捏紧患者的鼻孔。吹气2次，时间应持续1秒以上，直至患者胸廓向上抬起。吹气频率维持在每分钟10次（参考《2015年心肺复苏指南》规定，可每6秒吹气一次）。吹气量每次500~600 mL。如果与心脏按压一起做人工呼吸，一般每分钟6~8次（单纯人工呼吸每分钟12~20次）。

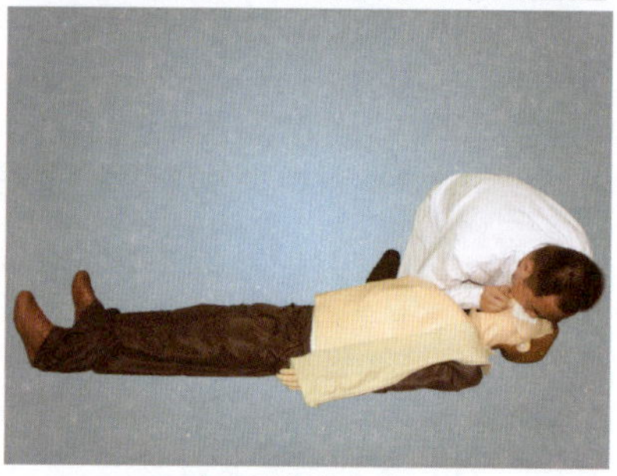

人工呼吸（吹）

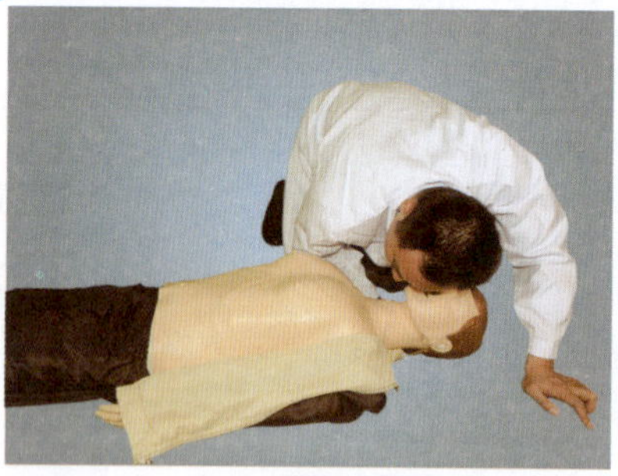

人工呼吸（看）

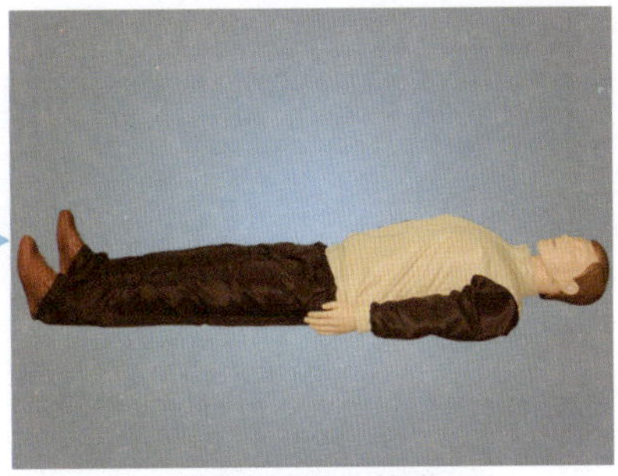

心跳和呼吸恢复

（三）操作步骤

1.识别和呼救　立即识别心脏骤停，并启动急救系统。

（1）意识的判断：使患者平卧，用双手拍打患者双肩，同时在患者双耳附近呼唤患者，以判断是否有反应。

（2）呼吸的判断：如果患者没有呼吸动作或仅有濒死样喘息，则符合心源性猝死的表现。

（3）大动脉搏动：单手食指和中指放在体表大动脉搏动位置（如颈动脉、股动脉），来判断是否有大动脉搏动。上述三项总用时不超过 10 秒。

（4）呼救：判断患者出现猝死后，应当立刻开始心肺复苏，并应及时进行呼救。

2.基本生命支持　基本生命支持的顺序为胸外按压→打开气道→人工呼吸，如果存在室颤或无脉室速，应尽早进行电除颤。

（1）胸外按压

1）患者去枕平卧，取其胸骨下段 1/2，一只手掌跟紧贴胸骨，另一只手重叠放置在这只手的手背上，手指不能触碰患者胸壁。

2）以髋关节为支点，肩-肘-手掌连线与患者胸壁垂直，按压时肘关节保持固定伸直状态。

3）按压速率为100～120 次/分，按压幅度为5～6 cm。按压与人工呼吸比例为30：2。

操作要点：垂直向下按压；下压和放松时间相等；放松时保证胸廓充分回弹，手掌不可离开患者胸壁；最大限度避免中断胸外按压；每 2 分钟更换胸外按压操作者。

（2）打开气道

1）仰头举颏法：一手置于患者额部加压使其头后仰，另一手同时抬举患者下颏，尽量使其下颌角与耳根连线与地面垂直，开放气道。

2）推举下颌法：双手放置于患者头部两侧，肘部支撑在患者仰卧的平面上，四指上提患者下颌角，拇指向前推下颌。

注意事项：对怀疑有头、颈部创伤的患者用推举下颌法更安全；开放气道后及时清除口腔及气道异物。

（3）人工呼吸

1）开放气道后应立即开始 2 次人工呼吸。

2）口对口人工呼吸：操作者用置于前额的拇指和示指捏住患者鼻孔，正常吸气后用口唇把患者口唇全部包住，匀速向患者口中吹气，每次吹气应持续 1 秒，确保有明显的胸廓起伏。患者被动呼气时，开放鼻道。

简易呼吸器使用

3）口对鼻人工呼吸：操作者用置于下颌的手指使患者口部闭合，正常吸气后，用口唇把患者鼻孔全部包住，匀速向患者鼻孔吹气，每次吹气应持续 1 秒，确保有明显的胸廓起伏。患者被动呼气时，开放口部。

4）球囊辅助呼吸：面罩完全覆盖患者口鼻，单人操作时操作者用一手拇指和示指固定，另外三指抬举下颌，另一只手挤压气囊。双人操作面罩辅助通气时，一人双手拇指和示指固定面罩，双手另外三指抬举下颌。另一人单手挤压气囊进行通气。

【具体图解】

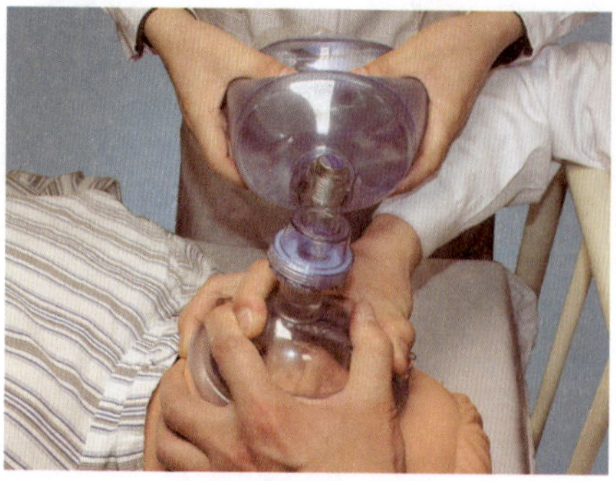

固定面罩(二人)

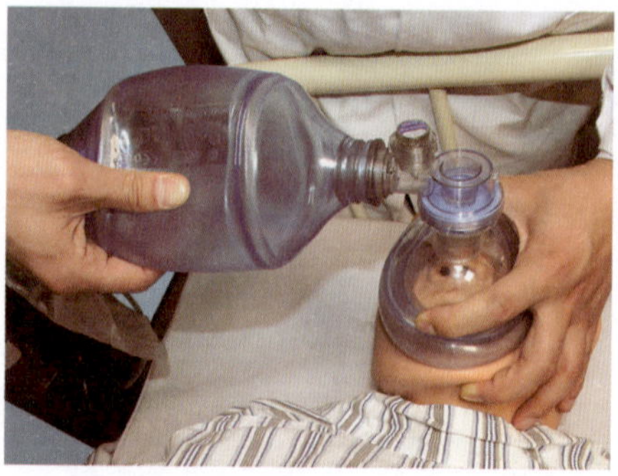

固定面罩(一人)

注意事项:胸外按压与人工呼吸比例为 30∶2,避免过度通气。

温馨提醒

1.按压必须要与人工呼吸同步进行。

2.按压不宜过重、过猛,以免造成肋骨骨折,也不宜过轻,否则会导致效果不佳。

3.按压放松时手掌不要离开原部位。

4.因抢救需要(如心内注射、做心电图),停止按压不要超过 10 秒。

5.考生在考试时,要让考官感到我们在抢救生命的时候有紧迫感。

6.做人工呼吸时不要忘记捏鼻子。

7.婴幼儿心脏位置较高,应按压胸骨中部,频率为 100~120 次/分以上。

8.黄金复苏时间 4~6 分钟内。

9.儿童和婴儿的按压幅度至少为胸部前后径的 1/3(儿童约为 5 cm,婴儿约为 4 cm)。

10.施救者应尽可能减少中断胸外按压的次数和时间,若因急救需求不得不中断,则应把中断时间控制在 10 秒以内。

11.胸外按压的并发症主要包括:肋骨骨折、心包积血或心脏压塞、气胸、血胸、肺挫伤、肝脾撕裂伤和脂肪栓塞。应遵循正确的操作方法,尽量避免并发症发生。

真题演练

题目:李某,30 岁。在某马拉松赛中突然摔倒,查体时其意识丧失,心音听不到。要求:为患者进行心肺复苏抢救,至少做 2 个循环。

时间:15 分钟

一、操作前准备

1.使患者仰卧于病床上,背下垫硬板。

2.解开衣扣,松解腰带。

二、操作过程

1.考生站于患者右侧。两手掌根部重叠置于患者胸骨中下 1/3 处,手指抬起不触及胸壁。

2.肘关节伸直,借助身体重力垂直向下按压,使胸骨下陷至少 5 cm,立即放松,按压和放松时间一致,放松时手掌不离开按压部位。按压频率至少 100 次/分。

3.清除口鼻腔分泌物、异物等,保持呼吸道通畅。

续表

<table>
<tr><td>4.右手抬起患者颈部,使其头部后仰,左手按压患者前额保持头部后仰位置,使患者下颌和耳垂连线与床面垂直,右手将患者下颌向上提起,左手以示指和拇指捏紧患者的鼻孔。
5.深吸气后,将口唇紧贴患者口唇,把患者口部完全包住,深而快地向患者口内吹气,每次应持续 1 秒以上,直至患者胸廓向上抬起。
6.使患者的口张开,并松开捏鼻的手指,观察胸部恢复情况,再进行下一次人工呼吸。
7.每胸外按压 30 次进行 2 次人工呼吸(至少做 2 个循环)。</td></tr>
<tr><td>三、考官提问
1.为婴幼儿做胸外心脏按压的部位在哪里?
答:婴幼儿心脏位置较高,应按压胸骨中部。
2.人工呼吸时患者取什么头位呼吸道最通畅?
答:头部后仰,下颌向上提起,下颌和耳垂连线与床面垂直。</td></tr>
<tr><td>四、职业素质
1.操作中动作规范,体现爱护患者的意识,操作结束后能告知患者相关注意事项,能体现对患者的关爱。
2.着装整洁,仪表端庄,举止大方,语言文明,认真细致,表现出良好的职业素质。</td></tr>
</table>

(4)电除颤

1)如果存在室颤/无脉室速,应尽早进行电除颤。

2)患者充分暴露前胸,将两个电极板均匀涂抹导电糊。

3)打开除颤仪,选择“非同步”状态。

4)**单相除颤仪**选择除颤能量为**360 J**,如果为**双相除颤仪**则选择**200 J**。

5)充电完成后,将电极板置于**心底**(胸骨右缘第 2、第 3 肋间)以及**心尖外侧腋中线水平**,确保电流贯穿心脏。

6)保证操作者自己身体远离病床和患者身体,并通知其他救护人员。

7)将电极板紧压患者皮肤,双手同时按下放电按钮。

注意事项:单次除颤后立即开始心肺复苏,5 个循环的心肺复苏(2 分钟)后再判断心律是否需要再次电除颤。

电除颤

应试流程

第一步——患者体位

暴露患者胸壁,**患者取仰卧位**。

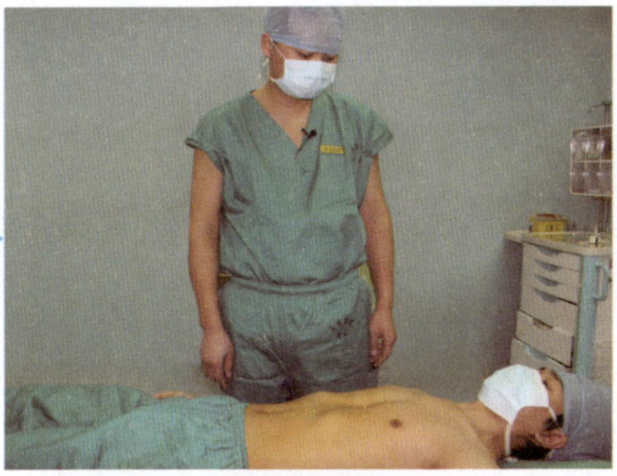

患者体位

第二步——涂导电糊

手控电板，涂以专用导电胶。

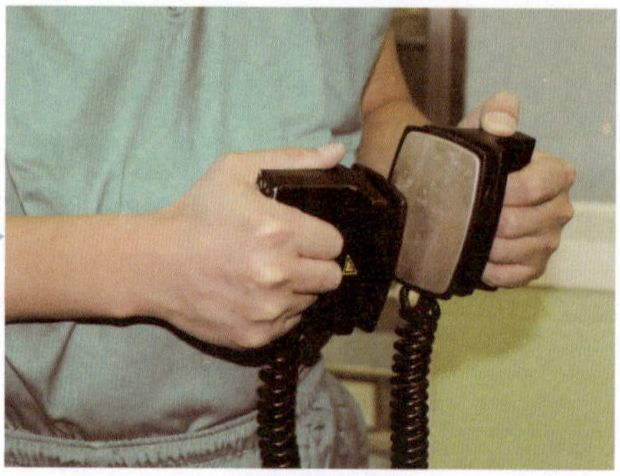

涂导电糊

第三步——打开及调节除颤仪

1.开启除颤仪，导联选择开关置于"除颤"位置，选择"除颤 defibrillation"。

(1)室颤——非同步除颤方式(Nsyc)。

(2)其他心律失常——同步除颤方式(syc)。

2.选择能量

(1)双相波200焦耳/首次。

(2)单相波360焦耳/首次。

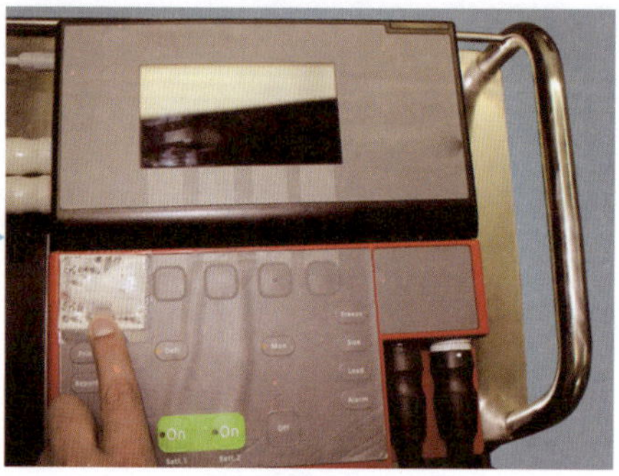

调节除颤仪

第四步——除颤仪充电(Charge)。

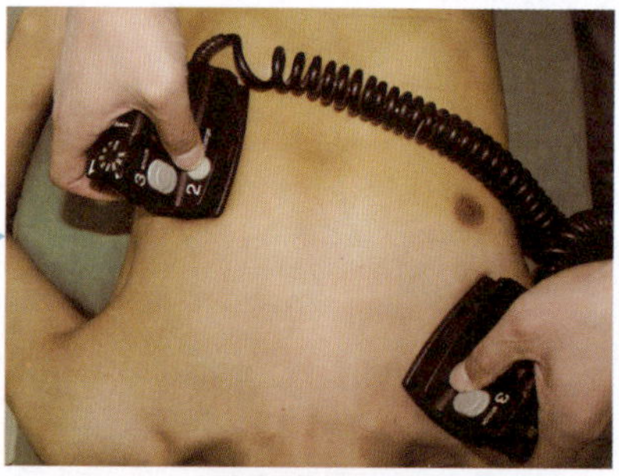

除颤仪充电

第五步——定位

1.前电极：胸骨右缘2～3肋间、右锁骨下方。

2.侧电极：左下胸乳头左侧(电极中心线在左腋中线上)心尖部(心尖外侧腋中线水平)。

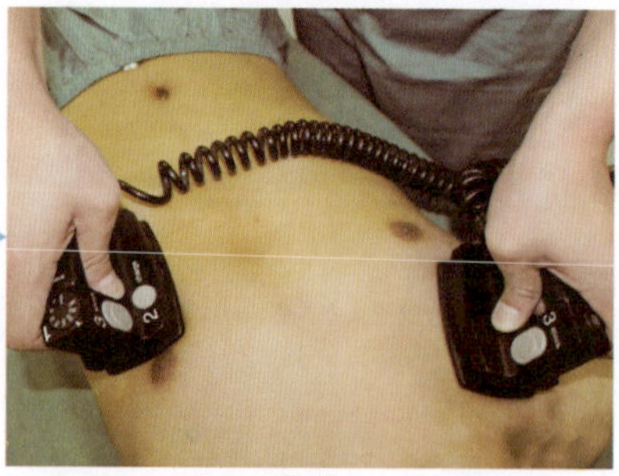

定位

第六步——观察(我准备好了)
确定无周围人员直接或间接接触患者。

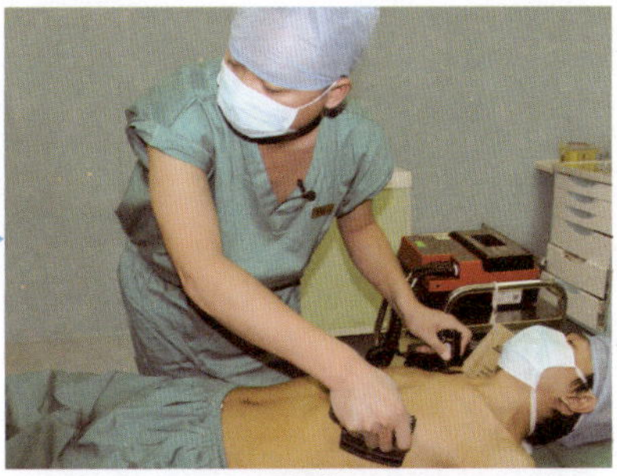
观察

第七步——电击
操作者双手紧压电极手柄,并用两拇指同时按压电极手柄上放电按钮,电击!

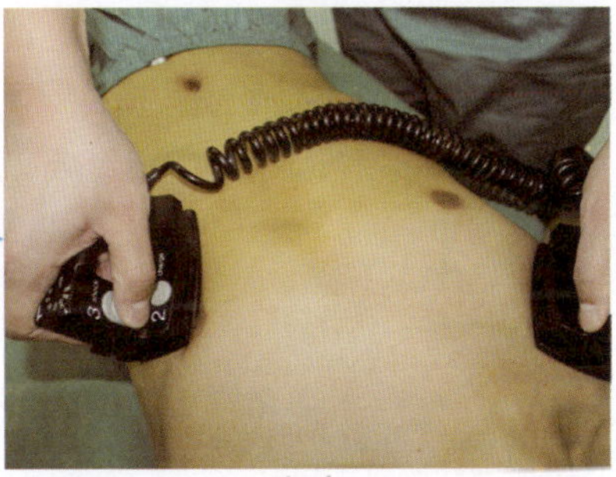
电击

第八步——结束报告
观察患者的心电是否转为窦性心律,整理除颤仪,报告操作结束。

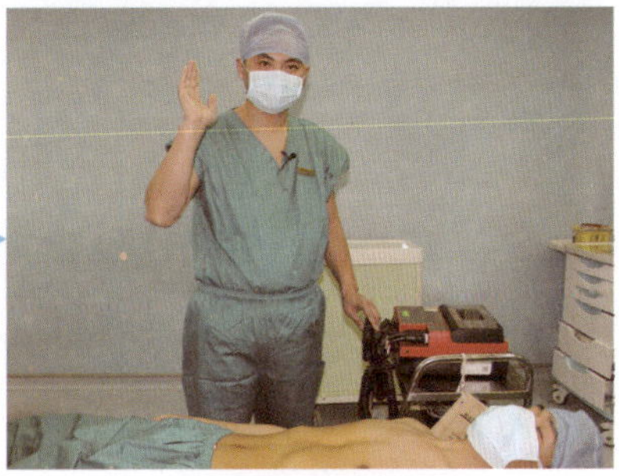
整理除颤仪

温馨提醒

1.若心电显示为细颤,应坚持心脏按压或用药,先用1%肾上腺素1 mg静脉推注,3~5分钟后可重复一次,使细颤波转为粗波后,方可施行电击除颤。

2.电击时电极要与皮肤充分接触,勿留缝隙,以免发生皮肤烧灼。

3.触电早期(3~10分钟内)所致的心跳骤停,宜先用利多卡因100 mg(或1~1.5 mg/kg)静注。

4.两电极必须紧压于胸壁。两电极必须分开。涂在电极上的导电胶不能涂到两电极之间的患者胸壁上。连续三次电击未能除颤,即停止再次电击除颤。

真题演练

题目:女性,63岁。冠心病病史7年,突发心前区不适4小时入院。入院后突发心脏骤停
要求:为患者进行电除颤。
时间:15分钟

续表

一、操作前准备

1.解开衣扣,暴露患者前胸部。

2.明确无人与患者接触。

二、电除颤过程

1.将电极板涂导电糊。

2.将两个电极板分别置于胸骨右缘第2~3肋间和胸前心尖区。

3.选择非同步放电按钮,按充电按钮充电到360 J。

4.同时按压两个电极板的放电按钮,此时患者身躯和四肢抽动一下。

5.通过心电示波器观察患者的心律是否转为窦性。

三、考官提问

1.首次采用单相波电除颤时,应选择的能量大小是多少?

答:应选择360 J。

2.若心电图显示为细颤,应如何处理?

答:应坚持心脏按压或用药,先用肾上腺素1 mg静脉推注,3~5分钟后可重复一次,使细颤波转为粗波后,方可施行电击除颤。

四、职业素质

1.操作中动作规范,体现爱护患者的意识,操作结束后能告知患者相关注意事项,能体现对患者的关爱。

2.着装整洁,仪表端庄,举止大方,语言文明,认真细致,表现出良好的职业素质。

(四)注意事项

1.及时、高质量的心肺复苏术是抢救成功的关键,也是恢复自主循环、神经系统等重要脏器不至于严重受损的关键。

2.心肺复苏术中更加强调循环恢复的重要性,如果发现室颤或无脉室速,及时的电除颤尤其重要。

3.心肺复苏术需要多名医护人员熟练配合才能提高患者抢救成功的概率。

第二节 吸氧术

吸氧术

(一)目的

紧急情况或有影响心肺功能的某些慢性疾病时,通过吸氧以改善机体缺氧状况。

(二)适应证与禁忌证

吸氧的适应证:

1.紧急情况 休克、心脑血管意外事件(如心肌梗死、脑梗死、脑出血等)、心力衰竭、肺水肿、气管异物、一氧化碳中毒、氰化物中毒、安眠药中毒等。

2.其他引起缺氧的情况 重度肺炎、大量胸腔积液、慢性阻塞性肺疾病、重度先天性心脏病、重度贫血、高海拔地区、胸部畸形等。

吸氧无绝对禁忌证,但除上述情况外,应权衡医疗吸氧有无必要;同时,应注意避免大流量、高浓度、长时间吸氧;如严重呼吸功能衰竭,应考虑呼吸机等治疗。

应试流程

第一步——操作前准备

1.医师准备：戴帽子、口罩(头发、鼻孔不外露)；洗手(口述)。

2.患者准备：将治疗台(盘)置于床旁，向患者解释吸氧的目的。协助患者取舒适体位。

3.物品准备：中心供氧装置、流量表、一次性吸氧管、蒸馏水、治疗碗(内盛温开水)、棉签、弯盘、手电筒、用氧记录单、笔等。

注：

1.用氧记录单　2.笔　3.手电筒

4.双侧吸氧管　5.面罩　6.治疗巾

7.用氧装置　8.单侧吸氧管

9.棉签　10.胶布

11.弯盘　12.治疗碗(内盛温开水)

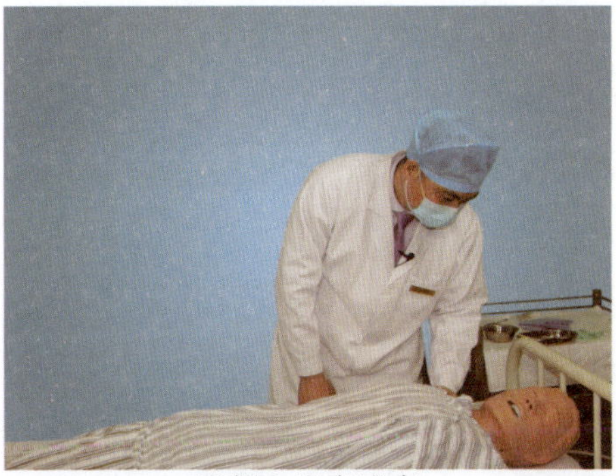

医师和患者准备

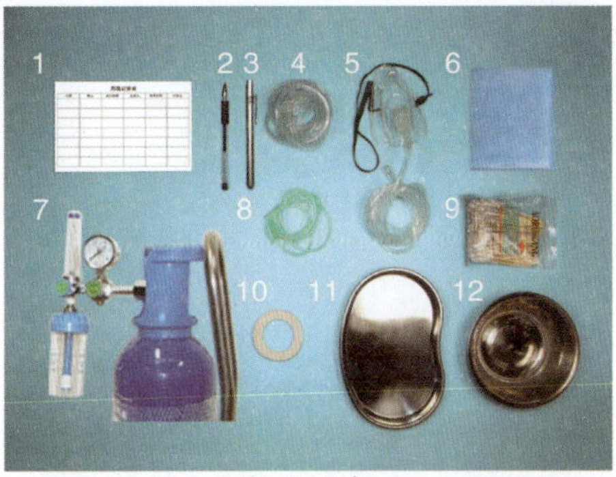

物品准备

第二步——检查和湿润鼻腔

用手电筒检查患者鼻腔，用湿棉签清洁两侧鼻孔。

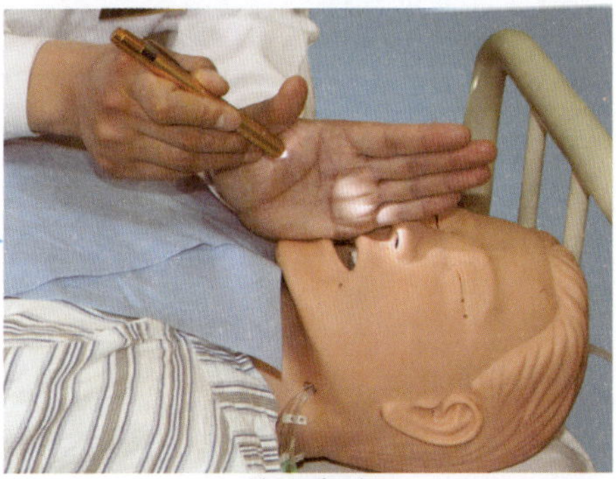

检查鼻腔

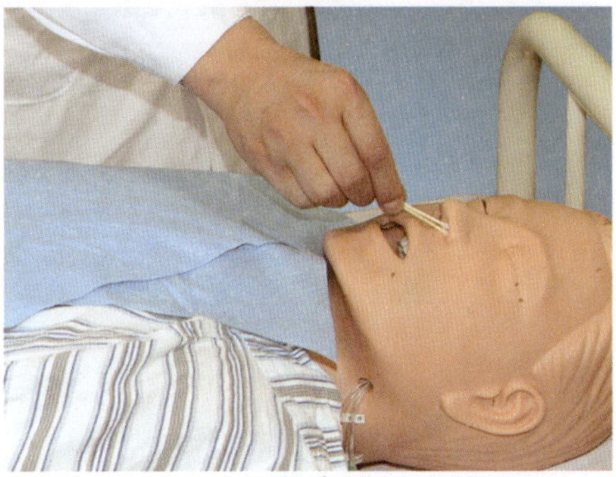

湿润鼻腔

第三步——检查及安装氧气瓶

1.查看氧气表，确定氧气瓶内的氧气量表。

2.安装湿化瓶，连接氧气管及鼻导管。

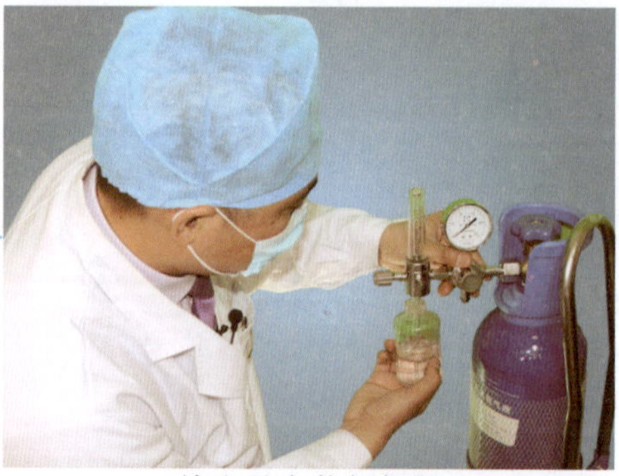
检查及安装氧气瓶

第四步——单侧鼻导管吸氧操作

1.先打开氧气瓶开关，再打开流量表开关。

2.将鼻导管插入水杯中，检查导管是否通畅，并润滑鼻导管前端。

3.断开鼻导管与玻璃管接头，将鼻导管轻轻插入一侧鼻孔内，其深度为鼻尖至耳垂或外耳道口距离的2/3。

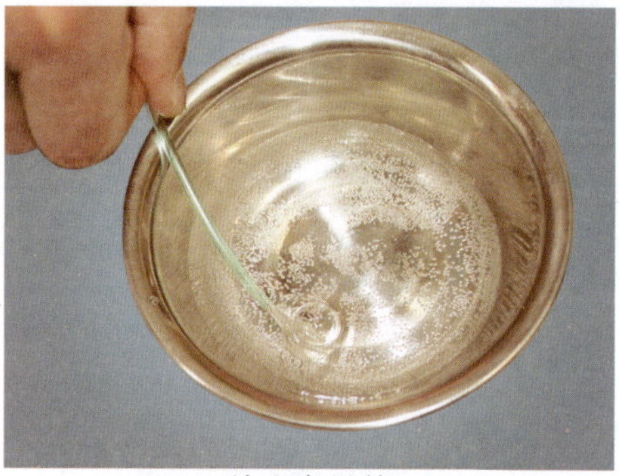
检查鼻导管

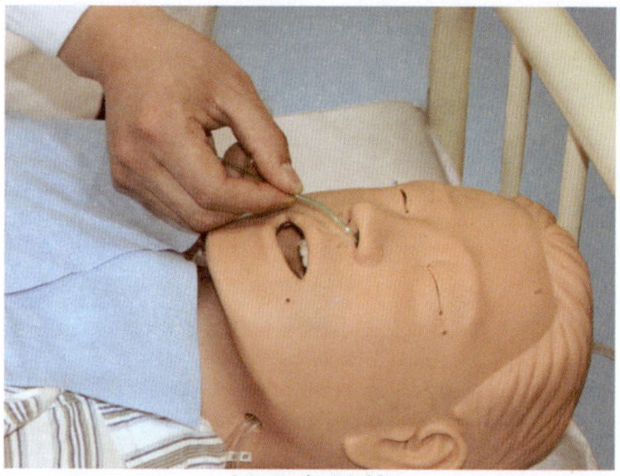
插入鼻导管

第五步——固定、观察、记录

1.用胶布将鼻导管固定于鼻翼和面颊部，清洁患者面部。

2.观察吸氧情况，视病情调节氧流量。

3.记录开始给氧时间、氧流量。

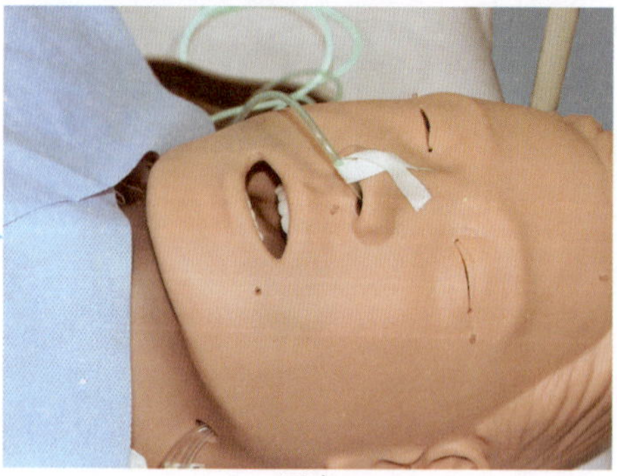
固定

第六步——结束报告

1.患者处理：告知患者回去休息，如有问题请告诉医生或护士（把衣服整理好，把被子盖好）。

2.物品处理（使用过的一次性物品扔掉；把可复用的物品先清洁、后浸泡消毒）。

3.报告考官（老师）操作结束。

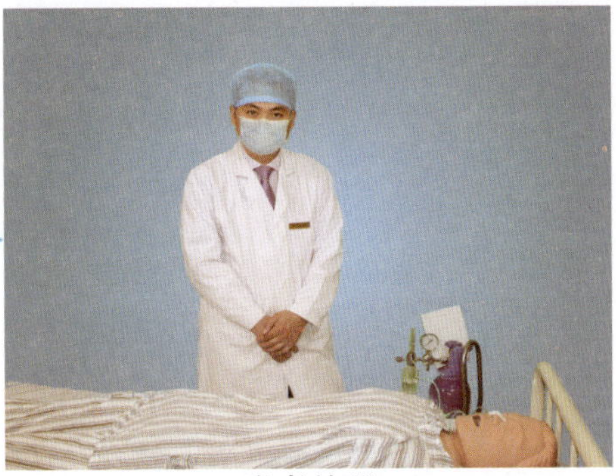

患者处理

（三）操作前准备（物品准备）

1.核对患者相关信息，了解患者年龄、病情、意识状态、治疗情况、心理反应等。

2.解释吸氧的目的、方法等。

3.检查患者鼻腔是否通畅，有无炎症、血痂、息肉、明显鼻中隔偏曲等。

4.检查环境有无明火、热源等。

5.戴口罩、帽子，洗手，准备治疗台（盘）。

6.物品放置合理，包括吸氧管、流量表、湿化瓶、蒸馏水、棉签、胶布等。

（四）操作步骤（双侧鼻导管法）

1.床边核对患者相关信息，解释操作过程、注意事项等。

2.吹尘、装流量表。

3.湿化瓶里注入适量蒸馏水，连接湿化瓶与供氧装置。

4.患者体位舒适，清洁双侧鼻腔。

5.连接吸氧管，调节流量。

6.检查双侧鼻导管是否通畅，插入鼻腔，固定吸氧管。

7.嘱患者闭唇，用鼻呼吸。

8.整理床单，处理用物。

9.洗手，记录开始吸氧时间、流量（浓度）、持续时间、吸氧频率等。

（五）注意事项

1.注意用氧安全，环境中应无明火、热源，勿吸烟等。

2.交代患者及其家属，不能自行操作、改动流量等。

真题演练

题目：男性，64岁。胸闷、气急1天入院，诊断为慢性阻塞性肺疾病，Ⅰ型呼吸衰竭。目前胸闷明显，需要吸氧治疗。
要求：请为患者（医学模拟人）行单侧鼻导管吸氧。
时间：15分钟

续表

一、操作准备
1.将治疗台(盘)置于床旁,向患者解释吸氧目的。 2.戴帽子、口罩(头发、鼻孔不外露);洗手(口述)。 3.用手电筒检查患者鼻腔,用湿棉签清洁两侧鼻孔。 4.查看氧气表,确定氧气瓶内的氧气量。 5.安装湿化瓶,连接氧气管及鼻导管。
二、吸氧操作过程
1.先打开氧气瓶开关,再打开流量表开关。 2.将鼻导管插入水杯中,检查导管是否通畅,并润滑鼻导管前端。 3.断开鼻导管与玻璃管接头,将鼻导管轻轻插入一侧鼻孔内,其深度为鼻尖至外耳道距离的2/3。 4.用胶布将鼻导管固定于鼻翼和面颊部,清洁患者面部。 5.观察吸氧情况,视病情调节氧流量。 6.记录开始给氧时间、氧流量。
三、考官提问
1.为什么大手术之后常给予患者吸氧? 答:通常情况下,麻醉及疼痛等容易造成呼吸幅度受限,导致患者缺氧。 2.停止吸氧时,先取下鼻导管,再关流量表,对吗?为什么? 答:对,这样可以避免由于关闭流量表操作不当造成患者的不适。
四、职业素质
1.操作中动作规范,体现爱护患者的意识,操作结束后能告知患者相关注意事项,能体现对患者的关爱。 2.着装整洁,仪表端庄,举止大方,语言文明,认真细致,表现出良好的职业素质。

第三节　切开、缝合、打结、拆线

切开、缝合、打结、拆线一般是一次手术所包含的主要步骤,其术前准备(物品准备)要求一致,包括:

1.核对患者相关信息,了解患者年龄、病情、意识状态、治疗情况、心理反应等。

2.解释手术的目的、方法等。

3.检查患者一般情况,如血压、心率等生命体征。

4.检查手术局部情况,如伤口大小、深度、组织损伤程度、出血量等。

5.戴口罩、帽子,洗手,准备治疗台(盘)。

6.物品放置合理,根据手术需要准备相应手术包或手术器具,如手术刀、止血钳、缝合针、缝合线、持针钳、镊子(有齿及无齿镊)、剪刀、纱布、引流条、生理盐水、绷带、胶布、碘酊、75%酒精等。

7.洗手,穿手术衣、戴手套。

术后处理则为:

1.缝合完毕后用酒精或安尔碘棉球皮肤消毒,覆盖无菌纱布,胶布固定。

2.安置患者,交代注意事项。

3.整理操作台面,处理用物。

4.洗手，记录操作过程、术后观察事项等。

（一）皮肤切开

切开

1.目的 切开是外科手术的第一步，目的是为后续操作如体表肿物切除、脓肿引流等做准备。

2.切口选择

（1）病变部位附近，以最短途径、最佳视野显露病变。

（2）对组织损伤小，不伤及邻近重要结构如神经、血管等，不影响该部位生理功能。

（3）愈合快速而牢固，并尽量照顾美观，不遗留难看瘢痕，如颜面部手术切口应与皮纹一致，并尽可能选取较隐蔽的切口。

（4）切口必须有足够的长度，使其能容纳手术的操作和放进必要的器械，切口宁可稍大而勿太小，并且需要时应易于延长。应根据患者的体型、病变深浅、手术的难度及麻醉条件等因素来计划切口的大小。

3.操作步骤

（1）切口标记与消毒：将选好的切口用1%甲紫划上标记，外涂2.5%或3%碘酊，然后消毒皮肤及铺巾。

（2）装刀片：一般是左手持刀柄，右手用持针钳夹持刀片前部，将刀片套在刀柄前端安装槽，向后推拉，装配而成。（拆下时，只需用持针钳夹住刀片尾背角，轻抬前推即可）

（3）切开时皮肤的固定：较大的切口由手术者与助手用手在切口两旁或上下将皮肤固定，小切口由术者用拇指及示指在切口两旁固定。

（4）手术刀执刀手法

1）执弓式：动作幅度大、灵活，在做较大的皮肤切口时多用此法。

2）执笔式：动作轻巧精细，适用于短小切口，血管、神经等重要组织的分离以及一些精细手术的操作。

3）握持式：较常用的执刀法，用力较大，切割范围广，多用于皮肤的切开。

4）反挑式：用于切开管道器官、浅表组织脓肿切开引流等，能避免邻近组织的损伤；执刀姿势与执笔式相似，区别在于刀刃向上，运刀时刀尖先刺入组织，再向上反挑。

（5）皮肤切开：刀腹刃部与组织垂直，防止斜切，刀尖先垂直刺入皮肤，然后再转至与皮面成45°斜角，用刀均匀切开皮肤及皮下组织，直至预定切口的长度，再将刀转成90°与皮面垂直方向，将刀提出切口。

（6）切开皮肤和皮下组织后随即用手术巾覆盖切口周围（现临床上多用无菌薄膜粘贴切口部位后再行切开），以隔离和保护伤口免受污染。

【具体图解】

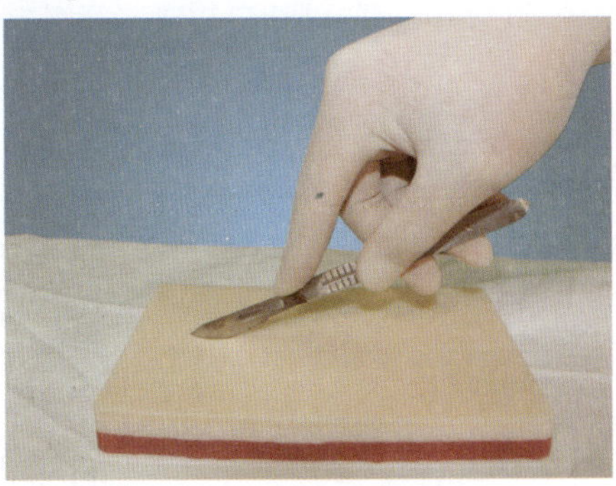

持弓式

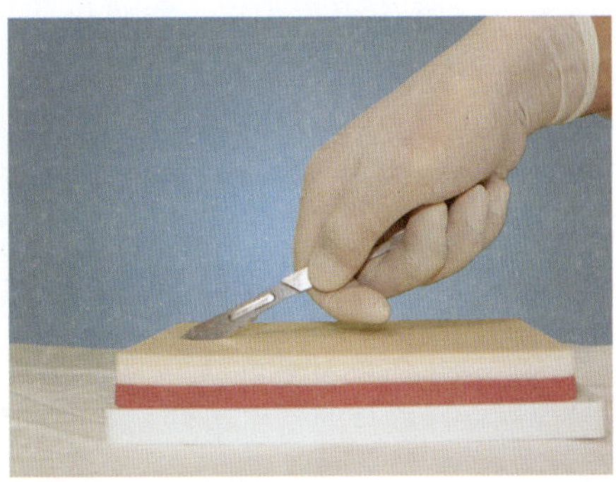

握持式

第三站

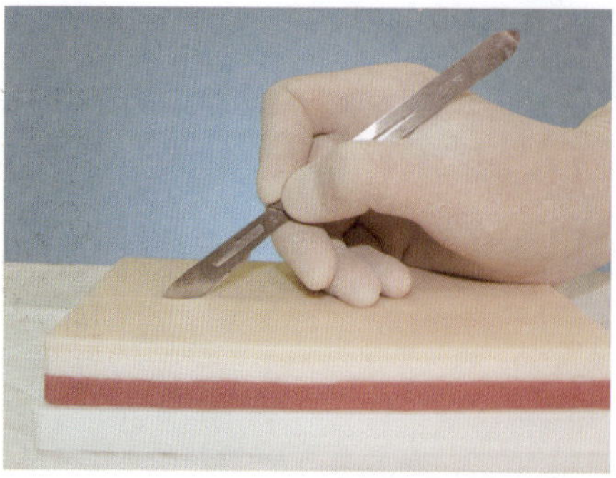

执笔式

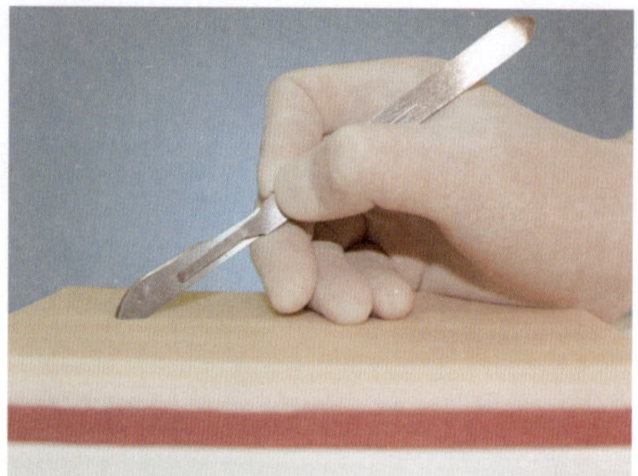

反挑式

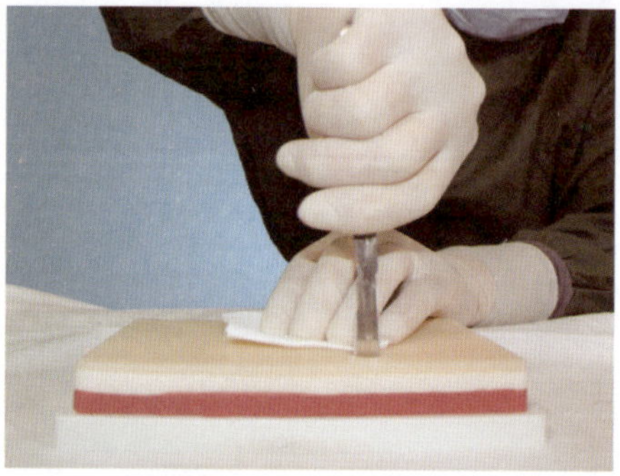

垂直下刀

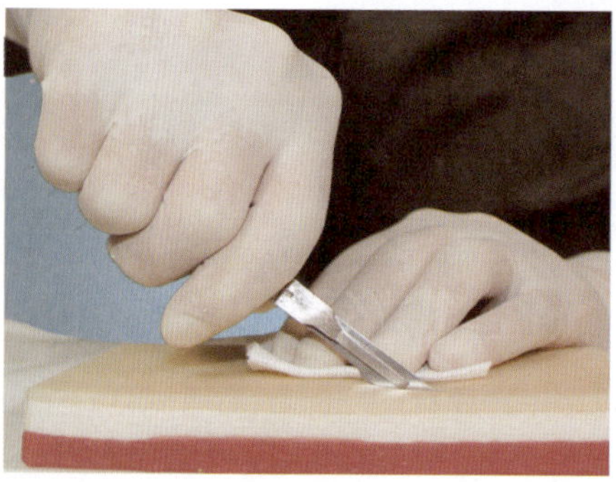

水平走刀

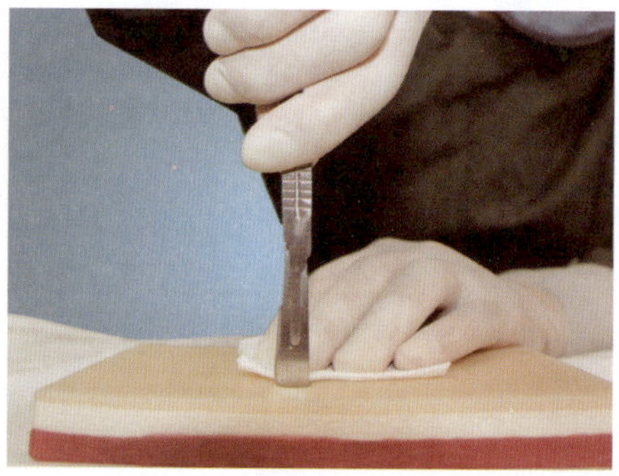

垂直出刀

4.注意事项

(1)切开时要掌握用刀力度,力求一次切开全层皮肤,使切口呈线状,切口边缘平滑,避免多次切割导致切口边缘参差不齐影响愈合。

(2)切开时不可用力过猛,以免误伤深部重要组织。

(3)皮下组织宜与皮肤同时切开,并保持同一长度,若皮下组织切开长度较皮肤切口为短,则可用剪刀剪开。

(二)缝合

缝合

1.目的 缝合是将已经切开或外伤断裂的组织、器官进行对合或重建其通道,恢复其功能,是保证良好愈合的基本条件。不同部位的组织器官需采用不同的方式方法进行缝合。缝合可以用持针钳进行,也可徒手直接拿直针进行。

2.操作方法 以皮肤间断缝合为例。

(1)对齐:将切口创缘两侧的皮肤、皮下组织等整理、直接对齐。

(2)进针:左手执有齿镊,提起皮肤边缘,右手执持针钳,用腕臂力由外旋进,在距离创缘 0.5 cm 处针尖垂直刺入皮肤，顺针的弧度经皮下从对侧切口皮缘垂直穿出；皮缘两侧缝合深度要相等，这对深度不等的伤口尤为重要。在缝合时要注意创缘两侧的层次要对合正确，两侧进针和出针距创口的边缘要相等。在皮内缝合时，要在真皮深度缝合，这样既能保证皮缘无张力，又能减少异物对瘢痕的刺激作用。

(3)拔针：可用有齿镊在针的前端顺针的弧度外拔，同时持针钳从针后部顺势前推。

(4)出针与夹针：当针要完全拔出时，阻力已很小，可松开持针钳，单用镊子夹针继续外拔，持针钳迅速转位再夹针体后 1/3 弧处，将针完全拔出，打结、剪线，完成缝合步骤。

(5)针距：皮肤，如腹部皮肤一般在 1 cm 左右。

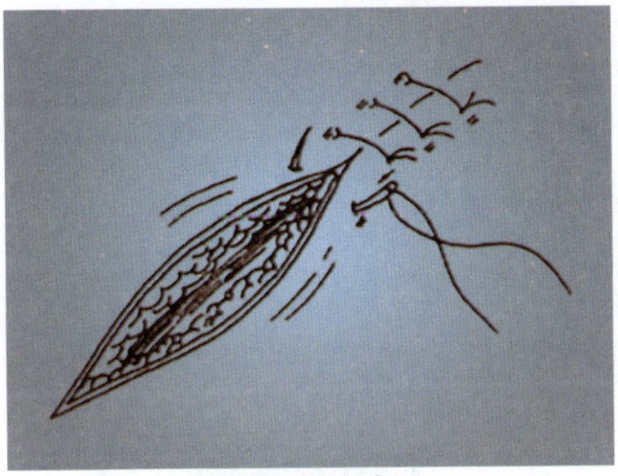

单纯间断缝合法

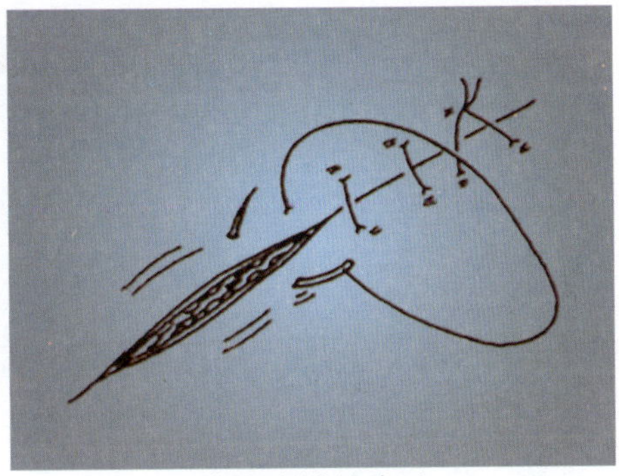

单纯连续缝合法

3.注意事项

(1)要保证缝合创面或伤口的良好对合。

(2)缝合应分层进行，按组织的解剖层次进行缝合，使组织层次严密，不要卷入或缝入其他组织；不应留有无效腔，防止积液、积血及感染。

(3)进针和出针距切口边缘、皮缘两侧缝合深度、针间距必须均匀一致，使各缝合线受力及分担的张力一致并且缝合严密，不至于发生泄漏。

(4)结扎缝合线的松紧度应以切口边缘紧密相接为准，过紧过松均可导致愈合不良。

(5)缝合线和缝合针的选择要适宜，无菌切口或污染较轻的伤口在清创和消毒清洗处理后可选用丝线，已感染或污染严重的伤口可选用可吸收缝线。

(三)打结

1.目的 打结的目的是术中结扎止血，或缝合后防止缝线滑脱、皮肤及组织裂开影响愈合。

打结

2.操作方法

(1)打结方法：打结方法有手法打结和持器械打结两种。具体操作如下：

1)单手打结法。

【具体图解】

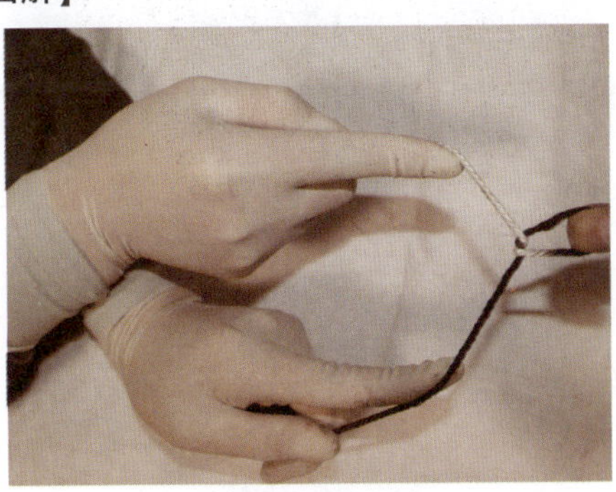

单手打结法(1)

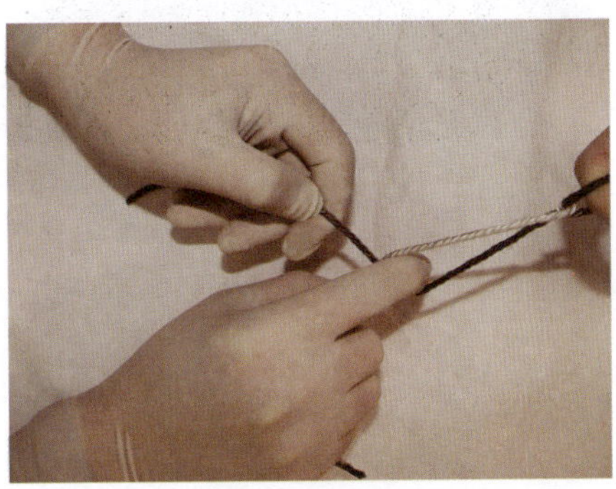

单手打结法(2)

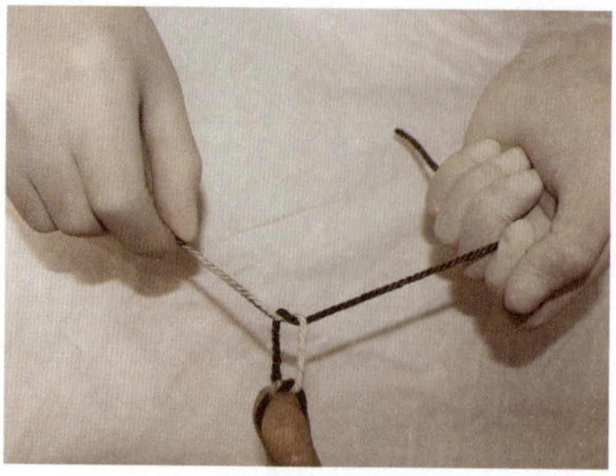

单手打结法(3)

2)双手打结法。

【具体图解】

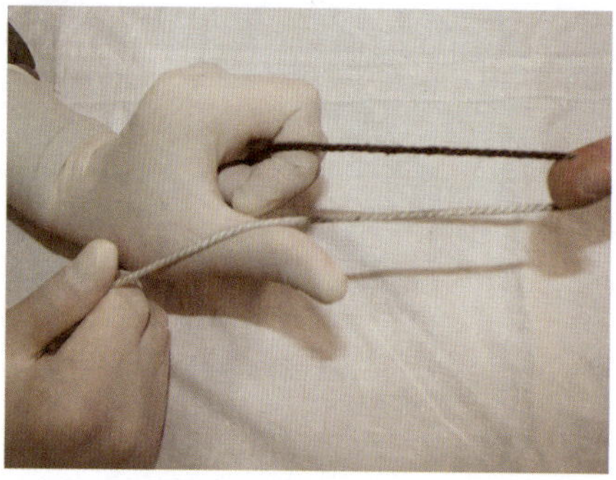

双手打结法(1)

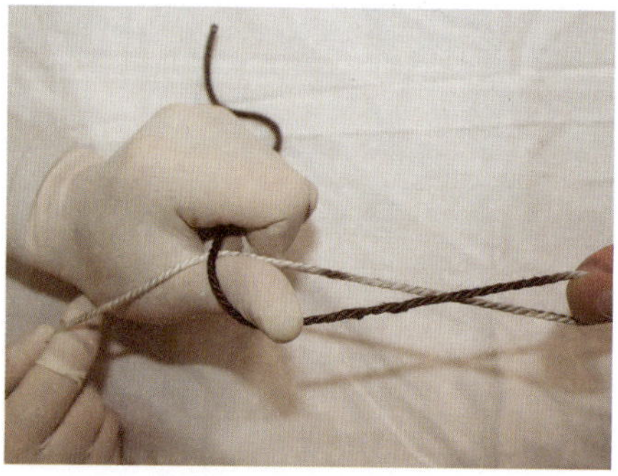

双手打结法(2)

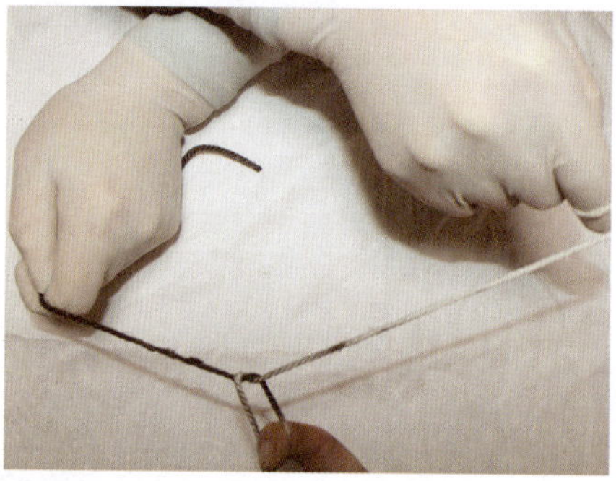

双手打结法(3)

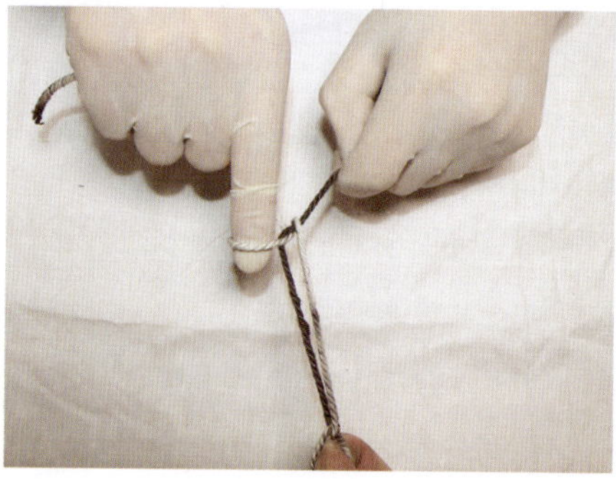

双手打结法(4)

3)持器械打结法。

【具体图解】

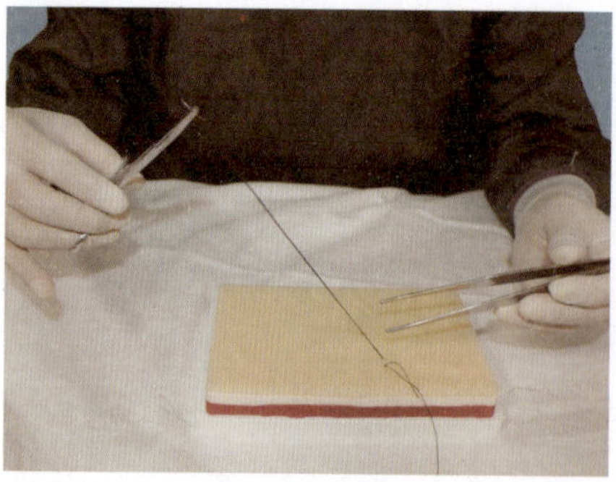

器械打结法(1)

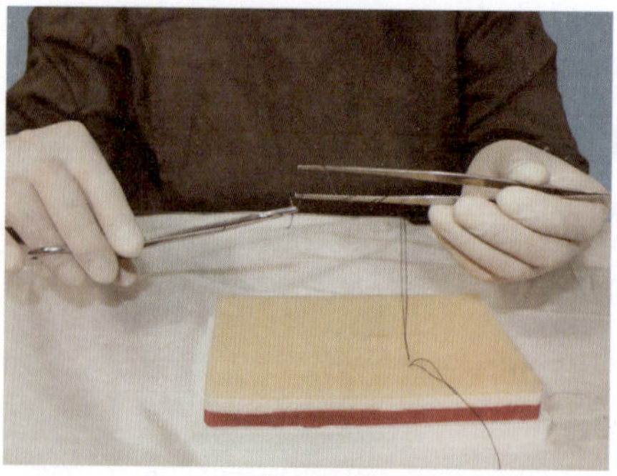

器械打结法(2)

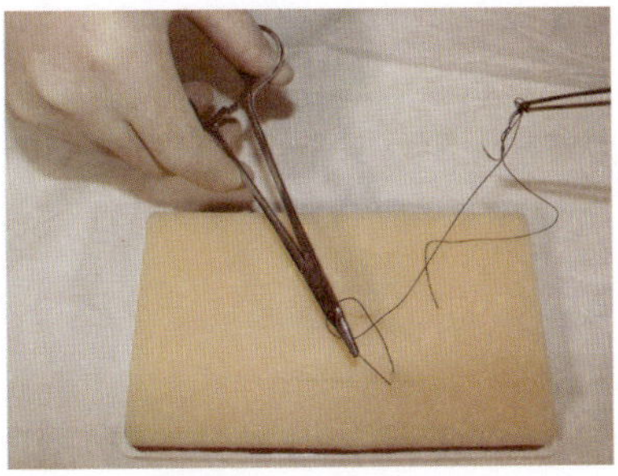

器械打结法(3)

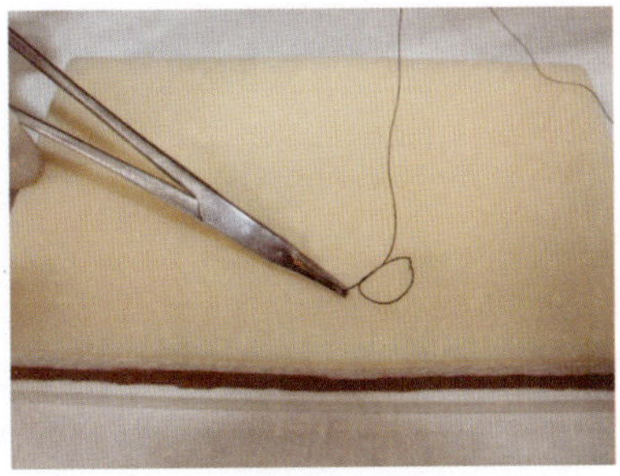

器械打结法(4)

(2)结的种类:"结"有单结、方结、外科结、三重结;错误的"结"有假结和滑结。

1)单结:易松开,一般做术中标记或临时止血用。

2)方结:使用最多的结,由两个相反的单结组成。

3)外科结:与方结类似,但第一个结为两个环,当第二个结扎紧时,第一个结的两个环更稳定、牢固。

4)三重结:由三个单结组成,相邻的两个单结方向均相反,适用于大血管结扎或特殊的打结线(如肠线或尼龙线)。

【具体图解】

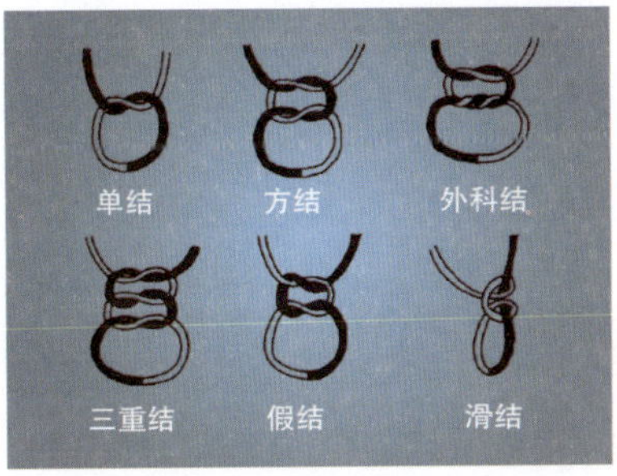

温馨提醒

假结和滑结容易滑脱,是初学者常犯的错误,应尽量避免。

3.注意事项

(1)打结必须牢固,否则滑脱可能导致出血或组织裂开。

(2)拉紧结时应沿结的方向,垂直或成角拉线易将缝线拉断。

(3)打第二个或第三个结时,前一个结不能松开,如缝合张力较大,可请助手协助固定。

(4)过多的结不能增加其强度或牢固性,相反会增加结的大小,影响可吸收缝线的吸收。

(5)打结后剪线时,体内的丝线留 1~2 mm,尼龙线、肠线留 3~4 mm;体外的留5~6 mm。

温馨提醒

1.结扎时以将创缘对拢为宜,不宜过紧或过松。结扎过紧,会造成组织缺血坏死、感染或脓肿;结扎过松,遗留无效腔,形成血肿而招致感染,影响愈合。

2.无论用何种方法打结,第一个结和第二个结的方向不能相同,否则即呈假结,容易滑脱;即使两结的方向相反,但两手用力不均匀,只拉紧一根线,仍然呈滑结。

3.解除止血带,应在输血输液和采取其他有效的止血方法后进行。如组织已发生明显广泛坏死时,在截肢前不宜松解止血带。

4.间断缝合的缝合要求是每针距切缘约为 0.5 cm,针距约为 1.0 cm。

5.剪线的原则是体内组织结扎的丝线线头保留 2 mm,肠线线头保留 3~4 mm,血管缝线线头保留5~8 mm,皮肤缝合的线头保留 5~8 mm。

真题演练

题目：李先生，38 岁。发现腹部包块 5 年。门诊检查腹部可见 3 cm×3 cm 包块，初步诊断为腹部脂肪瘤。拟行腹部脂肪瘤切除术。

要求：请为患者（医学模拟人或模具）行切开、缝合的操作（切口长 5 cm，间断缝合 3 针，不做脂肪瘤切除）。

时间：15 分钟

一、操作前准备

1.戴帽子、口罩（头发、鼻孔不外露），手术前刷手（口述）。

2.以预定切口为中心从内向外行手术区域的常规消毒 3 遍，范围正确，手术区铺洞巾。

3.戴无菌手套。

4.选择合适的手术刀片、三角针和缝线。

二、切开、缝合操作过程

1.用 2%利多卡因行局部浸润麻醉。

2.安装刀片正确。

3.用拇指和示指在切口两侧固定皮肤；在模具上作皮肤切开，持刀方法正确；切开的手法正确（垂直下刀、水平走刀、垂直出刀）。

4.切口长度合适，切口整齐，深度均匀。

5.缝合前先用 75%酒精棉球消毒切口旁皮肤，一手持有齿镊，另一手持持针钳，握持方法正确，持针钳夹针位置正确（于缝针的中后 1/4~1/3 处）。

6.缝合伤口（要求间断缝合 3 针）：缝合手法正确（垂直进针，沿缝针弧度弯出），不留无效腔；打结手法正确，松紧适度；剪线手法正确，线头长短适中。

7.针距、边距恰当，皮肤对合整齐。

三、考官提问

1.外翻缝合法有哪几种？

答：包括间断垂直褥式外翻缝合法、间断水平褥式外翻缝合法和连续外翻缝合法。

2.打结方法有哪些？

答：徒手打结法（单手打结法、双手打结法）和器械打结法。

四、职业素质

1.操作前能以和蔼的态度告知患者手术目的，取得患者的配合。操作时注意无菌观念，动作轻柔规范，体现爱护患者的意识。操作结束后告知患者相关注意事项。

2.着装整洁，仪表端庄，举止大方，语言文明，认真细致，表现出良好的职业素质。

（四）拆线

1.目的 外科手术后患者，适时拆除术口的缝线，可使伤口完全愈合，并避免缝线遗留造成感染等不良后果。

2.适应证

（1）无菌手术切口，局部及全身无异常表现，已到拆线时间，切口愈合良好者。

（2）伤口术后有红、肿、热、痛等明显感染者，应提前拆线。

拆线

3.禁忌证 遇有下列情况，应延迟拆线：

（1）严重贫血、消瘦，轻度恶病质者。

(2)严重失水或水电解质紊乱尚未纠正者。

(3)老年患者及婴幼儿。

(4)咳嗽者症状未控制时,胸、腹部切口应延迟拆线。

4.术前准备(物品准备)

(1)核对患者相关信息:了解患者年龄、病情、意识状态、手术时间、治疗情况、心理反应等。

(2)解释拆线的目的、方法等。

(3)检查伤口愈合情况等。

(4)戴口罩、帽子,洗手,准备治疗台(盘)。

(5)物品放置合理,包括无菌换药包,小镊子 2 把,拆线剪刀、无菌敷料、75%酒精或安尔碘等。

5.操作方法

(1)再次核对患者相关情况、解释。

(2)取下切口上的敷料,75%酒精或安尔碘棉球由切口向周围消毒皮肤一遍。

(3)用镊子将线头提起,将埋在皮内的线段拉出针眼之外少许,轻轻向上提起。

(4)另一手用剪刀插进线结下空隙,紧贴针眼将缝线由皮内拉出部分处剪断,向剪断侧拉出缝线。

(5)全部拆完后用酒精或安尔碘棉球皮肤消毒,覆盖无菌纱布,胶布固定。

(6)安置患者,交代注意事项。

(7)整理操作台面,处理用物。

(8)洗手,记录操作过程、伤口愈合情况等。

6.注意事项

(1)拆线时间:**头、面、颈部,4~5 天;下腹、会阴部,6~7 天**;胸部、上腹部、背部、臀部,7~9 天;四肢、关节,10~12 天。张力过大的切口和老年人、糖尿病患者等应延迟拆线。

(2)遵守无菌原则。

【具体图解】

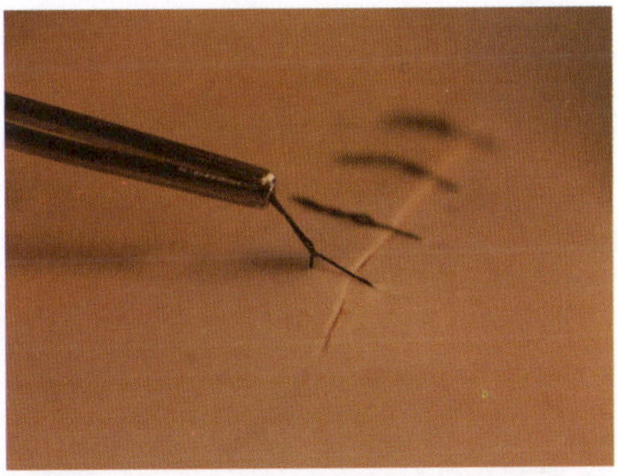

拆线(提)

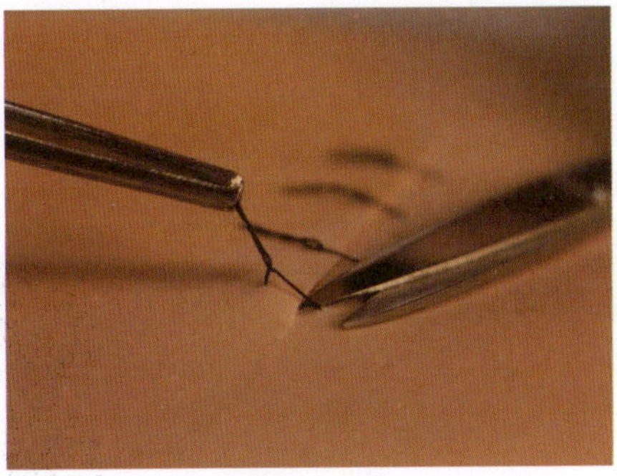

拆线(剪)

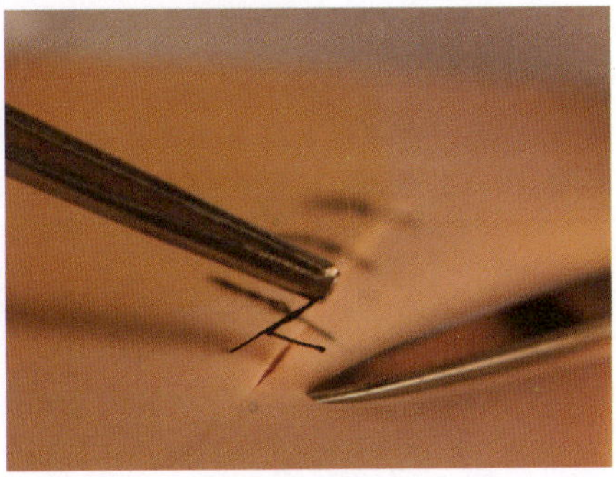

拆线(抽)

温馨提醒

1.忘记换药前洗手(肥皂水洗手或消毒液七步洗手法)。

2.混淆两把镊子的使用。

3.拆线时左手用镊子提线,使皮下的一小部分线露出,右手将新露出的缝线剪断(这样可避免皮肤表面缝线进入皮内引起细菌感染)。

4.胶布贴的方向不同。

拆线的所有步骤及方法与换药相似,仅在处理伤口和拆线时不同。

真题演练

题目:刘某,女,28岁。右侧卵巢囊肿术后第3天,目前切口需拆线。

要求:请为患者(医学模拟人或模具)切口拆线。

时间:15分钟

一、操作前准备

1.戴帽子、口罩(头发、鼻孔不外露)。

2.患者取仰卧位,充分暴露手术切口部位,洗手(口述)。

3.材料准备:两只换药瓶(盘)、两把镊子、适量的75%酒精棉球和敷料等。

二、拆线过程

1.用手移去外层敷料,内层敷料用镊子夹起,将其放置在盛污物的换药碗(盘)内。

2.一把镊子接触伤口,另一把镊子传递换药碗中的清洁物品;操作过程中,镊子头部应低于手持部以避免污染。

3.用75%酒精棉球消毒伤口周围皮肤2遍。

4.用镊子轻轻提起线结,使原来在皮下的一小段缝线露出,另一手持线剪,贴着皮肤将新露出的缝线段剪断。

5.持镊将缝线抽出,抽线的方向朝向剪断缝线的一侧。

6.拆线后检查伤口愈合情况,用75%酒精棉球重新消毒伤口一次。

7.无菌敷料覆盖伤口并固定,粘贴胶布的方向应与躯干长轴垂直,长短适宜。

三、考官提问

1.头颈部切口一般术后第几天拆线?

答:术后第3~5天拆线。

2.拆线时为什么要提起线结,剪断新露出的缝线段?

答:皮肤表面的缝线可能有细菌污染,这样抽线时可避免细菌污染线道。

四、职业素质

1.操作前能以和蔼的态度告知患者手术目的,取得患者的配合。操作时注意无菌观念,动作轻柔规范,体现爱护患者的意识。操作结束后告知患者相关注意事项。

2.着装整洁,仪表端庄,举止大方,语言文明,认真细致,表现出良好的职业素质。

第四节　开放性伤口的止血包扎

开放性伤口的止血包扎

(一)目的

包扎是外伤现场应急处理的重要措施之一,及时正确的包扎可以达到保护伤口、压迫止血、减少疼痛及感染机会、固定敷料或夹板等目的。

在有活动出血的情况下，外伤包扎须以止血为前提，如不及时给予止血，则可造成严重失血、休克，甚至危及生命。

（二）物品准备

1.有条件时，可准备纱布、棉垫、绷带、三角巾、止血带等。

2.紧急情况下，如无专用物品，可用尽量干净的床单、衣物、毛巾等替代。

（三）止血的操作步骤

有时候包扎本身就是止血的措施，例如：组织损伤造成的毛细血管出血，血液成水珠状从伤口流出，有时可自动凝固或稍微压迫即可止血。这种出血，往往只需要在伤口上覆盖消毒纱布，然后稍微加压包扎，即可完成止血和包扎的双重任务。但对于由较大血管损伤引起的“动脉出血”（出血呈搏动性、喷射状，血液颜色鲜红，可在短时间内大量失血）和由静脉血管损伤引起的“静脉出血”（出血缓缓不断外流，血液颜色紫红），单纯的压迫包扎伤口不能达到止血目的时，则需要应用以下方法止血。

1.指压止血法 在伤口的上方即近心端找到搏动的血管，用手指紧紧按压在其下的骨面上。需注意的是：此法仅能用于短时间控制血流，应随即采用止血带法等。

【具体图解】

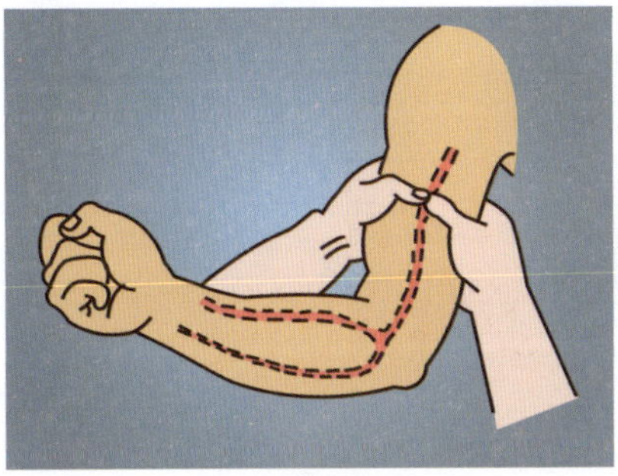

压迫止血（1）

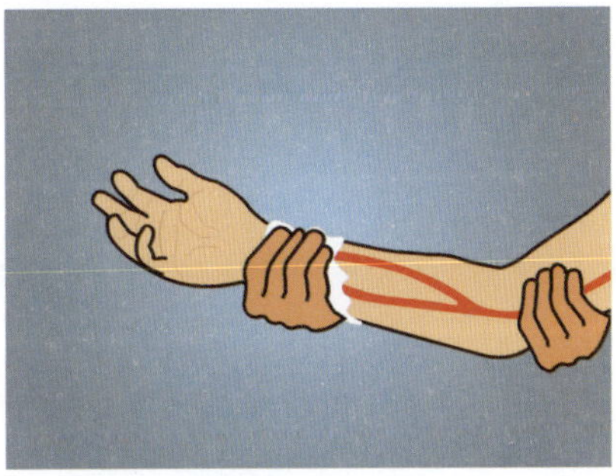

压迫止血（2）

2.止血带法

（1）止血带应是具弹性的橡胶带，亦可用宽的布条、领带等代替。

（2）止血带与皮肤之间应加衬垫，如厚纱布、棉垫，紧急情况可用衣物、床单等。

（3）部位要准确，应在伤口的近心端，如：上肢在上臂上1/3、下肢在大腿中上段、手指在指根部。

（4）止血带松紧要合适，以远端出血停止、不能摸到动脉搏动为宜，过松时动脉供血未压住，静脉回流受阻，反使出血加重；过紧时容易发生组织坏死。

（5）一定要在显著的部位标明上止血带的时间，一般1～1.5小时放松止血带一次，使血液流通5～10分钟后再重新绑扎。

【具体图解】

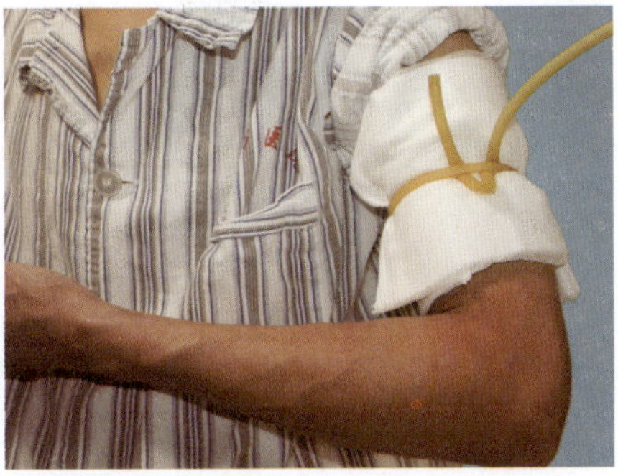

止血带止血法

(四)包扎的操作步骤

1.包扎前处理

(1)如有出血,应先行止血。

(2)受伤部位禁止用水冲洗,也不要涂抹药物等。

(3)包扎前尽可能清除泥土等异物,应注意:大而易取的异物可酌情取出;深而小又不易取出的异物切勿勉强取出;如果有刺入体腔或血管附近的异物,现场可不必处理。切不可轻率地拔出,以免损伤血管或内脏引起危险。

(4)如遇内脏脱出时不应送回,以免引起严重的感染或发生其他意外;原则上可用消毒的大纱布或干净的布类包好后,用消毒碗(如无,可用干净的碗或小盆)扣在上面,再包扎固定。

2.包扎方法

(1)绷带包扎法

绷带包扎法

1)环形法:这是绷带包扎法中最常用的基本方法,一般适用于小伤口及颈部、头部、腿部、胸腹等处。方法是:第一圈稍倾斜环绕伤处,第二圈、第三圈环绕后,将第一圈斜出的一角压于环形圈内后继续缠绕,后一圈应压住前一圈,最后用胶布将带尾固定,或将带尾剪开打结固定。

【具体图解】

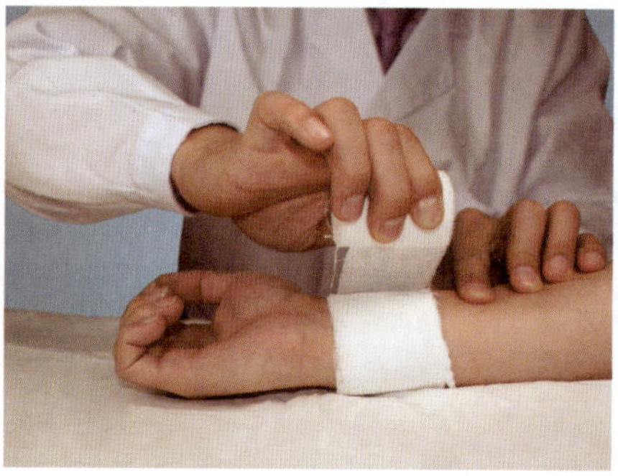

环形包扎

2)蛇形法:多用于夹板固定。方法是:先将绷带环形法缠绕数圈固定,然后按绷带的宽度做间隔的斜着上缠或下缠,后一圈不压住前一圈,末端再以环形法缠绕数圈固定。

3)螺旋法:多用在直径差不多的部位,如上臂、大腿。方法是:先按环形法缠绕数圈固定,然后再以后一圈压住前一圈的1/2成螺旋形继续缠绕,最后固定。

【具体图解】

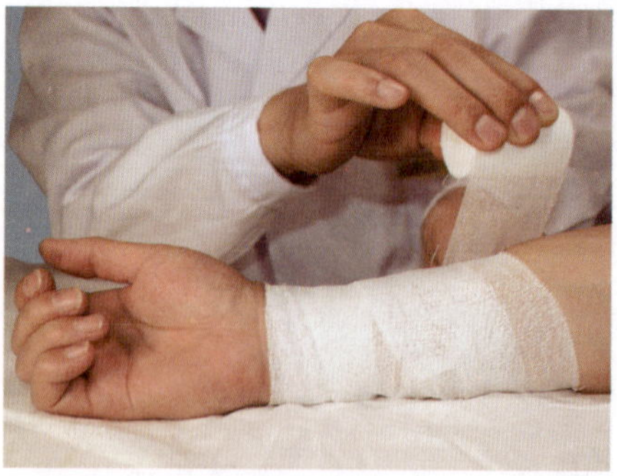

螺旋形包扎

4)“8”字形包扎法:多用于直径不一或屈曲的关节部位,如肘关节,先将绷带环形法缠绕数圈固定,然后将绷带由下向上缠绕过关节,再由上向下呈“8”字形来回缠绕,最后固定。

【具体图解】

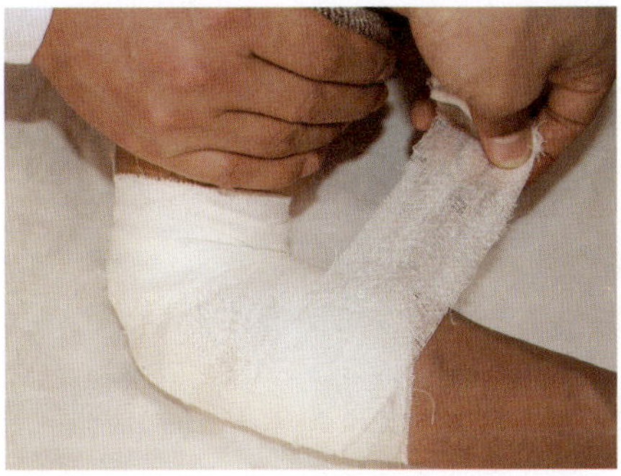

"8"字形包扎

温馨提醒

1.绷带包扎要使得关节处于功能位。
2.为了预防静脉回流受阻,一般由远端向近端包扎。
3.露出包扎的肢体末端,观察血供。
4.包扎松紧度、绷带宽度适宜。
5 有骨筋膜室综合征者应严禁包扎。

(2)三角巾包扎法:三角巾用一块方巾沿对角线剪开即成;三角巾应用灵活,包扎面积大,各个部位都可以应用;对较大创面、固定夹板、手臂悬吊等,需用三角巾包扎法。

三角巾包扎法

1)三角巾头部包扎:先把三角巾底边折叠放于前额,底边两角拉至枕部先打一结,然后绕至前额打结、固定。

【具体图解】

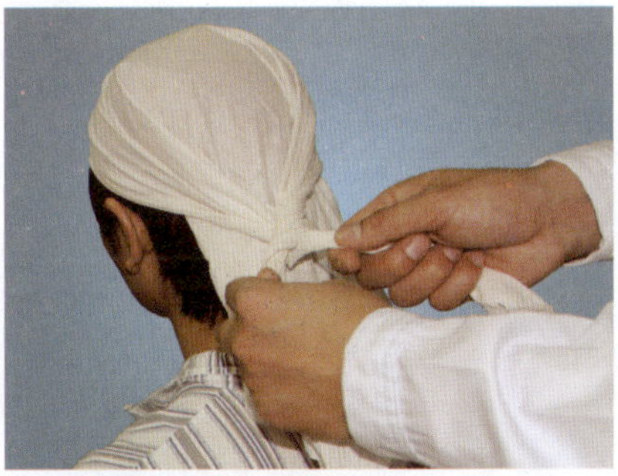

头顶部三角巾包扎法(1)

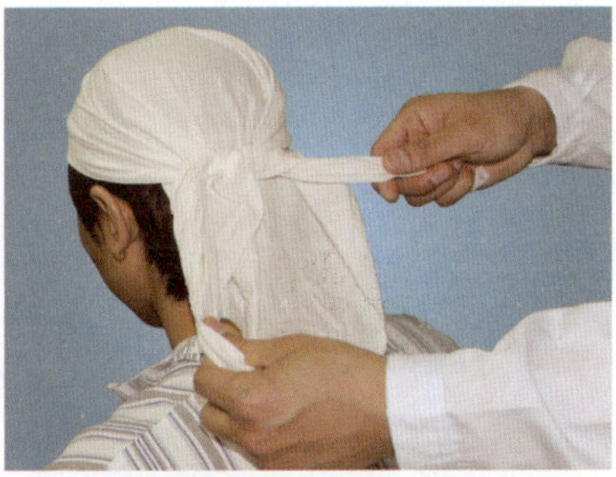

头顶部三角巾包扎法(2)

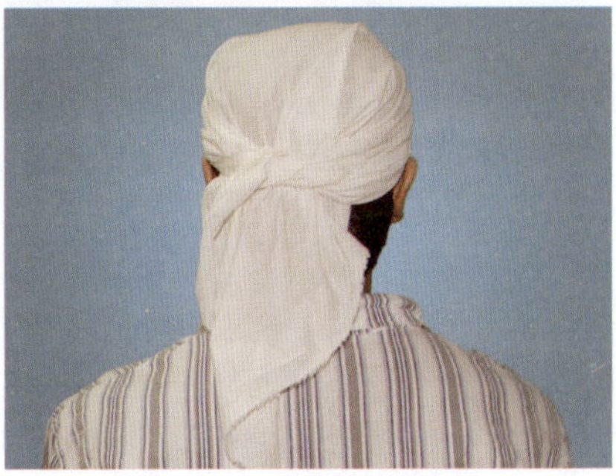

头顶部三角巾包扎法(3)

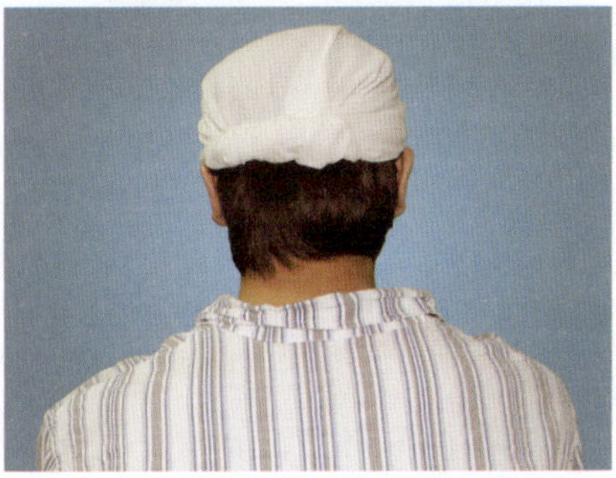

头顶部三角巾包扎法(4)

2）胸、背部包扎：如右胸受伤，将三角巾顶角放在右肩上，将底边两角由腋下拉至背部在右面打结，然后再拉至肩部与顶角打结。背部包扎与胸部包扎的方法一样，唯位置相反，结打在胸部。

3）手足的包扎：将手指（或足趾）尖朝向三角巾顶角放在三角巾上，顶角反折覆盖手、足背上，然后将底边缠绕打结固定。

【具体图解】

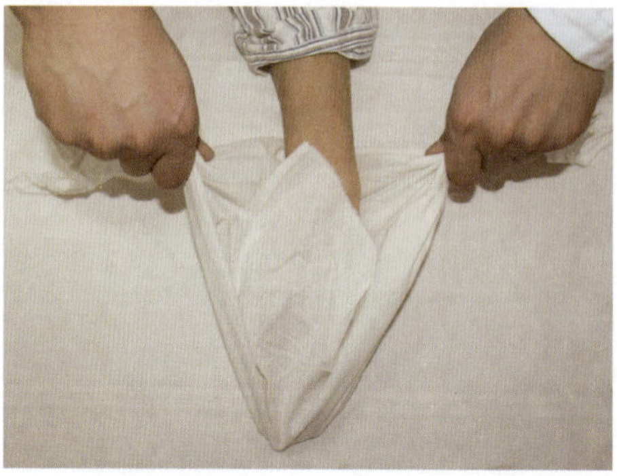

手（足）部三角巾包扎法（1）

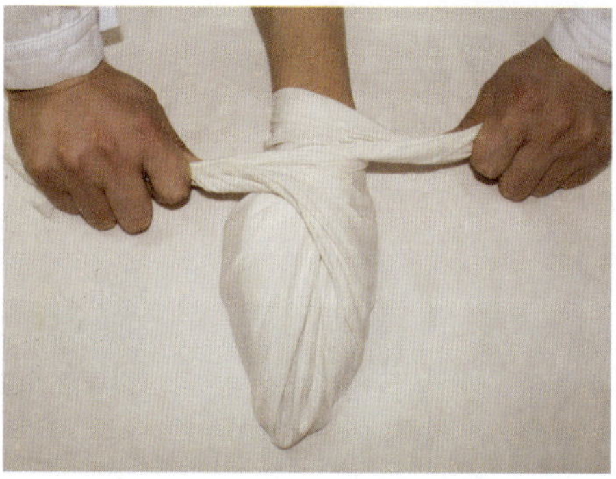

手（足）部三角巾包扎法（2）

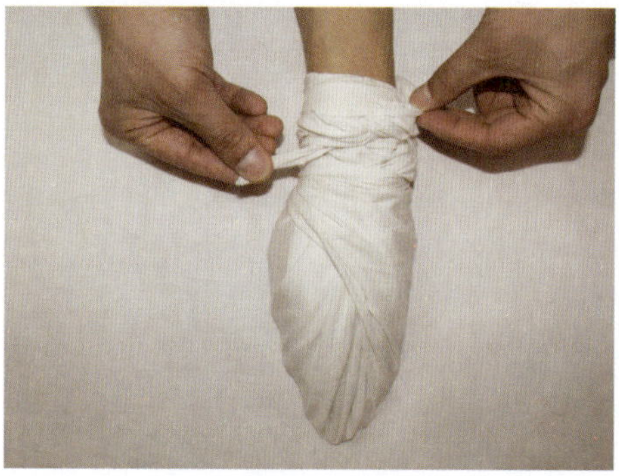

手（足）部三角巾包扎法（3）

4）手臂的悬吊：如上肢骨折需要悬吊固定，可用三角巾吊臂。悬吊方法是：将患肢成屈肘状放在三角巾上，然后将底边一角绕过肩部，在背后打结即成悬臂状。

【具体图解】

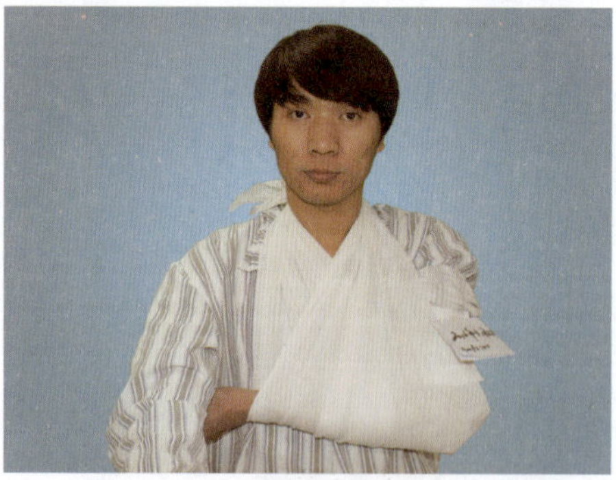

前臂悬吊带（1）

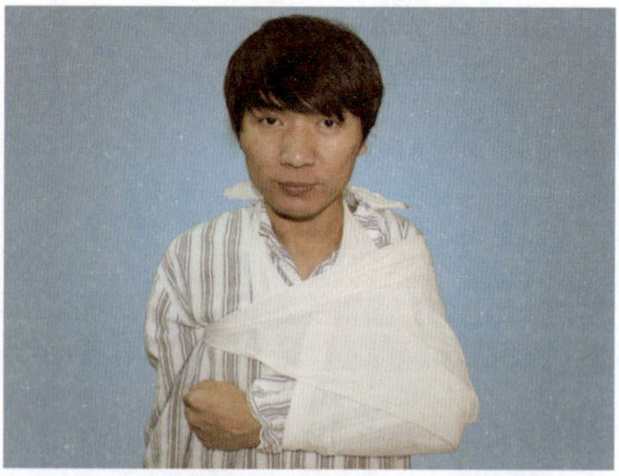

前臂悬吊带（2）

（五）注意事项

1.对伤者明显可见的伤口进行包扎之前或同时，一定要了解有没有其他部位的损伤，特别要注意是否存在比较隐蔽的内脏损伤，不能因表面伤口的包扎耽误时间而忽略其他更严重的损伤。

2.包扎止血后仍需加强监护、及时转诊，如头部受撞击的患者特别是老年人，即使自觉良好，也需严密观察,如出现头胀、头痛加重,甚至恶心、呕吐,则表明可能存在颅内损伤,需要紧急转诊。

3.及时记录,如伤情、生命体征、止血带使用时间等。

应试流程(开放性伤口的止血包扎)

第一步——操作前准备

1.迅速检测患者生命体征(口述)。

2.检查患肢:暴露左上臂,了解伤口情况及患肢有无畸形等。

3.物品准备:无菌敷料、止血带、三角巾、手套等。

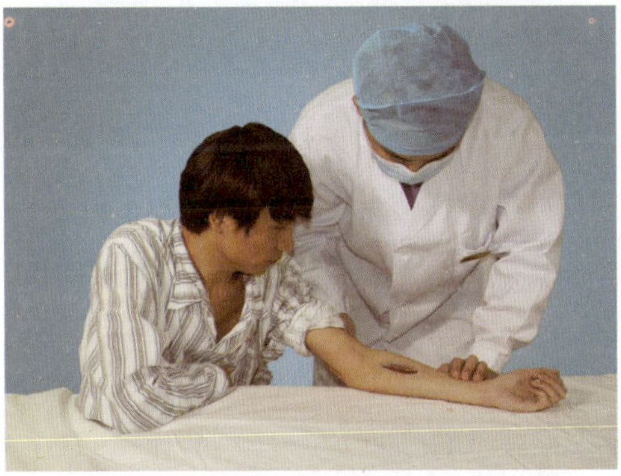

检查患肢

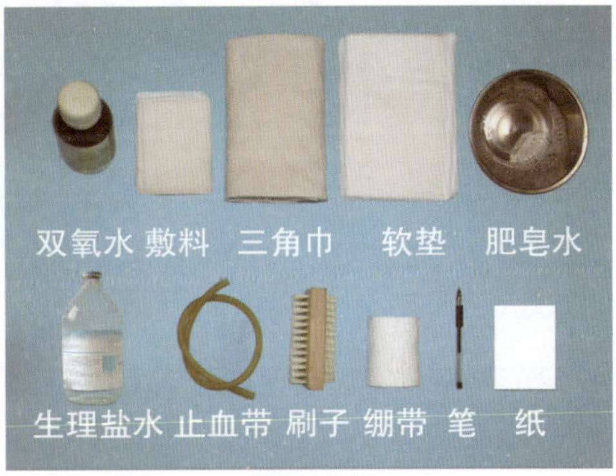

物品准备

第二步——止血(止血带)

1.止血位置的选择:左上臂上1/3处,下肢在大腿中上段、手指在指根部。

2.绕扎止血带:在扎止血带处置衬垫物,绕扎松紧程度以控制出血、浅表动脉摸不到搏动为宜。

3.在标记牌上记录使用止血带开始的时间,一般1~1.5小时放松止血带一次,使血液流通5~10分钟后再重新绑扎。

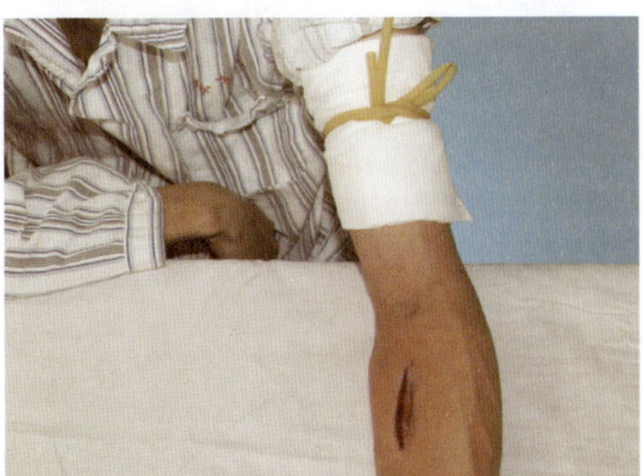

系止血带

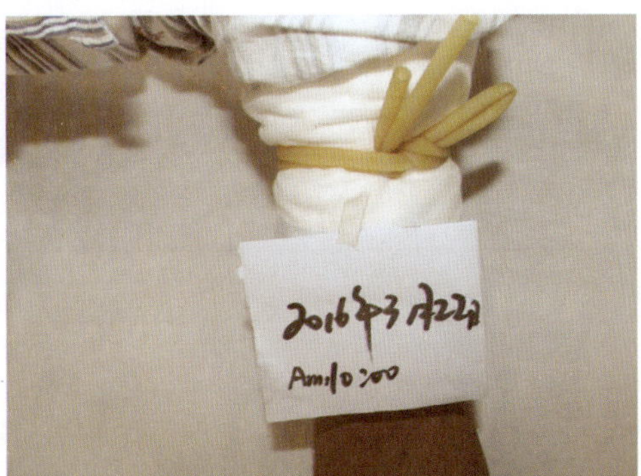

记录使用止血带开始的时间

第三步——处理伤口

1.充分暴露伤口，戴手套，用无菌纱布盖住伤口，用肥皂水刷洗伤口周围皮肤，除去伤口周围污物。

2.用双氧水和生理盐水反复冲洗伤口。检查伤口里有无异物，如果有需要取出异物。

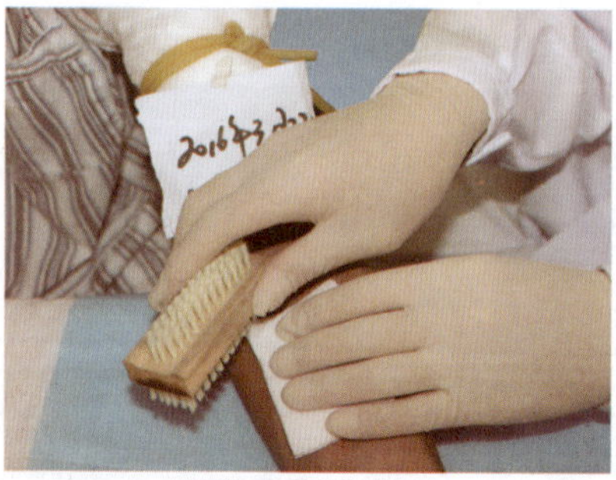

肥皂水刷洗伤口

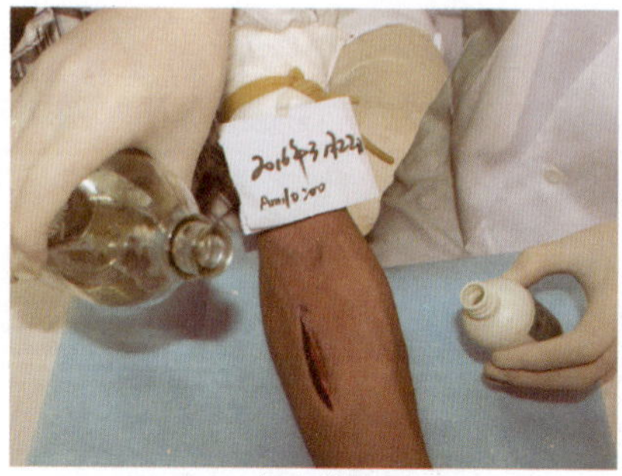

冲洗伤口

第四步——包扎伤口

1.无菌敷料盖住伤口。

2.绷带加压包扎。

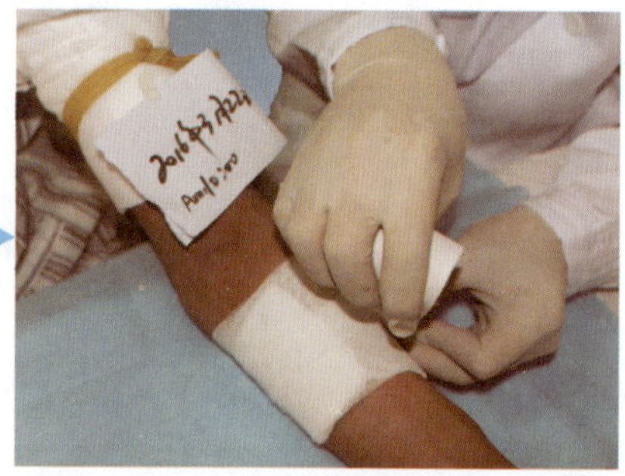

包扎伤口

第五步——三角巾固定

1.将三角巾平展于胸前，顶角与伤肢肘关节平行。

2.屈曲伤肢，提起三角巾下端，两端在颈后打结。

3.顶尖向胸前外折，用别针固定。

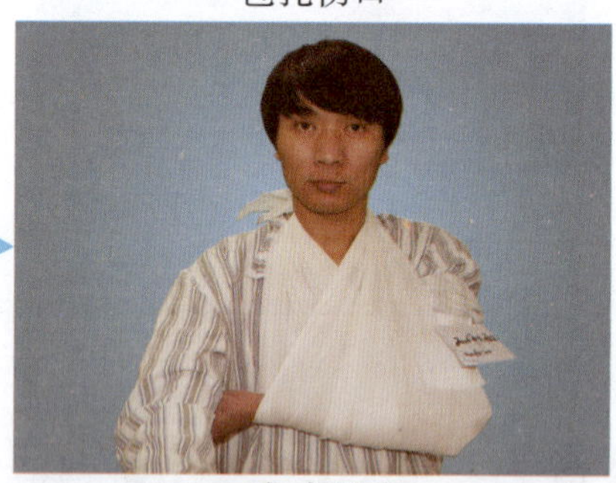

三角巾固定

第六步——报告考官，操作结束

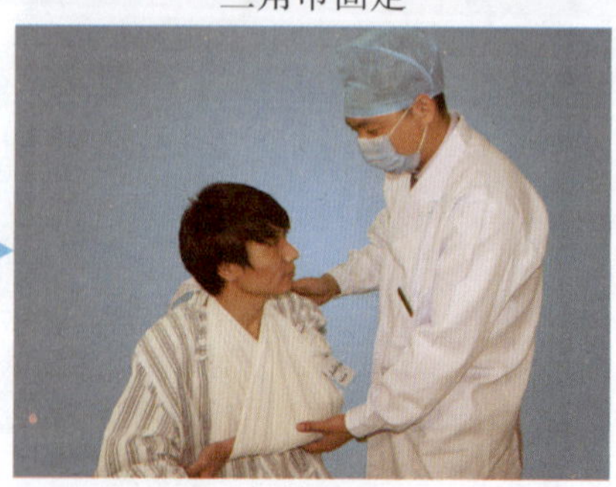

患者处理

温馨提醒

1.迅速暴露伤口并检查,采取急救措施。

2.有条件者应对伤口妥善处理,如清除伤口周围油污、局部消毒等。

3.使用止血带必须包在伤口的近心端;局部给予包布或单衣保护皮肤;在上止血带前应抬高患肢2~3分钟,以增加静脉血向心回流;必须注明每一次上止血带的时间,并每隔45~60分钟放松止血带一次,每次放松止血带的时间为3分钟,止血带最长止血时间不超过4小时。松开止血带之前应用手压迫动脉干近端;绑止血带松紧要适宜,以出血停止、远端摸不到脉搏搏动为宜。

总结扎止血带有四点:

(1)部位(前臂受伤时,止血带应在上臂中上1/3,小腿受伤时止血带应在大腿中下1/3)。

(2)受伤部位下面放衬垫。

(3)松紧度——以伤口不出血,摸不到浅表动脉搏动为宜。每45~60分钟放一次,每次3分钟。

(4)记录止血时间。

4.包扎材料尤其是直接覆盖伤口的纱布应严格无菌,没有无菌敷料则尽量应用相对清洁的材料,如干净的毛巾、布类等。

5.包扎不能过紧或过松,打结或固定的部位应在肢体的外侧面或前面。

真题演练

题目:邓女士,46岁。旅游时因车祸导致左上臂损伤,伤口有活动性出血。

要求:请用止血带为患者进行伤口处理并用三角巾行骨折外固定。

时间:15分钟

一、操作前准备

1.检测患者生命体征(口述)。

2.检查患肢:暴露左上臂,了解伤口情况及患肢有无畸形等。

3.准备无菌敷料、止血带、三角巾等。

二、操作过程

1.止血位置的选择:左上臂上1/3处。

2.绕扎止血带:在扎止血带处置衬垫物,绕扎松紧程度以控制出血、松紧程度以左侧桡动脉摸不到搏动为宜。

3.在标记牌上记录开始使用止血带的时间。

4.充分暴露伤口,除去伤口周围污物。

5.将三角巾平展于胸前,顶角与伤肢肘关节平行。

6.屈曲伤肢,提起三角巾下端,两端在颈后打结。

7.顶尖向胸前外折,并用别针固定。

三、考官提问

1.如果四肢开放性伤口出血活跃,急救现场如何控制出血?

答:应在出血点的近心端使用止血带止血。

2.骨折固定的目的是什么?

答:避免骨折端进一步移位和摩擦,造成更大的损伤及增加疼痛,便于患者的搬运。

续表

四、职业素质

1.操作前能以和蔼的态度告知患者手术目的，取得患者的配合；操作时动作轻柔规范，体现爱护患者的意识；操作结束后告知患者相关注意事项。

2.着装整洁，仪表端庄，举止大方，语言文明，认真细致，表现出良好的职业素质。

第五节 换 药

换药

（一）目的

换药是预防（或控制）创面感染，消除妨碍伤口愈合因素，清除伤口的分泌物，控制感染，促进伤口愈合的一项重要外科操作。

（二）术前准备（物品准备）

1.核对患者的相关信息，了解患者的年龄、病情、意识状态、治疗情况、心理反应等。

2.解释换药的目的、方法等。

3.检查伤口及敷料情况。

4.戴口罩、帽子，洗手，准备治疗台（盘）。

5.物品放置合理　一般常规换药物品包括无菌换药碗或弯盘两个，一个盛放换药用的无菌物品（如棉球、纱布等），另一个盛放从创面上取下的敷料、引流物和换药时用过的棉球、敷料等污物；换药镊两把（有齿、无齿各一把）；有时根据伤口创面的具体情况，还要准备引流条（管）、无菌剪刀、探针和必需的外用药、绷带、腹带或宽胶布等。

应试流程

第一步——操作前准备

1.医师准备：戴帽子、口罩（头发、鼻孔不外露），洗手（口述）。

2.患者准备：患者取平卧位（依据伤口不同而不同），充分暴露手术切口。

3.物品准备：两只换药碗（盘）、两把镊子、适量的75%酒精棉球或碘伏棉球和生理盐水棉球、敷料、胶布等。

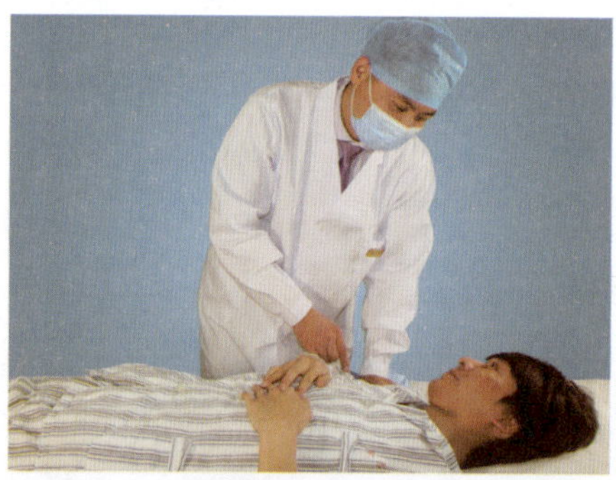

医师和患者准备

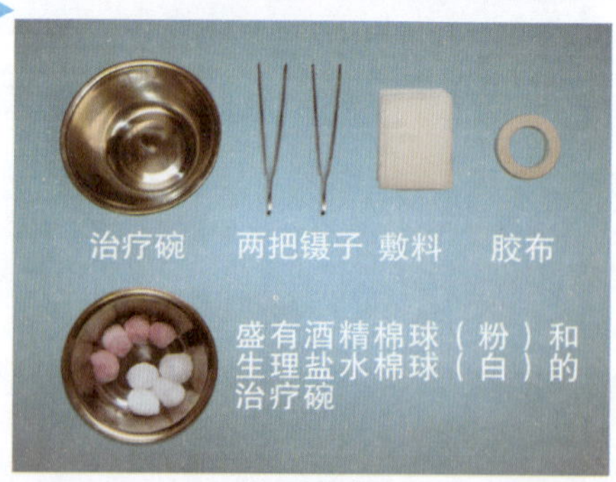

物品准备

第二步——取下绷带及敷料

1.外层(手):揭开胶布,用手移去外层敷料。

2.内层(镊子):内层敷料用镊子夹起,将其放置在盛污物的换药碗(盘)内。

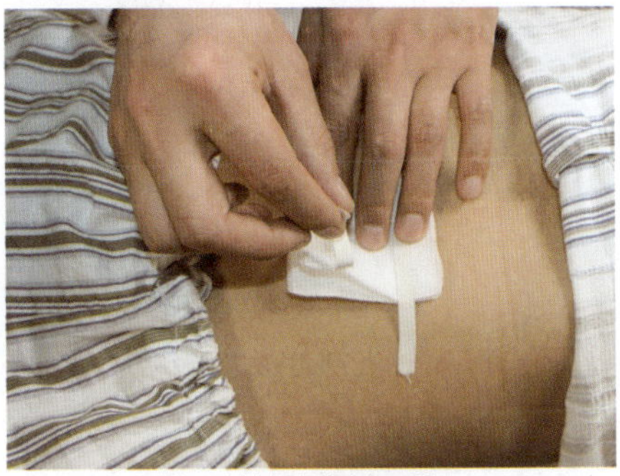

取下外层敷料(手)

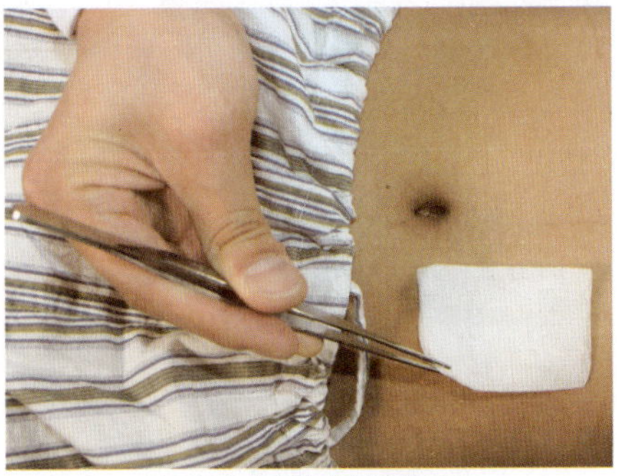

取下内层敷料(镊子)

第三步——两把镊子操作

1.一把镊子接触伤口,另一把镊子传递换药碗中的清洁物品;操作过程中镊子头部均应低于手持部以避免污染。

2.观察伤口的情况(口述)。

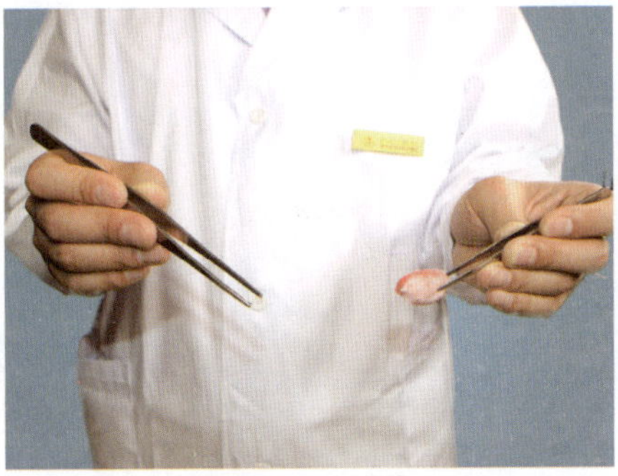

一把镊子接触伤口

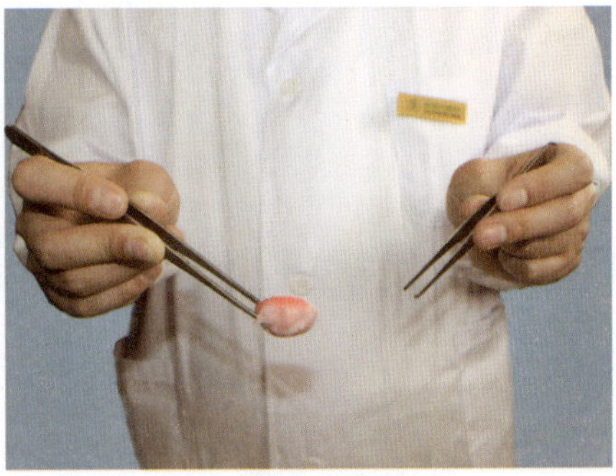

一把镊子传递

第四步——处理伤口

1.先用75%酒精消毒伤口周围皮肤2~3遍(清洁——由内而外;污染——由外而内),距离伤口5~6 cm。

2.然后用生理盐水棉球清洁伤口。

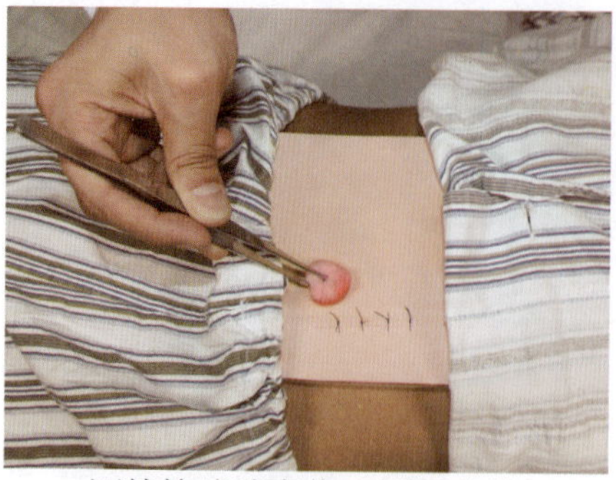

酒精棉球消毒伤口周围皮肤

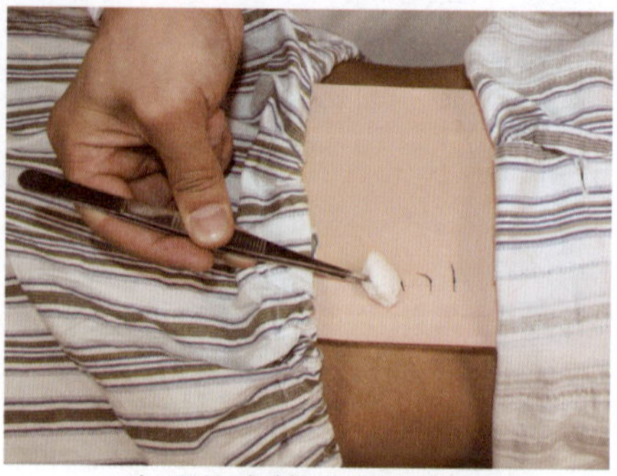

生理盐水棉球清洁伤口

第五步——覆盖敷料

1.用无菌敷料覆盖伤口并固定。用无菌纱布遮盖伤口，距离切口边缘 3 cm 以上，下层纱布光滑面向下，上层纱布光滑面向上。

2.粘贴胶布的方向应与躯干长轴垂直(顺皮纹)，长短适宜。

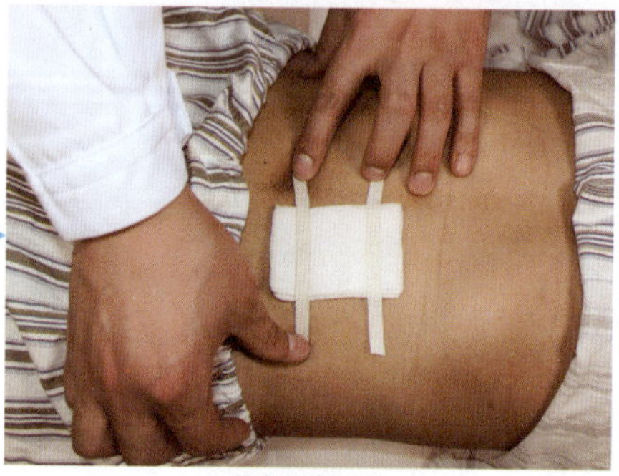

覆盖敷料

第六步——结束报告

1.患者处理：告知患者回去休息，如有问题请告诉医生或护士(把衣服整理好，把被子盖好)。

2.物品处理(一次性使用过的物品扔掉；把可重复使用的物品先清洁、后浸泡消毒)。

3.报告考官(老师)操作结束。

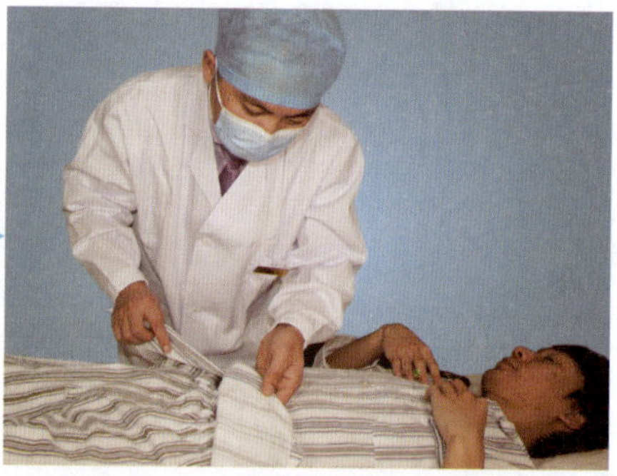

患者处理

(三)操作步骤

1.床边核对 核对患者相关信息，解释操作过程、注意事项等。

2.去除敷料

(1)先用手取下伤口外层绷带及敷料，撕胶布时应自伤口由外向里，可用手指轻轻推揉贴在皮肤上的胶布边沿，待翘起后用一只手轻压局部皮肤，另一只手牵拉翘起的胶布，紧贴皮面向相反的方向慢慢取下，切不可垂直地向上拉，以免产生疼痛或将表皮撕脱；若遇胶布粘着毛发时，可剪去毛发或用汽油、乙醚、松节油等湿润后揭去。

(2)伤口内层敷料及引流物，应用无菌镊取下，揭起时应沿伤口长轴方向进行；若内层敷料与创面干结成痂，先用过氧化氢溶液(双氧水)或生理盐水浸湿，待敷料与创面分离后再轻轻地顺创口长轴揭去；在换药过程中要保持其中一把镊子始终处于相对的无菌状态，不可污净不分，随意乱用。

(3)取下的敷料等均放在弯盘内,不得随意丢弃,以防污染环境或交叉感染。

3.伤口周围皮肤消毒 去除敷料后,用75%酒精棉球在创口周围由内向外消毒,注意勿使消毒液流入伤口内。若创周皮肤粘有较多胶布痕迹及污垢,可用松节油或汽油棉棒擦去,以减少对皮肤的刺激。

4.创面处理

(1)用生理盐水棉球自内向外轻柔地拭去创面分泌物;切忌反复用力擦拭,以免损伤创面肉芽或上皮组织;擦拭创面所用棉球不应太湿。

(2)脓腔深大者,棉球擦洗时应防止脱落在创口内。

(3)创面拭净后,应彻底移除伤口内线头、死骨、腐肉等异物。

(4)用酒精棉球消毒创周皮肤。

(5)如有需要,应根据伤口情况选择凡士林纱布、药物或盐水纱布覆盖,或放入引流管、纱布引流条等。

5.固定 创面处理完毕,覆盖无菌干纱布,胶布粘贴固定。创面大、渗液多的创口,可加用棉垫,若胶布不易固定时须用绷带包扎。

6.操作后整理 协助整理好患者床、物等,污物倒入污物桶。洗手、记录。

(四)注意事项

1.严格无菌操作。

2.动作轻柔。

3.如同时多处伤口换药,顺序为:清洁伤口→污染伤口→感染伤口;简单伤口→复杂伤口。

真题演练

题目:牛先生,42岁。左侧腹股沟斜疝修补术后,行术后常规切口换药。

要求:请为患者(医学模拟人或模具)换药。

时间:15分钟

一、操作前准备

1.戴帽子、口罩(头发、鼻孔不外露)。

2.患者取平卧位,充分暴露手术切口,洗手(口述)。

3.材料准备:两只换药碗(盘)、两把镊子、适量的75%酒精棉球、敷料、胶布。

二、换药过程

1.揭开胶布,用手移去外层敷料,内层敷料用镊子夹起,将其放置在盛污物的换药碗(盘)内。

2.一把镊子接触伤口,另一把镊子传递换药碗中的清洁物品;操作过程中镊子头部均应低于手持部以避免污染。

3.观察伤口的情况(口述);用75%酒精棉球消毒伤口周围皮肤2~3遍。

4.无菌敷料覆盖伤口并固定。粘贴胶布的方向应与躯干长轴垂直。

三、考官提问

1.换药时发现切口外层敷料被渗液湿透,常见的原因是什么?

答:常见的原因是切口内脂肪液化、切口裂开或感染等。

2.换药中发现肉芽明显水肿,应如何处理?

答:应用3%的高渗盐水湿敷。

续表

四、职业素质
1.操作前能以和蔼的态度告知患者手术目的,取得患者的配合,操作时注意无菌观念,动作轻柔规范,体现爱护患者的意识,操作结束后告知患者相关注意事项。 2.着装整洁,仪表端庄,举止大方,语言文明,认真细致,表现出良好的职业素质。

第六节　肌内注射、静脉注射、皮内注射(皮试)

(一)肌内注射

1.目的　肌内注射是一种常用的药物注射治疗方法,指将药液通过注射器注入肌肉组织内,达到治疗的目的。

2.适应证、禁忌证

(1)适应证:肌内注射主要适用于不宜或不能做静脉注射,又要求比皮下注射更迅速发生疗效以及注射刺激性较强或药量较大的药物时。

(2)禁忌证:拟注射部位如有破溃、瘢痕、硬结等,需更换注射部位。

3.操作前准备

(1)核对患者相关信息,了解患者年龄、病情、意识状态、治疗情况、心理反应等。

(2)解释肌内注射的目的、方法等。

(3)检查局部皮肤有无破溃等。

(4)戴口罩、帽子,洗手,准备治疗盘。

(5)物品放置合理,包括需注射的药品、一次性注射器、棉签、消毒液等。

4.操作步骤

(1)核对医嘱,检查备药的名称、剂型、有效期、有无外观异常等,检查一次性注射器的灭菌日期、外包装是否完整、气密性等,检查消毒液的开瓶时间等。

(2)消毒备药瓶,抽吸药液(粉剂按要求溶药后),排气后套上安瓿置于治疗盘备用。

(3)核对患者相关信息,解释操作过程、注意事项等。

(4)帮助患者松解衣裤,摆好体位,可取卧位或坐位、站立位。

1)卧位:臀部肌内注射时,为使局部肌肉放松,减轻疼痛与不适,可采用侧卧位,上腿伸直、放松,下腿稍弯曲;或采用俯卧位,足尖相对,足跟分垂,头偏向一侧。

2)坐位或站立位:为门诊患者接受注射时常用体位,患者拟注射一侧放松,另一侧支撑地面。

(5)确定注射部位:最常用的为臀大肌,其次为臀中肌、臀小肌、股外侧肌及三角肌。以臀大肌为例,确定方法是:

1)十字法:从臀裂顶点向左或右划一水平线,从髂嵴最高点做一垂直线,将臀部分为四个象限,其中的外上象限(避开其内角)为注射区。

2)连线法:从髂前上棘到尾骨连线的外上 1/3 处为注射部位。

(6)消毒皮肤:用无菌棉签浸润碘伏溶液,以注射部位为中心,由内向外缓慢旋转,逐步涂擦,共 2 次(若以 2%碘酊消毒,则需用 75%酒精脱碘,碘酊消毒 2 次、75%酒精脱碘1 次),消毒皮肤面积不小于 5 cm×5 cm,待干。再次核对患者相关信息,药物名称、剂量等。

(7)用左手拇指和示指分开皮肤,右手持针如握笔姿势,以中指固定针栓,针头和注射部位垂直,快速刺入肌肉内,一般进针约 2.5~3 cm(针头的 2/3,消瘦者及病儿酌减)。

(8)松开左手,抽动活塞,如无回血,固定针头,注入药物。注射毕,以干棉签按压进针处,同时快速拔针。

(9)处理用物,洗手及记录等。

5.注意事项

(1)严格无菌操作。

(2)定位准确、动作轻柔,尤其是臀大肌注射应避免损伤坐骨神经。

(3)需要两种药液同时注射,应注意配伍禁忌。

(4)回抽无回血时,方可注入药物。

(5)切勿将针头全部刺入,以防针头从衔接处折断。一旦针头折断,保持局部及肢体不动,迅速用血管钳夹住断端拔出。如断端全部进入肌肉,则需手术取出。

(6)需要长期肌注的患者,注射部位应经常更换以防局部形成硬结,若出现硬结,则可采取热敷、理疗等处理。

(二)静脉注射

静脉注射

1.目的 静脉注射是将药物、电解质溶液、营养液等液体物质直接注射到静脉中。连续性的静脉注射则以静脉滴注实施,即静脉输液。

2.适应证、禁忌证

(1)适应证

1)需迅速产生药效时。

2)药物不宜口服、皮下或肌内注射的,或药物因浓度高、刺激性大、量多而不宜采取其他注射方法。

3)较大量补液、输血或静脉营养治疗。

4)做诊断试验或检查时,如肝、肾、胆囊等X线检查注射造影剂。

(2)禁忌证:能以其他方式给药的,应尽量避免静脉注射,特别是静脉输液。

3.操作前准备 同肌内注射,其他包括止血带等,静脉输液则需准备头皮针、输液器、治疗巾、输液贴、输液架等。

4.操作步骤

(1)同“(一)肌内注射”的1~3步。

(2)确定注射部位,常用的有肘部贵要静脉、正中静脉、头静脉,或手背、足背、踝部等处浅静脉。再次核对患者相关信息、药物名称、剂量等。

(3)扎止血带:以手指探明静脉方向及深浅,在穿刺部位的肢体下垫治疗巾,在穿刺部位的上方(近心端)约6 cm处扎紧止血带。

(4)消毒皮肤:用无菌棉签浸润碘伏溶液,以穿刺部位为中心,由内向外缓慢旋转,逐步涂擦,共2次(若以2%碘酊消毒,则需用75%酒精脱碘,碘酊消毒2次、75%酒精脱碘1次),消毒皮肤面积不小于5 cm×5 cm,待干。

(5)穿刺时,嘱患者握拳使静脉充盈,以左手拇指绷紧静脉下端皮肤,使其固定,右手持注射器,针头斜面向上,针头和皮肤呈15°~30°角,由静脉上方或侧方刺入皮下,再沿静脉方向潜行刺入;见回血,证实针头已入静脉,可再顺静脉进针少许,松开止血带,嘱患者松拳,固定针头,缓慢注入药液。

(6)在注射过程中,若局部肿胀疼痛,提示针头滑出静脉,应拔出针头更换部位,重新注射。

(7)注射毕,以消毒棉签按压穿刺点,迅速拔出针头,嘱患者屈肘按压片刻。

(8)处理用物,洗手及记录等。

5.注意事项

(1)严格无菌操作。

(2)需要多种药物同时注射,应注意配伍禁忌。

(3)注射时应选择粗直、弹性好、不易滑动的静脉。如需长期静脉给药者,注射部位应由远心端到近心端进行顺次选择。

(4)根据病情及药物性质,掌握注入药液的速度,并随时听取患者的主诉,观察体征及其病情变化。

(5)对组织有强烈刺激的药物,注射前应先做穿刺,注入少量生理盐水,证实针头确在血管内,再推注药物,以防药液外溢于组织内而发生坏死

(三)皮内注射(皮试)

皮内注射皮试

1.操作目的　用于药物皮肤过敏试验。

2.操作准备

(1)用物准备

1)注射盘。

2)药液:核对标签(药名、剂量、浓度、有效期),检查瓶身、安瓶有无破损,药液有无变质。

3)1 mL 注射器、$4\frac{1}{2}$号针头、注射卡。

4)备 0.1%盐酸肾上腺素和注射器。

(2)操作者准备

1)衣帽整洁,修剪指甲,洗手,戴口罩。

2)评估并解释

A.询问、了解病人病情、治疗情况、用药史及药物过敏史。

B.评估病人意识状态、心理状态、对用药的认知及合作程度。

C.了解注射部位皮肤状况。

D.向病人及家属解释皮内注射的目的、方法、注意事项及配合要点。

(3)病人准备

1)了解皮内注射目的、方法、注意事项及配合要点,能积极配合。

2)取舒适体位并暴露注射部位。

(4)环境准备:注射环境安静、清洁,光线适宜或有足够照明。

3.操作步骤

(1)按医嘱和无菌操作原则吸取药液。

(2)携带物品至病人床旁,核对注射单与医嘱(病人床号、姓名、药名、剂量、浓度、用法)。

(3)部位选择:药物过敏试验常选择前臂掌侧下段。因该处皮肤较薄,易于注射,且易于辨认皮肤反应。

(4)用 75%酒精消毒皮肤,如果对酒精过敏,则使用生理盐水消毒。

(5)二次核对,排尽注射器内空气。

(6)穿刺、注射

1)一手绷紧局部皮肤,一手持注射器,针头斜面向上,与皮肤呈 5°角刺入皮内。

2)针头斜面完全进入皮内后,放平注射器。

3)用绷紧皮肤之手的拇指固定针栓,注药 0.1 mL 在局部形成皮丘。

(7)注射完毕,迅速拔出针头。嘱病人勿按揉局部,以免影响结果的观察,20 分钟后观察局部反应,判断结果并告知病人。

(8)皮试结果判断方法

1)阴性:局部皮丘大小无改变,周围不红肿,无红晕,全身无自觉症状,无不适表现。

2)阳性:局部皮丘隆起,并出现红晕、硬块,直径大于 1 cm 或红晕周围有伪足、痒感;可有头晕、心慌、恶心等不适,严重时可出现过敏性休克。

(9)操作后处理

1)协助病人取舒适卧位。

2)按消毒隔离原则清理用物并归还原处。

3)洗手。

4)记录:结果记录在体温单、注射单、床头卡、书面交班簿等处。阳性用红笔或专用图章标记“+”,阴性用蓝、黑笔或专用图章标记“-”。

第七节　导尿术

导尿术

（一）目的

1.为各种原因导致的急性尿潴留患者临时排出尿液。

2.昏迷、尿失禁或会阴部损伤时，留置导尿管以保持局部干燥、清洁，预防泌尿系统感染。

3.手术前留置导尿，排空膀胱，避免手术中误伤。

4.抢救休克或危重患者时，记录尿量、比重等，观察肾功能。

5.临床诊断及治疗，如尿细菌培养，测量膀胱容量、压力及残余尿量，膀胱癌局部化疗等。

（二）适应证

1.各种下尿路梗阻所致尿潴留。

2.危重患者抢救。

3.膀胱及其他泌尿系统疾病诊断与治疗。

4.留取未受污染的尿标本做细菌培养。

5.产科等腹腔手术前的常规导尿。

（三）术前准备（物品准备）

1.核对患者相关信息，了解患者年龄、病情、意识状态、治疗情况、心理反应等。

2.解释导尿目的、方法等。

3.男性患者应询问有无前列腺增生等。

4.戴口罩、帽子，洗手，准备治疗台（盘）。

5.物品放置合理，包括：

（1）外阴初步消毒用物：弯盘 1 个，无菌治疗碗 1 个（内盛消毒液棉球不少于 15 个），血管钳（或镊子）1 把，清洁手套 1 只等。

（2）无菌导尿包：导尿管 1 根，治疗碗 1 个，弯盘 1 个，小药杯 1 个（内盛消毒液棉球 5 个），血管钳 2 把，液状石蜡棉球 1 个，洞巾 1 块，20 mL 注射器 1 个（内有生理盐水 20 mL），纱布数块，标本瓶（或试管）等。

（3）其他：无菌持物钳，无菌手套，棉签，消毒溶液（碘伏或苯扎溴铵），一次性尿垫（或中单），便盆等。

注：一次性导尿包一般已包含（1）及（2），包装完整且在有效期内可直接使用。

（四）操作步骤

1.操作前准备

（1）床边核对患者相关信息，解释操作过程、注意事项等。

（2）操作者站在患者右侧，患者取仰卧位，屈髋屈膝，双腿略向外展，脱去对侧裤腿，盖在近侧腿上，对侧大腿用盖被遮盖，露出会阴；将一次性尿垫垫于患者臀下。

2.操作过程

（1）女性患者

1）外阴初步消毒：戴手套，右手持止血钳夹取棉球由外向内、自上而下，消毒阴阜、大阴唇，以左手分开大阴唇，同样的顺序消毒小阴唇和尿道外口，最后一个棉球从尿道外口消毒至肛门部。。

2）打开导尿包：取无菌导尿包置于患者两腿之间，打开导尿包；戴无菌手套，铺孔巾，使孔巾与导尿包包布形成一无菌区；整理导尿包内物品，选择合适导尿管，检查导尿管球管是否良好，用液状石蜡棉球润滑导尿管前部后放于孔巾口旁的弯盘内。

3）再次消毒：一手分开并固定小阴唇，另一手用镊子夹碘伏棉球自上而下、由内向外分别消毒尿道口及小阴唇，每个棉球限用一次。

4）导尿：用另一镊子持导尿管对准尿道口**插入尿道约 4～6 cm**，见尿液流出，再插入1 cm左右，固定导尿管，将尿液引入无菌盘内。

5)导尿后操作

①若需做尿培养或其他检查时,弃去前段尿,用无菌标本瓶接取中段尿,盖好瓶盖送检。

②非留置性导尿,导尿后可拔出导尿管,撤下孔巾,擦洗外阴。

③留置性导尿,见尿后再插入5~7 cm,根据导尿管标注的气囊容积注入生理盐水(10~20 mL),轻拉导尿管有阻力感则导尿管已固定于膀胱内,连接集尿袋,撕开孔巾,将集尿袋固定于床边,擦洗外阴。

应试流程

第一步——操作前准备

1.医师准备:洗手,戴帽子、口罩,戴手套。

2.知情同意,保护隐私:核对患者信息,向患者说明操作目的,取得患者配合,关好门窗,调节室温,防止患者着凉,必要时用屏风遮挡患者。

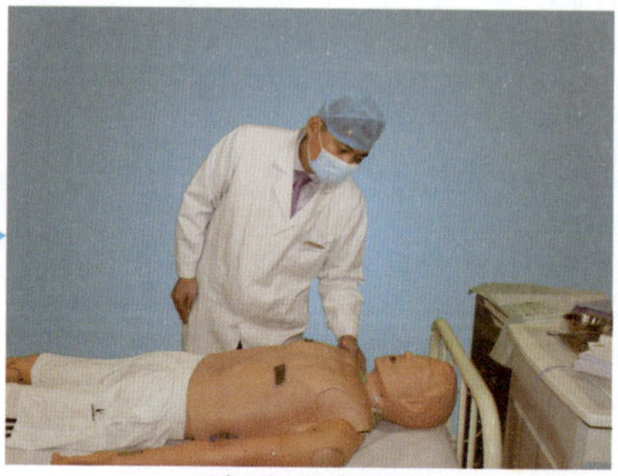

医师和患者准备

第二步——操作前准备

1.无菌导尿包:内有治疗碗1个、尿管1根、小药杯1个(内盛棉球数个)、血管钳2把、液状石蜡棉球1个、标本瓶1个、洞巾1块、纱布数块、20 mL注射器1个(内盛有生理盐水20 mL)。

2.外阴初步消毒用物:无菌治疗碗1个(内盛无菌棉球数个、镊子1把)、清洁手套1副。

3.其他:无菌持物钳1把、无菌手套、消毒溶液、20 mL注射器1支(内有生理盐水20 mL)、中单、便盆、屏风等。

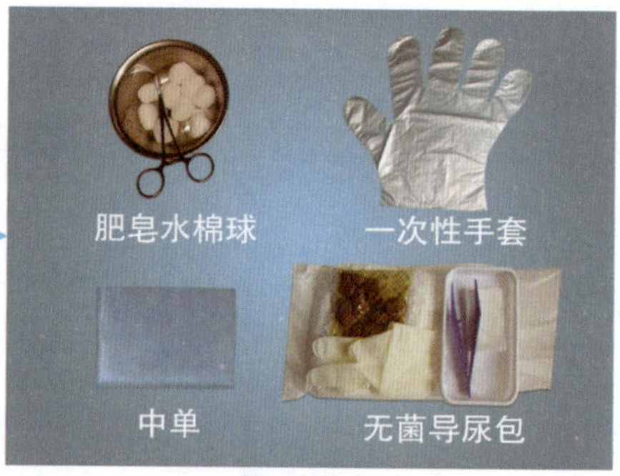

物品准备

第三步——肥皂水清洁外阴

1.协助患者摆屈膝仰卧位。

2.臀部下垫中单、油布、便盆。

3.用肥皂水棉球常规清洗外阴。

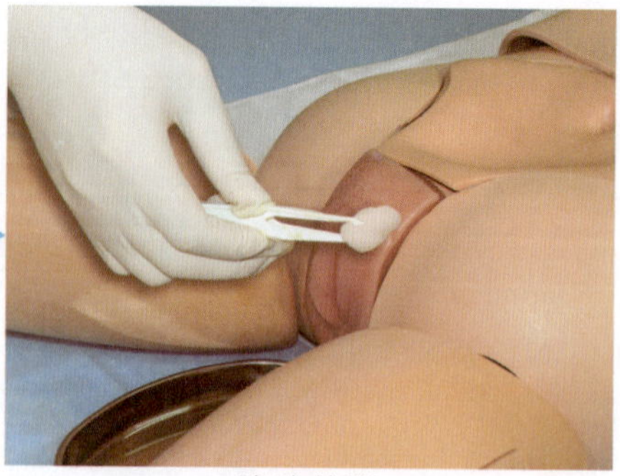

清洁外阴

第四步——第一遍消毒

1.打开一次性导尿包(外层)。戴手套(若只有一只手套戴左手)。

2.消毒:右手持止血钳夹取棉球由内向外、自上而下,消毒阴阜、大阴唇,以左手分开大阴唇,同样的顺序消毒小阴唇和尿道外口,最后一个棉球从尿道外口消毒至肛门部。每个碘伏棉球只能使用一次。

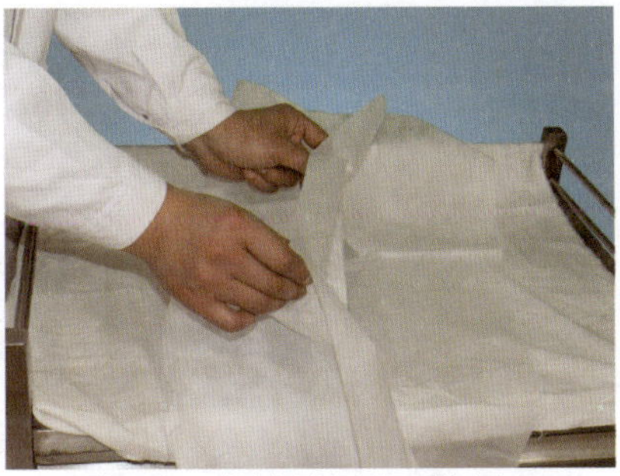

打开一次性导尿包(外层)

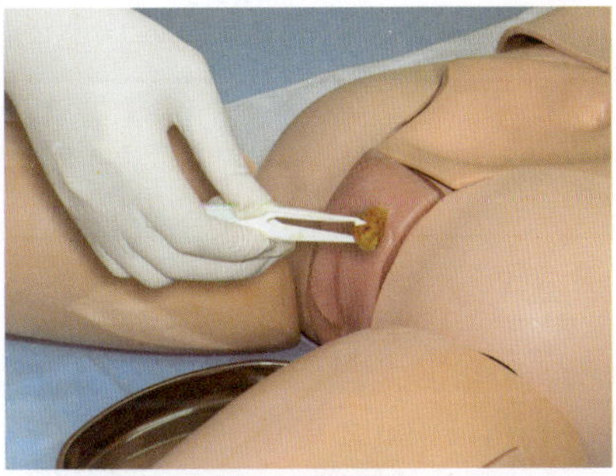

第一遍消毒

第五步——更换无菌手套、铺洞巾

1.更换无菌手套。

2.铺洞巾,仅暴露尿道口。

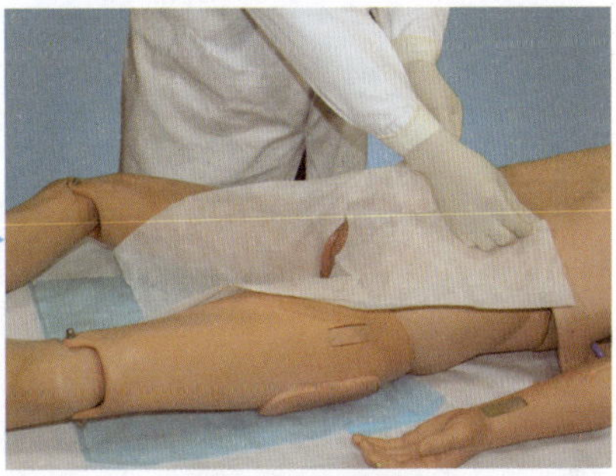

更换手套、铺洞巾

第六步——检查导尿管、润滑末端

1.检查导尿管是否通畅,球囊是否漏气。

2.用无菌润滑油涂抹导尿管前端,导尿管末端用血管钳夹闭,置于消毒弯盘中。

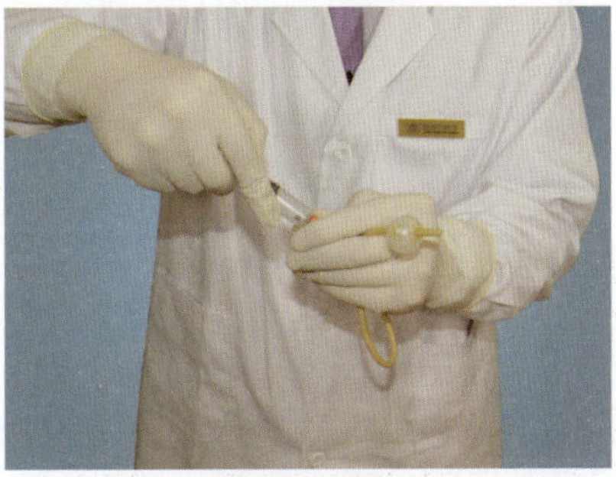

检查导尿管

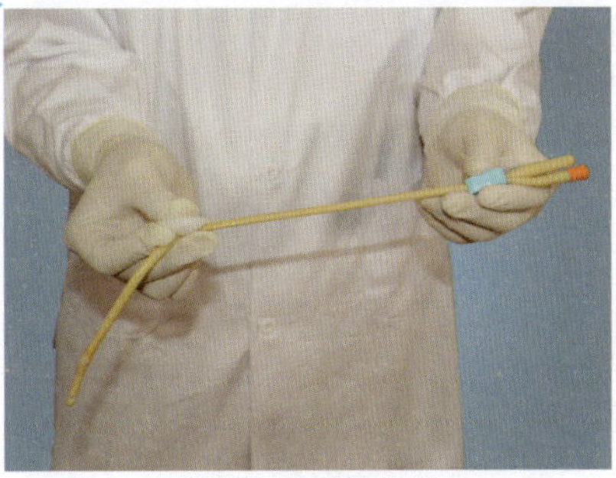

润滑导尿管末端

第七步——插导尿管之前，第二遍消毒，以左手拇指、示指翻开小阴唇暴露尿道口，由内而外、自上而下消毒尿道外口和双侧小阴唇，最后再次消毒尿道口（参考9版《诊断学》P596页）。

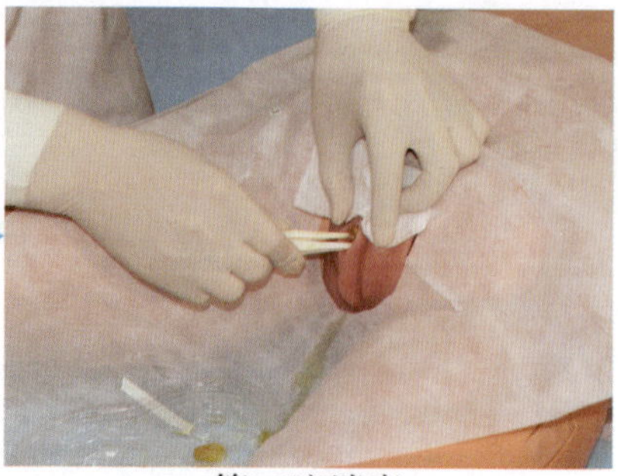
第二遍消毒

第八步——插导尿管

1.左手用无菌纱布翻开小阴唇。

2.右手持镊子将导尿管慢慢插入尿道 4～6 cm（临床执业医师考试大纲为 6～8 cm），松开血管钳，见尿液流出。

3.若是普通导尿管，见尿液流出，缓慢退出至无尿液流出时，再插入 1 cm（临床执业医师考试大纲为 2 cm）。

4.若是球囊导尿管（Foley），见尿液流出，再插入 7～10 cm。

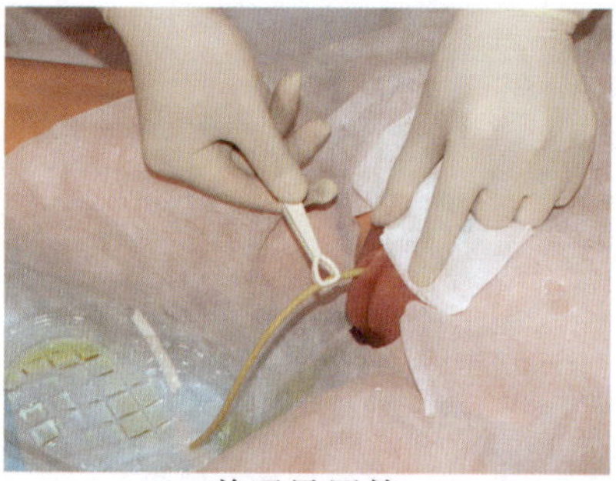
普通导尿管

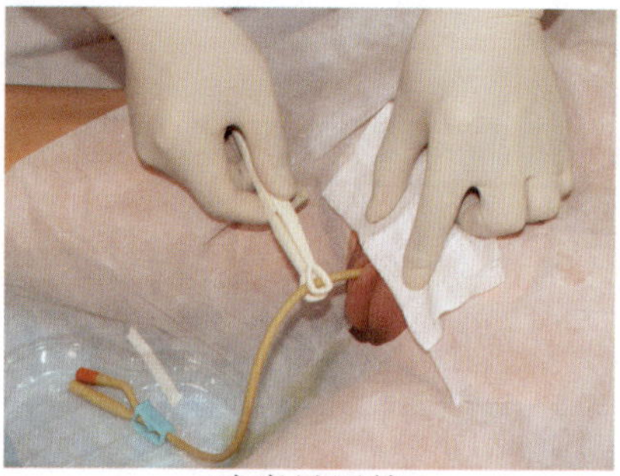
球囊导尿管

第九步——固定导尿管

1.若是普通导尿管，用胶布固定导尿管。导尿管末端接引流袋。

2.若是球囊导尿管（Foley），往球囊注水 15～20 mL。缓慢向外牵引导尿管至遇到阻力时为止，导尿管末端接引流袋。

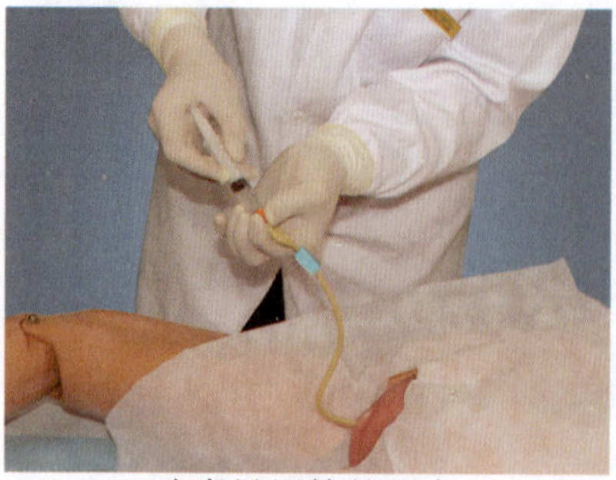
球囊导尿管的固定

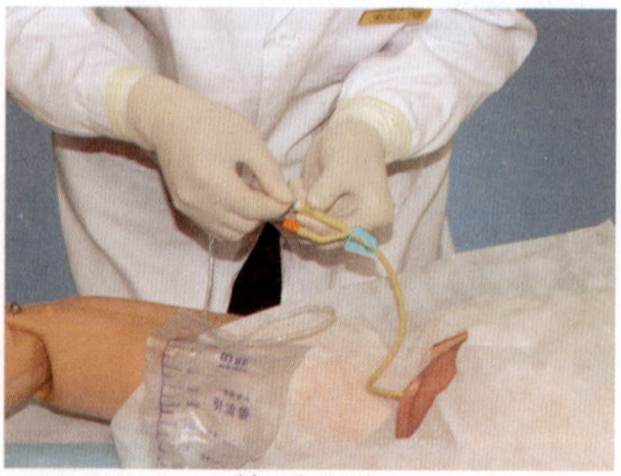
接引流袋

第十步——结束报告

1.患者处理:告知患者回去休息,如有问题请告诉医生或护士。(把衣服整理好,把被子盖好)

2.物品处理(使用过的一次性物品扔掉;把可重复使用的物品清洗待消毒)。

3.报告考官(老师)操作结束。

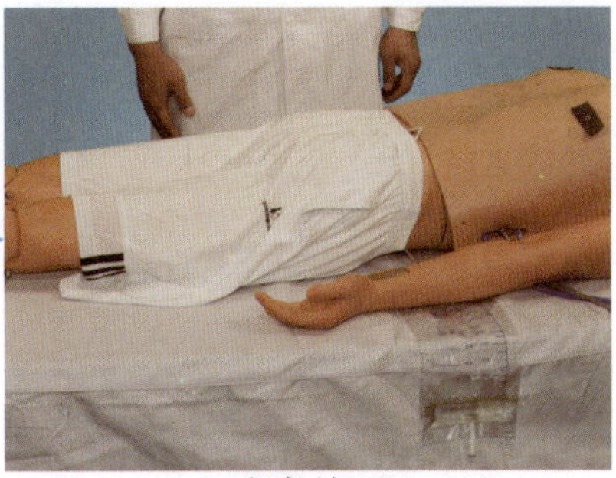

患者处理

(2)男性患者

1)外阴初步消毒:戴手套,一手持镊子夹碘伏棉球先依次擦洗阴阜、阴茎(阴茎根部向尿道口方向)、阴囊;另一手再以无菌纱布包裹阴茎,将包皮后推至冠状沟,自尿道口向外、向后擦洗至冠状沟;每个棉球限用一次,擦洗 3 次。

2)打开导尿包及铺孔巾(同女性患者)。

3)再次消毒:一手以无菌纱布包裹阴茎、将包皮后推暴露尿道口,另一手持镊子夹碘伏棉球依次消毒尿道口、龟头、冠状沟;由内向外,每个棉球限用一次,擦洗 3 次,尿道口加强消毒 1 次。

4)导尿:一手以无菌纱布固定阴茎并提起与腹壁呈 60°角,另一手用镊子持导尿管对准尿道口插入 20~22 cm,见尿液流出,再插入 1 cm 左右,固定导尿管,将尿液引入无菌盘内。

5)导尿后操作(同女性患者)。

应试流程

第一步——操作前准备

1.医师准备:洗手,戴帽子、口罩,戴手套。

2.知情同意,保护隐私:核对患者信息,向患者说明操作目的,取得患者配合,关好门窗,调节室温,防止患者受凉,必要时用屏风遮挡患者。

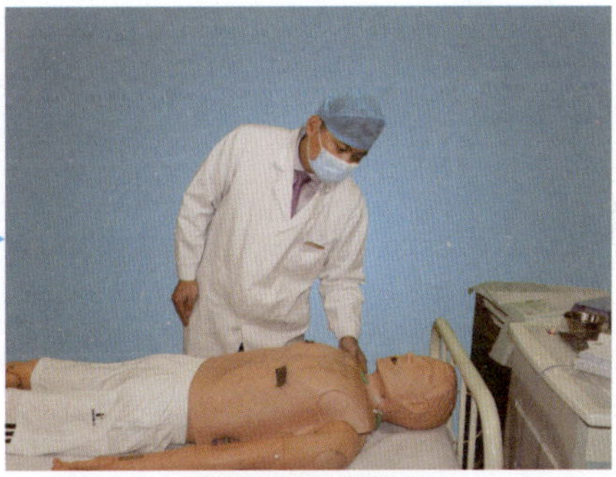

医师和患者准备

第二步——操作前准备(物品准备)

1.无菌导尿包:内有治疗碗 1 个、尿管 1 根、小药杯 1 个(内盛棉球数个)、血管钳 2 把、液状石蜡棉球 1 个、标本瓶 1 个、洞巾 1 块、纱布数块、20 mL 注射器 1 个(内有生理盐水20 mL)。

2.外阴初步消毒用物:无菌治疗碗 1 个(盛有无菌棉球数个、镊子一把)、清洁手套 1 副。

3.其他:无菌持物钳 1 把、无菌手套、消毒溶液、20 mL 注射器 1 支(内有生理盐水 20 mL)、中单、便盆、屏风等。

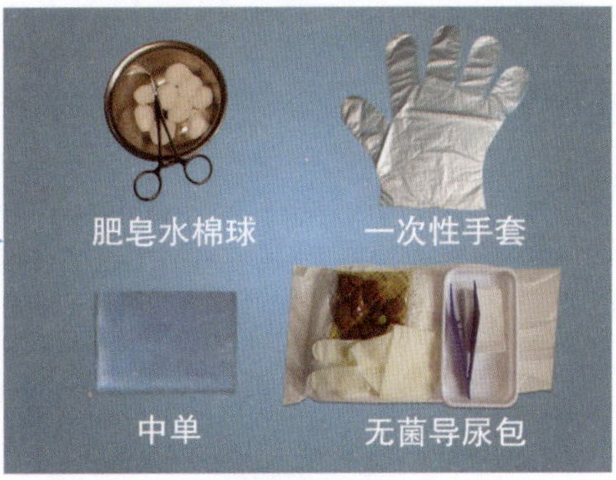

物品准备

第三步——肥皂水清洁外阴

1.协助患者屈膝仰卧位，两腿略外展，暴露外阴。

2.臀部下垫中单，弯盘放置于患者外阴旁。

3.左手用无菌纱布包裹住阴茎将包皮向后推，暴露尿道口，依次用肥皂水棉球旋转尿道口、龟头、冠状沟及阴囊数次。

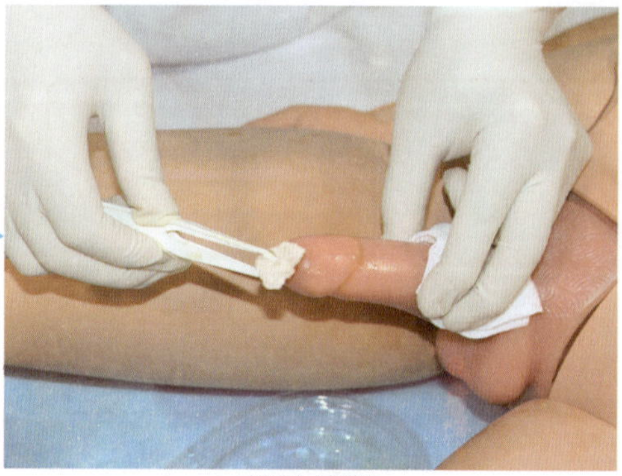

清洁外阴

第四步——第一遍消毒

1.打开一次性导尿包(外层)。戴手套(若只有一只手套戴左手)。

2.消毒：用消毒棉球自尿道口向外旋转擦拭，消毒至阴茎根部及其周围，消毒2~3遍，方法同前。每次每个碘伏棉球只能使用一次。

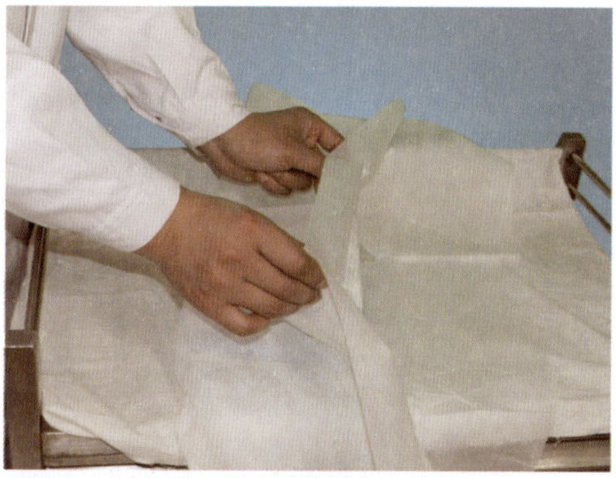

打开一次性导尿包(外层)

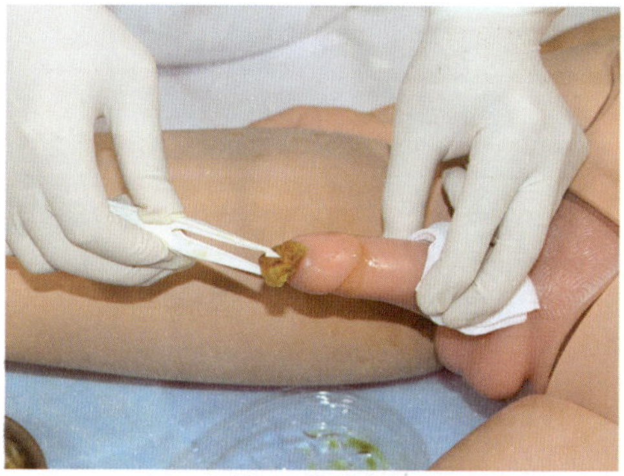

第一遍消毒

第五步——更换无菌手套、铺洞巾

1.更换无菌手套。

2.铺洞巾，仅暴露阴茎。

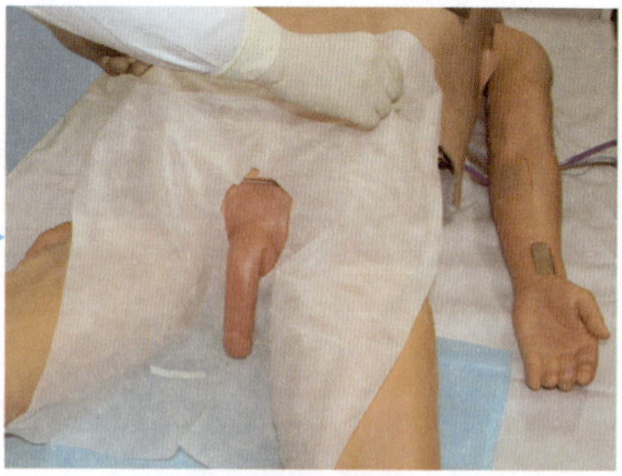

铺洞巾

第六步——检查导尿管、润滑其末端

1.检查:检查导尿管是否通畅,球囊是否漏气。

2.润滑:用无菌润滑油涂抹导尿管前端,导尿管末端用血管钳夹闭,置于消毒弯盘中。

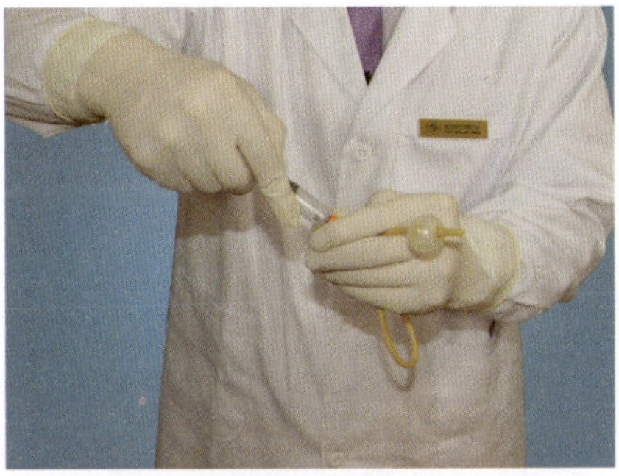

检查导尿管

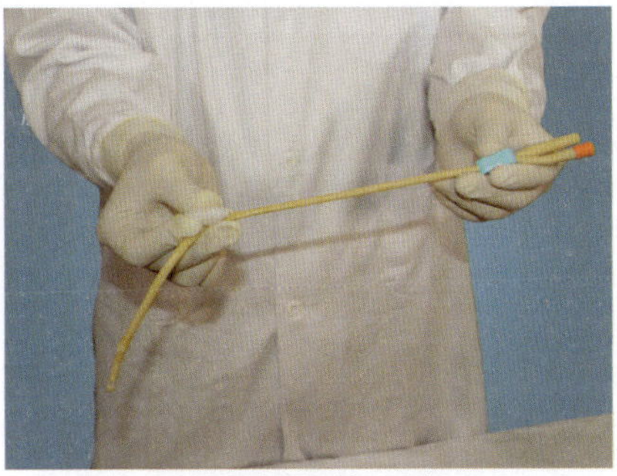

润滑导尿管末端

第七步——插导尿管之前,第二遍消毒

用无菌纱布裹住阴茎并提起,使其与腹壁成60°,将包皮后推,暴露尿道口,依次消毒尿道口、龟头及冠状沟。每个碘伏棉球只能使用一次。

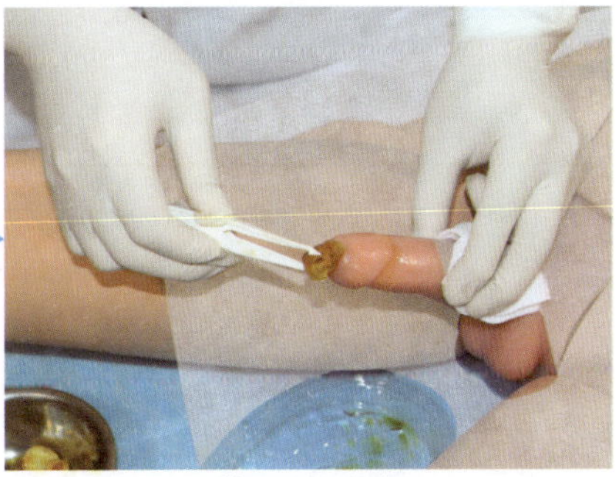

第二遍消毒

第八步——插导尿管

1.左手用无菌纱布提起阴茎。

2.右手持镊子夹住导尿管端 3~5 cm 处缓缓插入尿道 20~22 cm(临床执业医师考试大纲为 15~20 cm),松开血管钳,见尿液流出。

3.若是普通导尿管,见尿液流出,缓慢退出至无尿液流出时,再插入约 2 cm。

4.若是球囊导尿管(Foley),见尿液流出,再插入 7~10 cm。

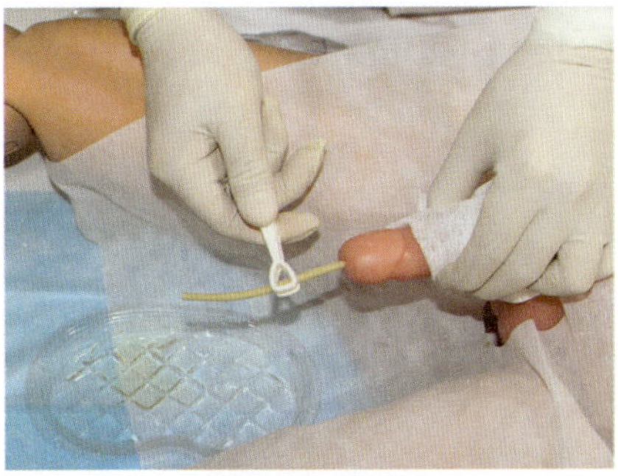

普通导尿管

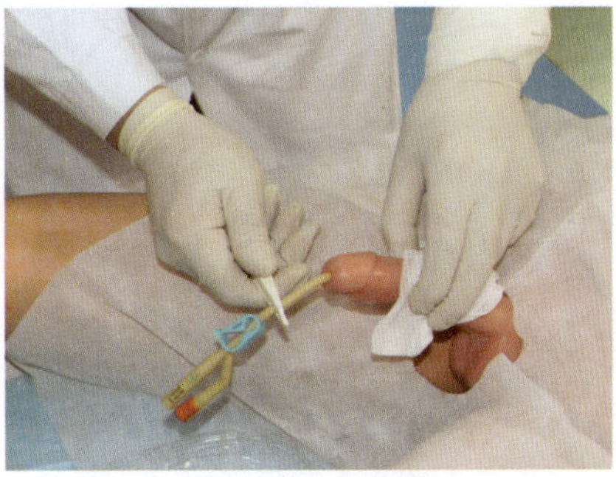

球囊导尿管末端

第九步——固定导尿管

1.若是普通导尿管,用胶布固定导尿管于阴茎及周围皮肤上,导尿管末端接引流袋。

2.若是球囊导尿管(Foley),往球囊注水 15~20 mL,缓慢向外牵引导尿管至遇到阻力时为止,导尿管末端接引流袋。

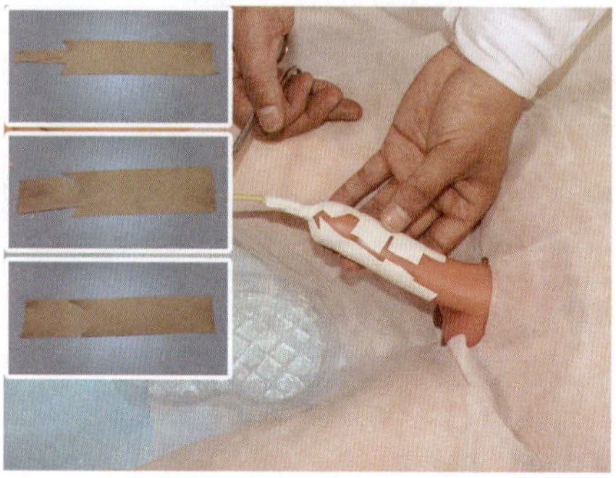

普通导尿管的固定

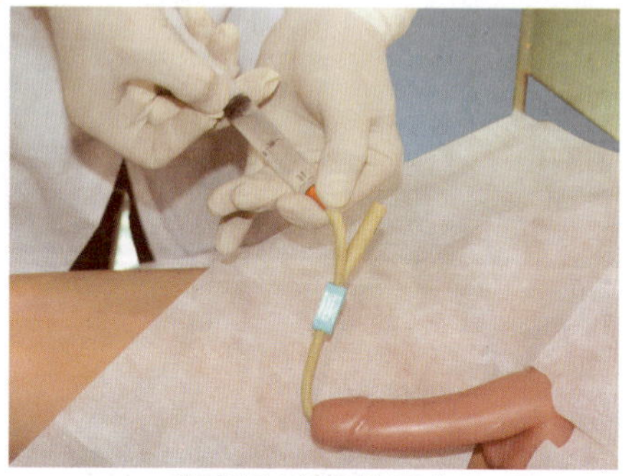

球囊导尿管的固定

第十步——结束报告

1.患者处理:告知患者回去休息,如有问题请告诉医生或护士。(把衣服整理好,被子盖好)

2.物品处理(使用过的一次性物品扔掉;把可重复使用的物品清洗待消毒)。

3.报告考官(老师)操作结束。

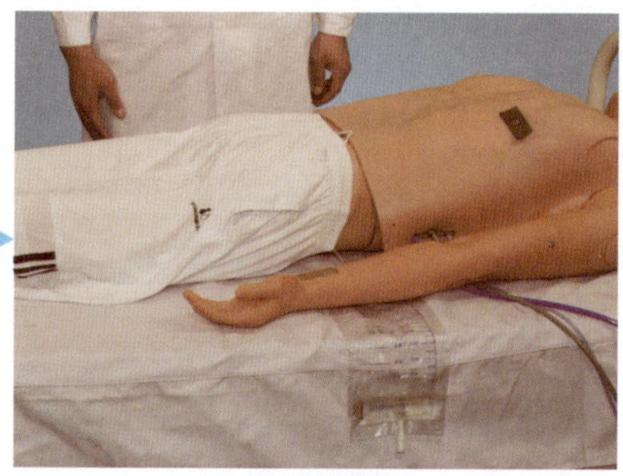

患者处理

3.操作后整理

(1)协助患者整理衣裤、床铺,取舒适卧位。

(2)用物处理恰当、送验标本等;洗手后记录。

(五)注意事项

1.严格无菌操作。

2.动作轻柔,注意保暖及患者隐私。

3.插管深度适宜,女性患者若误入阴道需更换尿管、重新消毒。

4.操作过程中注意患者感受与反应,出现不适及时暂停。

5.尿潴留患者导尿时,一次放尿不超过 1 000 mL,避免腹压突降出现虚脱等意外。

考生易错点

1.区分不了普通导尿管与球囊导尿管的插法。

普通导尿管缓慢退出至无尿液流出时,再插入约 2 cm,胶布固定。

考生易错点

球囊导尿管再插入导尿管 7~10 cm(保证球囊完整进入膀胱),注入生理盐水 15~20 mL 于球囊内。

2.一些考生遇到导尿就蒙了,很多没按照考题去做。(男还是女？普通导尿管还是球囊导尿管?)

3.男性导尿两遍均是由内而外,参考 9 版本科《诊断学》P596 页。

4.若膀胱高度膨胀,第一次放尿不应超过 1 000 mL,以免导致虚脱和血尿。

5.留置导尿时,应每天消毒尿道外口,引流袋每天更换 1 次,导尿管 5~7 天更换 1 次。

6.留置导尿如超过 3~4 周以上,为保持膀胱容量,应采用间断引流的方法,可将引流橡皮管夹住,每 3~4 小时开放 1 次。

真题演练

题目:武某,男,62 岁。喝酒后不能排尿 6 小时,拟诊为急性尿潴留、前列腺肥大。需要为该患者行导尿术。

要求:请用普通导尿管为患者(医学模拟人)留置导尿。

时间:15 分钟

一、操作前准备

1.嘱患者取仰卧位。

2.戴帽子、口罩(头发、鼻孔不外露),洗手(口述),戴手套。

3.用肥皂水棉球清洗患者阴茎及阴囊,需翻开包皮清洗。

二、留置导尿操作过程

1.用消毒棉球自尿道口向外旋转擦拭,消毒至阴茎根部及其周围,消毒 2~3 遍。

2.更换无菌手套。

3.铺洞巾,仅暴露阴茎。

4.用无菌润滑油涂抹导尿管前端,导尿管末端用血管钳夹闭,置于消毒弯盘中。

5.无菌纱布裹住阴茎并提起,用消毒棉球再次擦拭尿道口。

6.左手提起阴茎,右手持镊子将导尿管慢慢插入尿道 15~20 cm,松开血管钳,见尿液流出。

7.缓慢退出至无尿液流出时,再插入约 2 cm。

8.用胶布固定导尿管于阴茎及周围皮肤上;导尿管末端接引流袋。

三、考官提问

1.女性导尿时,要注意避免误插入哪个部位?

答:要避免误插入阴道。

2.长期留置导尿的患者,如何训练保持膀胱的功能?

答:应间断夹闭导尿管,每 3~4 小时开放一次,保持膀胱充盈,训练膀胱功能。

四、职业素质

1.操作中无菌观念强,动作规范,体现爱护患者的意识;操作结束后能告知患者相关注意事项,能体现对患者的关爱。

2.着装整洁,仪表端庄,举止大方,语言文明,认真细致,表现出良好的职业素质。

第八节　四肢骨折现场急救外固定

四肢骨折现场急救外固定

（一）目的

急救时的固定主要是对骨折临时固定，防止骨折断端活动刺伤血管、神经等周围组织造成继发性损伤，并减少疼痛，便于抢救转运。

（二）物品准备

1.三角巾，木质、铁质、塑料制作的夹板或固定架。

2.就地取材，选用适合的木板、竹竿、树枝、纸板等简便材料。

（三）操作步骤

1.肱骨（上臂）骨折固定法

（1）夹板固定法：用两块夹板分别放在上臂内、外两侧（如果只有一块夹板，则放在上臂外侧），用绷带或三角巾等将上下两端固定。肘关节屈曲 90°，前臂用小悬臂带悬吊。

（2）无夹板固定法：将三角巾折叠成 10~15 cm 宽的条带，其中央正对骨折处，将上臂固定在躯干上，于对侧腋下打结。屈肘 90°，再用小悬臂带将前臂悬吊于胸前。

2.尺、桡骨（前臂）骨折固定法

（1）夹板固定法：用两块长度超过肘关节至手心的夹板分别放在前臂的内外侧（只有一块夹板，则放在前臂外侧）并在手心放好衬垫，让伤员握好，以使腕关节稍向背屈，再固定夹板上下两端。屈肘 90°，用大悬臂带悬吊，手略高于肘。

（2）无夹板固定法：采用大悬臂带、三角巾固定法。用大悬臂带将骨折的前臂悬吊于胸前，手略高于肘。再用一条三角巾将上臂带一起固定于胸部，在健侧腋下打结。

3.股骨干（大腿）骨折固定法

（1）夹板固定法：伤员仰卧，伤腿伸直。用两块夹板（内侧夹板长度为上至大腿根部，下过足跟；外侧夹板长度为上至腋窝，下过足跟）分别放在伤腿内外两侧（若只有一块夹板则放在伤腿外侧），并将健肢靠近伤肢，使双下肢并列，两足对齐。关节处及空隙部位均放置衬垫，用 5~7 条三角巾或布带先将骨折部位的上下两端固定，然后分别固定腋下、腰部、膝、踝等处。足部用三角巾“8”字固定，使足部与小腿呈直角。

（2）无夹板固定法：伤员仰卧，伤腿伸直，健肢靠近伤肢，双下肢并列，两足对齐。在关节处与空隙部位之间放置衬垫，用 5~7 条三角巾或布条将两腿固定在一起（先固定骨折部位的上、下两端）。足部用三角巾“8”字固定，使足部与小腿呈直角。

4.胫腓骨（小腿）骨折固定法

（1）夹板固定法：伤员仰卧，伤腿伸直。夹板长度超过膝关节，上端固定至大腿，下端固定至踝关节及足底，并将健肢靠近伤肢，使双下肢并列，两足对齐。关节处及空隙部位均放置衬垫，用 5~7 条三角巾或布带先将骨折部位的上下两端固定，然后分别固定大腿、膝、踝等处。足部用三角巾“8”字固定，使足部与小腿呈直角。

（2）无夹板固定法：伤员仰卧，伤腿伸直，健肢靠近伤肢，双下肢并列，两足对齐。在关节处与空隙部位之间放置衬垫，用 5~7 条三角巾或布条将两腿固定在一起（先固定骨折部位的上、下两端）。足部用三角巾“8”字固定，使足部与小腿呈直角。

【具体图解】

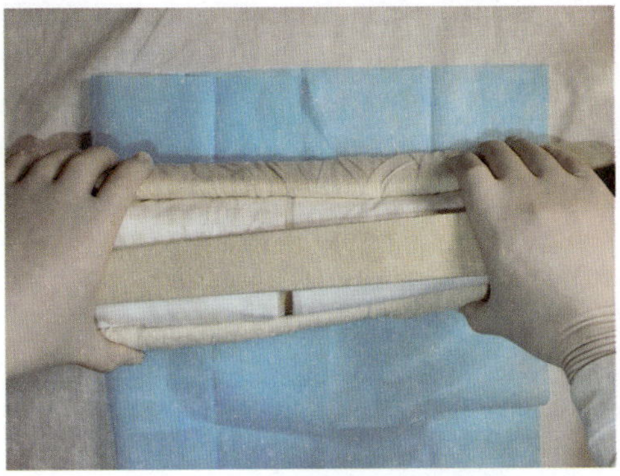
夹板固定

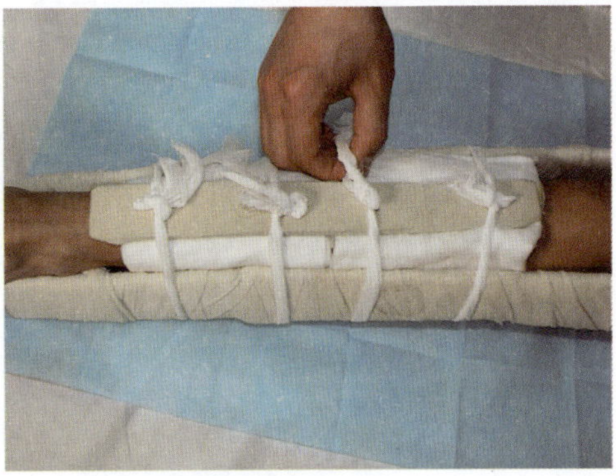
检查松紧度

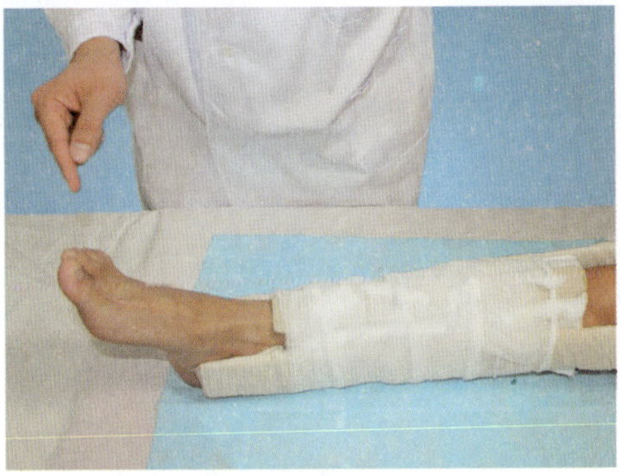
密切观察

5.注意事项

(1)有创口者应先止血、消毒、包扎,再固定。

(2)固定前应先用布料、棉花、毛巾等软物,铺垫在夹板上,以免损伤皮肤。

(3)用绷带固定夹板时,应先从骨折的下部缠起,以减少患肢充血水肿。

(4)夹板应放在骨折部位的下方或两侧,应固定上下各一个关节。

(5)大腿、小腿及脊柱骨折者,不宜随意搬动,应临时就地固定。

(6)固定应松紧适宜。

真题演练

题目 1:张先生,40 岁。车祸导致右前臂损伤半小时。你随车赶赴现场,发现患者右前臂伤口可见骨折断端外露,并有活动性出血。
要求:请用止血带、夹板等为患者进行止血固定处理。
时间:15 分钟
一、操作前准备 1.在急救处理的同时,快速检测患者的主要生命体征(口述)。 2.检查患肢:暴露右前臂,了解伤口及右上肢有无畸形和反常活动等情况。 3.准备止血带、夹板等。

续表

二、操作过程

1.止血带位置选择:靠近右前臂伤口近心端(或右上臂上1/3处)。

2.绕扎止血带:在上止血带处置衬垫物,绕扎松紧程度以控制出血、右侧桡动脉摸不到搏动为宜。

3.在标志牌上记录使用止血带的开始时间。

4.充分暴露伤口,除去伤口周围污物。

5.伤口创面用无菌纱布或棉垫覆盖并固定。

6.夹板长度超过肘关节和腕关节。

7.固定前用毛巾等软物铺垫在夹板与肢体之间。

8.用绷带捆扎固定夹板,上端固定至上臂,下端固定至手掌。

9.先捆扎骨折远端的夹板,依次向上捆扎,以减轻水肿,松紧度以绷带上下可移动1 cm为宜。

三、考官提问

1.请叙述放松止血带的具体时间和方法。

答:每间隔60分钟放松止血带1次,每次时间为1~2分钟,松开止血带之前应该用手压迫住出血动脉近端。

2.手指外伤出血,用指压法止血,最常选择哪个部位? 请模拟演示。

答:用拇指和示指压迫患指根部两侧。

四、职业素质

1.操作中动作规范,体现爱护患者的意识;操作结束后能告知患者相关注意事项,能体现对患者的关爱。

2.着装整洁,仪表端庄,举止大方,语言文明,认真细致,表现出良好的职业素质。

题目2:牛先生,男,26岁。在车祸中受伤,现场初步诊断为右小腿开放性骨折,伤口未见活动性出血。

要求:请为患者(医学模拟人)行现场伤口包扎并用夹板行骨折外固定。

时间:15分钟

一、操作前准备

1.检测患者生命体征(口述)。

2.检查患肢:暴露右小腿,了解伤口及右下肢有无畸形和反常活动等情况。

二、操作过程

1.充分暴露伤口,除去伤口周围污物。

2.伤口处覆盖无菌纱布或棉垫并包扎。

3.选用2块夹板,其长度超过膝关节及踝关节,置于右小腿外侧和内侧。

4.固定前用毛巾等软物铺垫在夹板与肢体间。

5.夹板上端固定至大腿,下端固定至踝关节及足底,绷带捆扎,松紧度以绷带上下可移动1 cm为宜。

三、考官提问

1.四肢骨折现场急救外固定的目的是什么?

答:主要是对骨折临时固定,防止骨折断端活动刺伤血管、神经等周围组织造成继发性损伤,并减少疼痛,便于抢救和搬运。

2.考虑为静脉出血时,应该在患肢的何处应用止血带?

答:应该在出血灶的远端应用止血带。

续表

四、职业素质

1.体检前能向被检者告知,与被检者沟通时态度和蔼;体检中动作轻柔,能体现爱护被检者的意识;体检结束后能告知,有体现关爱被检者的动作。

2.着装(工作服)整洁,仪表举止大方,语言文明,体检认真细致,表现出良好的职业素质。

第九节　脊柱损伤患者的搬运

脊柱损伤患者的搬运

(一)目的

避免脊柱骨折端在搬运过程中对周围重要组织,如血管、神经,特别是对脊髓的再次损伤,减少骨折端的活动,减轻患者的疼痛并便于运送。只要怀疑有脊柱损伤就应按脊柱损伤情况处理,将脊柱不稳定的患者仰卧固定在一块坚硬长背板上并将他放置在中心直线位置,即头部、颈部、躯干、骨盆应以中心直线位置逐一固定,保持脊柱伸直位,严禁弯曲或扭转。

(二)物品准备

脊柱固定担架、固定带、颈托、头部固定器等,必要时可就地取材,如木板、门板等。

应试流程

第一步——判断生命体征

检查患者生命体征(口述):呼吸、脉搏、心率、意识等生命体征。

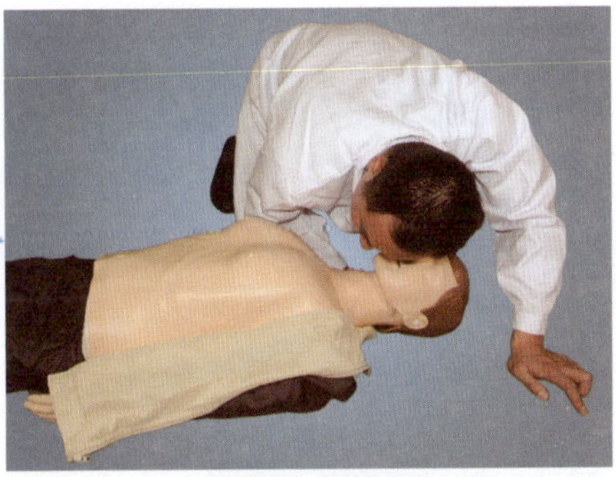

判断生命体征

第二步——准备物品

现场选择搬运用具:准备硬质担架搬运、软垫数块、4条绷带。

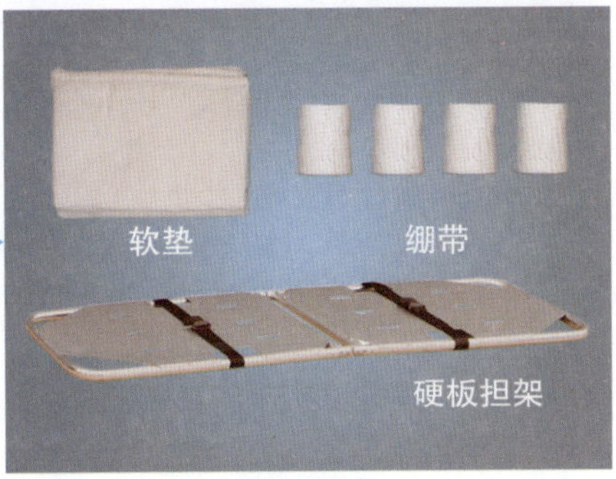

物品准备

第三站

第三步——搬运(平托法、数人同时用力)

正确摆放伤员搬运体位,木板或担架放在伤员一侧(同在一侧)整体搬动伤员,3~4人同时用手平抬伤员头颈、躯干及下肢,使伤员成一整体平直托至担架上。注意不要使躯干扭转,特别注意勿使伤者呈屈曲体位时搬运,禁止搂抱或一人抬头、一人抬足的方法。

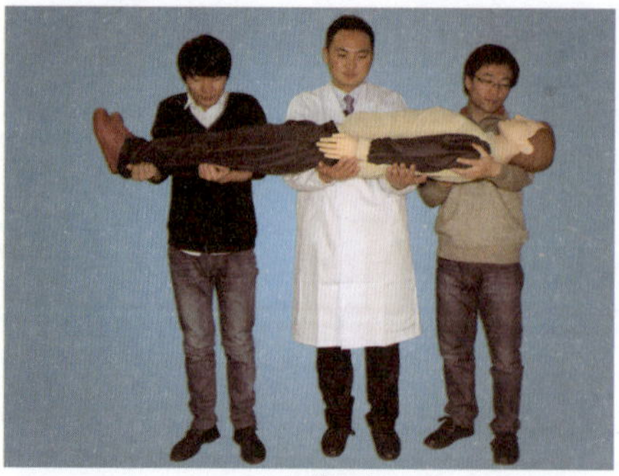
三人搬动

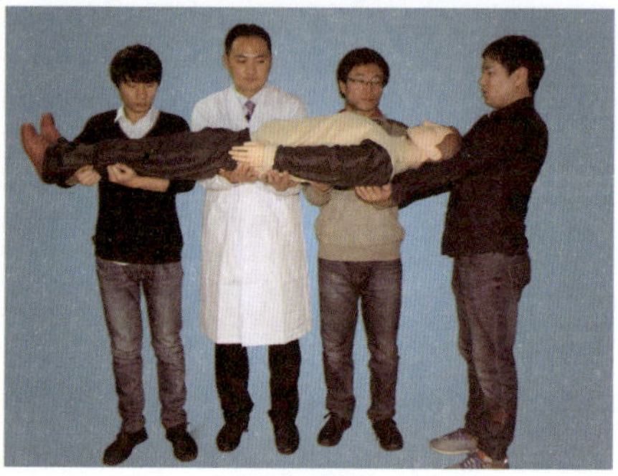
四人搬动

第四步——固定

在伤处垫一薄枕,使此脊柱稍向上突,然后用几条带子把伤员固定在木板或硬质担架上,使伤员不能左右转动、移动。一般使用4条带子:胸、肱骨水平,前臂腰水平,大腿水平,小腿水平各一条带子,将伤者绑在硬质担架上。

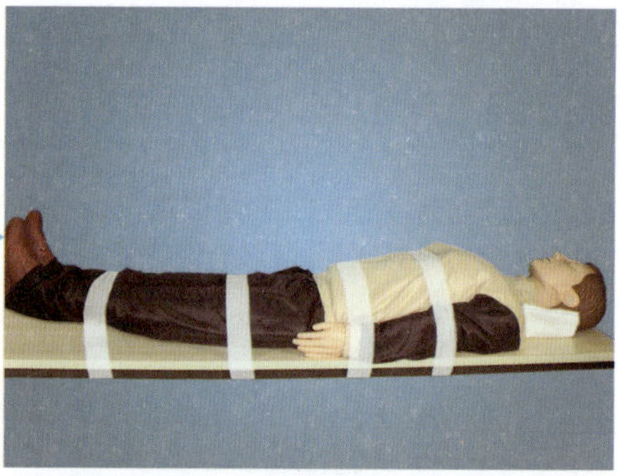
固定

第五步——迅速转运

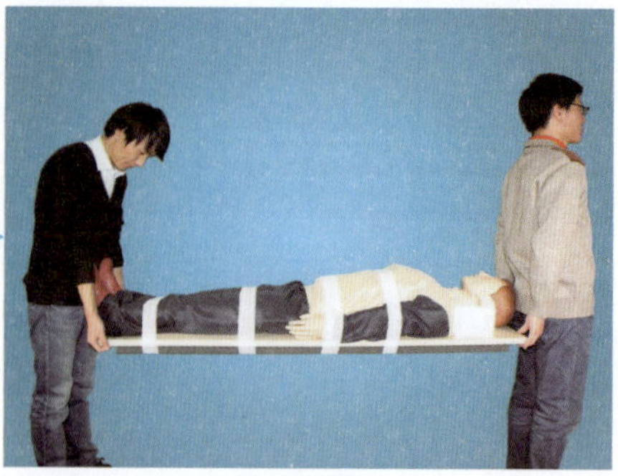
迅速转运

(三)操作步骤

1.用担架或木板搬运。

2.先使伤员两下肢伸直,两上肢也伸直放身旁。担架或木板放在伤员一侧,两至三人将伤员躯干成一整体滚动,移至担架或木板上。或三人用手同时平托将伤员移至担架或木板上。

注意不要使躯干扭转,特别注意勿使伤者呈屈曲体位搬运。禁用搂抱或一人抬头、一人抬足的方法,因这些方法将增加脊柱的弯曲,加重脊柱和脊髓的损伤。

3.在伤处垫一薄枕,使此处脊柱稍向上突,然后用几条带子把伤员固定在木板或硬质门板上,使伤员不能左右转动、移动(一般用四条带子:胸、肱骨水平,前臂腰水平,大腿水平,小腿水平各一条带子将伤员绑在硬质担架上)。

4.对**颈椎损伤**的伤员,要有**专人托扶头部**,沿纵轴向上略加牵引,使头、颈随躯干一同移动,躺到木板上后,用沙袋或折好的衣物放在颈两侧加以固定。

(四)注意事项

1.脊柱损伤搬运始终保持脊柱伸直位,严禁弯曲或扭转。

2.各项抢救措施的重要性排序为:环境安全>生命体征平稳(CPR)>开放性创伤及严重骨折(创口止血、骨折固定)>搬运。

3.转运过程中需注意观察生命体征和病情变化。

温馨提醒

1.脊柱损伤的患者在搬运过程中必须用硬板搬运,以防止脊柱弯曲和扭动。

2.脊柱损伤的患者在搬运过程中禁用一人抬头、一人抬足法。

3.对颈椎损伤的伤员:要有专人托扶头部(共四人),沿纵轴向上略加牵引,使头、颈随躯干一同移动,或由伤员自己双手托住头部,缓慢搬移。躺到木板上后,用沙袋或折好的衣物放在颈两侧加以固定。

真题演练

题目:武先生,36岁,建筑工人。不慎从4.5米的脚手架上跌落,臀部着地,腰部剧痛,站立及翻身困难。怀疑腰椎受伤,需送达医院进一步诊治。
要求:请将患者搬运至救护车上。
时间:15分钟
一、操作前准备 1.检查患者生命体征。 2.准备担架、木板或门板搬运。

续表

二、操作过程

1.先使伤者两下肢伸直,两手相握放在身前。搬运时保持患者脊柱伸直位(不能屈曲或扭转)。

2.三人站在患者同一侧。

3.搬运的数人同时用力。

4.三人同时用手平抬伤员头颈、躯干及下肢,使伤员成一整体平直托至担架上。

三、考官提问

1.如果患者伴有颈椎损伤,搬运时还应注意什么?

答:对颈椎损伤的伤员,要另有一人专门托扶头部,并沿纵轴向上略加牵引。

2.搬运脊柱损伤患者为什么必须保持脊柱伸直位,严禁弯曲?

答:避免出现或加重脊髓损伤。

四、职业素质

1.操作中动作规范,体现爱护患者的意识;操作结束后能告知患者相关注意事项,能体现对患者的关爱。

2.着装整洁,仪表端庄,举止大方,语言文明,认真细致,表现出良好的职业素质。

第十节　刷牙指导(改良 Bass 刷牙法)

刷牙指导
(Bass 刷牙法)

(一)目的

刷牙是控制菌斑的基本方法,刷牙的目的在于清除牙面和牙间隙的菌斑、软垢与食物残屑,减少口腔细菌和其他有害物质,减少菌斑堆积,防止牙石的形成。

(二)刷牙方法(改良 Bass 刷牙法)

改良 Bass 刷牙法(水平颤动拂刷法)是一种有效清除龈沟内和牙面菌斑的刷牙方法。水平颤动主要是去除牙颈部及龈沟内的菌斑,拂刷主要是清除唇(颊)舌(腭)面的菌斑。具体操作要领为:

1.将刷头置于牙颈部,刷毛指向牙根方向(上颌牙向上,下颌牙向下),刷毛与牙长轴大约呈 45°角,轻微加压,使刷毛部分进入牙龈沟内,部分置于牙龈上。

2.从后牙颊侧以 2~3 颗牙为一组开始刷牙,用短距离水平颤动的动作在同一部位数次往返,然后将牙刷向牙冠方向转动,拂刷颊面。刷完第一个部位后,将牙刷移至下一组 2~3 颗牙的位置重新放置,注意与前一个部位保持有重叠的区域,继续刷下一个部位,按顺序刷完上下牙齿的唇(颊)面。

3.用同样的方法刷后牙的舌(腭)面。

4.刷上前牙舌面时,将刷头竖放在牙面上,使前部刷毛接触龈缘,自上而下拂刷。刷下前牙舌面时,自下而上拂刷。

5.刷咬合面时,刷毛指向咬合面,稍用力前后来回刷。

(三)注意事项

1.刷牙时间　普通人群建议每次刷牙时间至少 2 分钟。

2.刷牙次数　每天至少要早晚各刷牙 1 次,晚上睡前刷牙更重要。

3.刷牙顺序　按照一定顺序刷牙,做到每个牙面都要刷到,不能遗漏。

4.难刷的部位　上下颌最后一颗牙的远中面、上颌牙的腭面、下颌牙的舌面、排列不齐的牙等容易被忽视或牙刷不易达到,需要补充一些刷牙动作。

【具体图解】

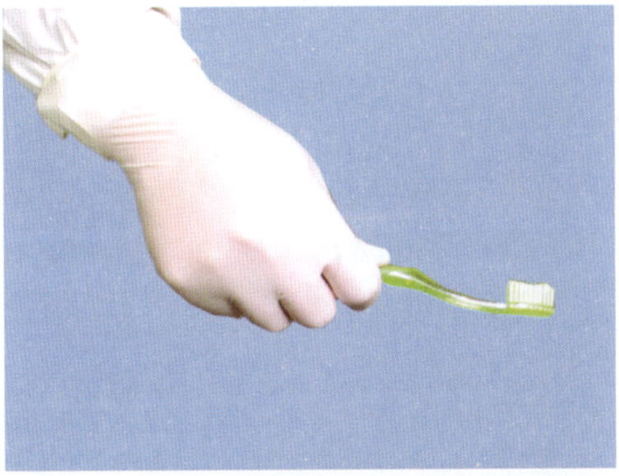

牙刷的握持

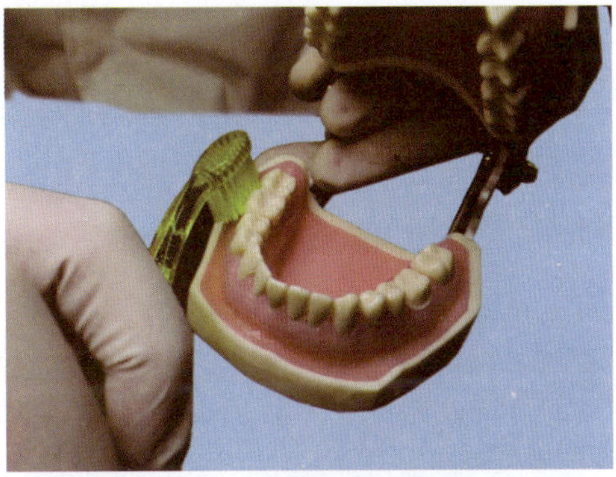

下颌后牙颊面

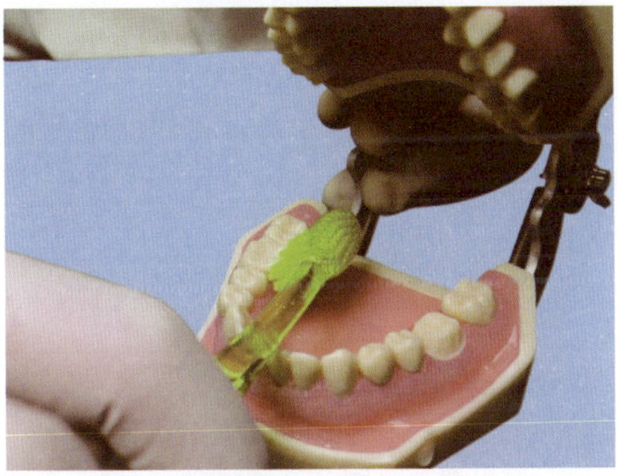

下颌后牙舌面

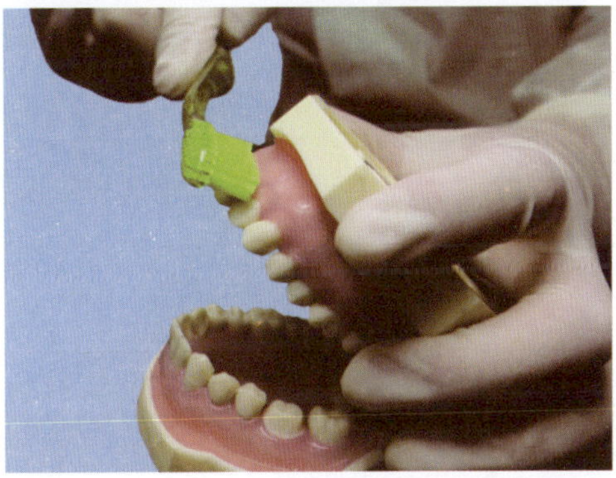

上颌前牙唇面

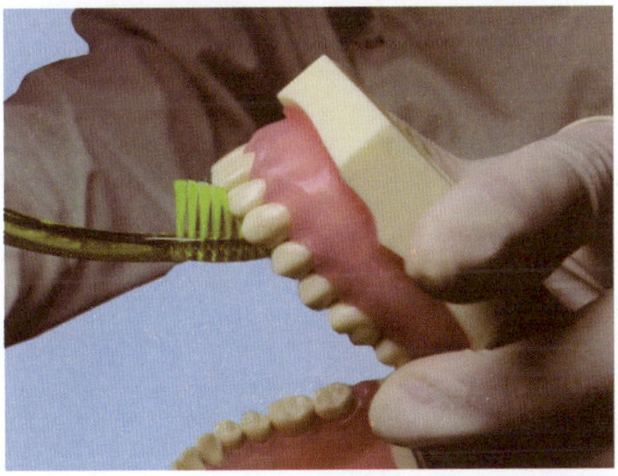

上颌前牙舌面

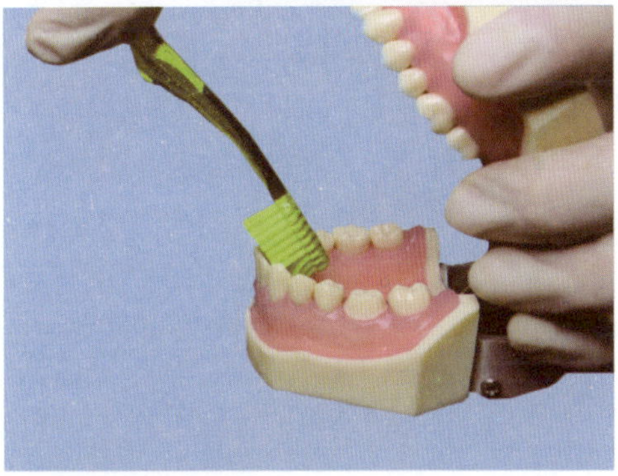

下颌前牙舌面

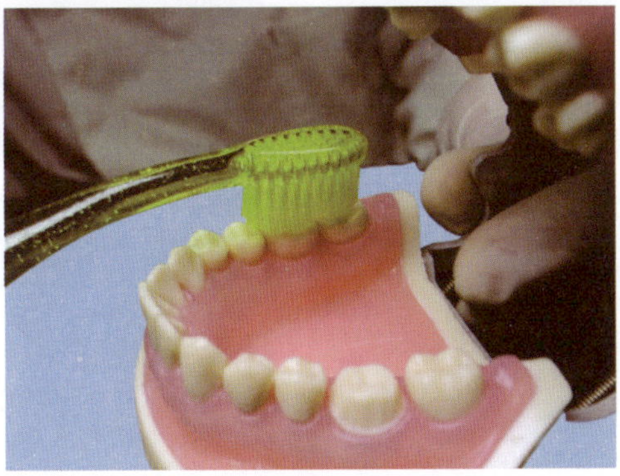

咬合面

温馨提醒

得分点：

1.刷毛约与牙长轴成45°角。轻度加压使刷毛端进入龈沟。

2.以短距离水平颤动，至少颤动10次。

3.每次2~3颗牙，注意重叠放置。

易出现的问题：

1.遗漏牙面。

2.颤动次数过少。

3.未重叠放置。

考官提问：

1.优缺点

优点：能去除龈缘附近与龈沟内的牙菌斑，特别是邻间区、牙颈部和暴露的根面区，适用于所有人群以及实施过牙周手术的患者。

缺点：操作较难，通常患者较容易和较安全的操作是先与牙长轴平行，然后稍作旋转，与龈缘成45°角。刷牙用力过猛可使短距离拂刷变为强力摩擦而损伤龈缘。

2.适应证

3.刷牙时间和次数

第四站

公共卫生基本技能

考纲要求

一、卫生处理
喷洒消毒、浸泡消毒、擦拭消毒
二、个人防护
消化道传染病个人防护、呼吸道传染病个人防护
三、手卫生
六步洗手法
四、医疗废弃物处理
感染性废弃物的处理、损伤性废弃物的处理
五、针刺伤的处理

第一节　卫生处理

喷洒消毒

一、喷洒消毒

（一）概述

喷洒消毒是指用普通喷雾器喷洒消毒液进行表面消毒的处理方法。各种农用和医用喷雾器均可用于喷洒消毒。

1.适用范围

喷洒消毒法适用于对物体（品）表面、室内墙面和地面、室外建筑物和帐篷表面、地面、车辆外表面、装备及植被等实施消毒。

2.使用要求及注意事项

（1）喷洒有刺激性或腐蚀性消毒剂时，消毒人员应配戴防护口罩、手套，穿防护服、胶鞋。

（2）喷洒应先从足下喷洒，开辟无害化通道至操作端点，而后按先上后下、先左后右的顺序依次喷洒。

（3）室内喷洒时，喷前将食品、衣被及其他不需消毒的物品收叠放好，或用塑料膜覆盖防湿。

（4）室外喷洒时，消毒人员应站在上风向。

（二）含氯消毒剂的消毒

1.概述

含氯消毒剂是指在水中能产生具有杀菌活性的次氯酸的一类化学消毒剂，属于高效消毒剂，具有广谱、高效、低毒、有强烈的刺激性气味、**对金属有腐蚀性、对织物有漂白作用**、受有机物影响很大、消毒液不稳定等特点。常用的含氯消毒剂有：①“84”消毒液，含氯量5%。②泡腾片：含有效氯80%。③二氯异氰尿酸钠,含有效氯60%。④三氯异氰尿酸,含有效氯85%~90%。常用的剂型有片剂、粉剂、颗粒和液体。

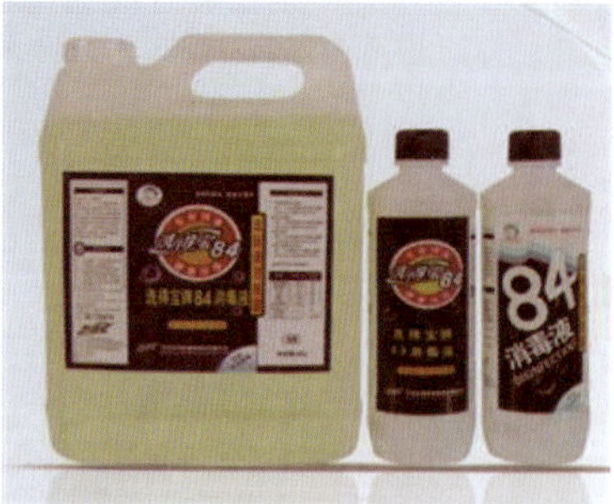

"84"消毒液

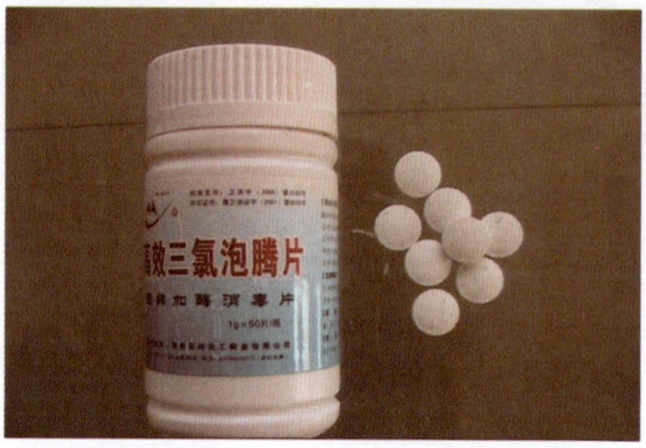

泡腾片

2.使用方法

对一般污染的物品表面,用1 000 mg/L的消毒液均匀喷洒,作用30分钟以上;对经血传播病原体、结核杆菌等污染表面的消毒,用含有效氯2 000 mg/L的消毒液均匀喷洒,作用60分钟以上。

3.注意事项

(1)粉剂、片剂、颗粒剂应于阴凉处避光、防潮、密封保存;水剂应于阴凉处避光、密闭保存。所需溶液应现配现用。

(2)使用时应戴手套和口罩,避免高浓度消毒剂接触皮肤和吸入呼吸道,如消毒剂不慎接触眼睛,应立即用水冲洗,严重者应就医。

(3)喷洒后有强烈的刺激性气味,人员应当离开现场。

(4)消毒时,若存在大量有机物,应提高使用浓度或延长作用时间。

真题演练

<table>
<tr><td colspan="2">乙肝患者碗筷消毒用含有效氯2 500~5 000 mg/L含氯消毒液浸泡消毒1~2小时</td></tr>
<tr><td colspan="2">时间:8分钟</td></tr>
<tr><td>评分标准</td><td>总分10分</td></tr>
<tr><td colspan="2">答:根据题目计算需要的消毒剂原液的量和需要的加水量配制溶液。穿好工作服,带好帽子、口罩、手套,量取需要加入的水量倒入配液桶中,再量取所需消毒剂原液的量,将二者用玻璃棒混匀,配制好所需浓度的消毒液。然后将待消毒的物品放入装有含氯消毒剂溶液的容器中,加盖。对于细菌繁殖体污染的物品的消毒,可用含有效氯500 mg/L的消毒液浸泡10分钟以上;对于经血传播病原体、分枝杆菌和细菌芽孢污染物品的消毒,可用含有效氯2 000~5 000 mg/L消毒液浸泡30分钟以上。收拾整理好配制现场,填写记录单。清洁洗手</td></tr>
</table>

(三)手动压缩喷雾器

1.手动压缩喷雾器的特点和作用

重量轻,容量较大,操作简单,使用方便;喷头可调成线状或雾状,可根据喷洒部位的需要,增加喷杆长度。

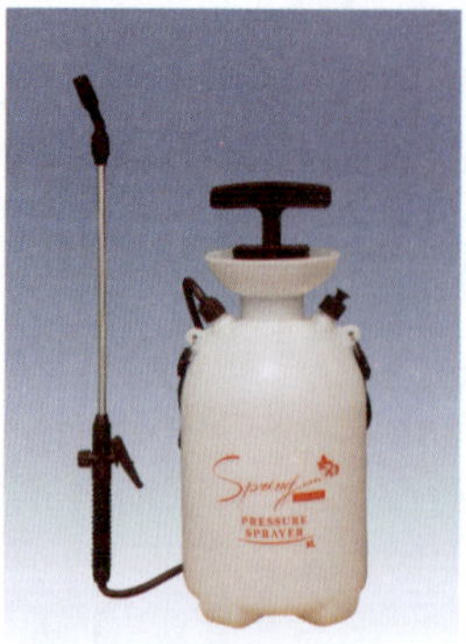

手动压缩喷雾器

2.操作方法

(1)安装:按照使用说明书将各部分装合,安装时注意各部位的正确位置。塑料喷雾器各连接部位,不要旋得过紧,以免破裂。

(2)试喷:在液桶内加少量清水,打气到一定压力试喷。检查各连接处有无漏气、漏水,喷雾是否正常。

(3)装药液:将配好的药液过滤后倒入桶内。药液不能超过标准线,以保持桶内有一定的空间储藏压缩气体。

(4)打气:装好泵体并且旋紧,使不漏气、不漏水即可打气。有的喷雾器压力达到一定程度，自动排气，没有排气设备的则气压不宜太足。

（5）喷雾：雾滴大小与压力强度有关，可根据杀灭对象和环境，调整喷头进行喷洒。

3.维护保养 维护保养的程序为：

（1）作业完毕，应将桶内余气放掉，药液倒出，桶内及打气筒用清水清洗，并用打气喷雾清洗软管、喷杆和喷头。

（2）清除并抹干喷雾器表面的灰尘、污物、药液和水。

（3）放置在阴凉干燥、通风的地方。

（4）如较长时间不使用，则应将喷杆、软管卸下，各连接部位擦抹少量润滑油，包装存放。

二、浸泡消毒

浸泡消毒

（一）概述

浸泡消毒是指将待消毒物品全部浸没于消毒剂溶液内进行消毒的处理方法。

1.适用范围

适用于对耐湿器械、玻璃器皿、餐（饮）具、生活用具及衣物等实施消毒。

2.使用要求及注意事项

（1）对导管类物品应使管腔内同时充满消毒剂溶液。消毒至要求的作用时间，应及时取出消毒物品用清水或无菌水清洗，去除残留消毒剂。

（2）对仅沾染污物的物品应清洗去污垢再浸泡消毒。

（3）使用可连续浸泡消毒的消毒液时，消毒物品或器械应洗净沥干后再放入消毒液中。

（二）消毒处理

1.含氯消毒剂

对细菌繁殖体污染的物品消毒，用含有效氯500 mg/L 的消毒液浸泡10 分钟以上；对经血传播病原体、分枝杆菌和细菌芽胞污染物品的消毒，用含有效氯2 000～5 000 mg/L 消毒液浸泡30 分钟以上。

2.戊二醛

（1）概述

戊二醛属灭菌剂，具有广谱、高效杀菌作用。为无色的透明液体，无沉淀物，有醛刺激性气味，戊二醛含量范围为2.0%～2.5%。加 pH 调节剂前，戊二醛消毒剂的 pH 应在3.5～4.5，加 pH 调节剂后，戊二醛消毒剂使用液的 pH 应在7.5～8.0。

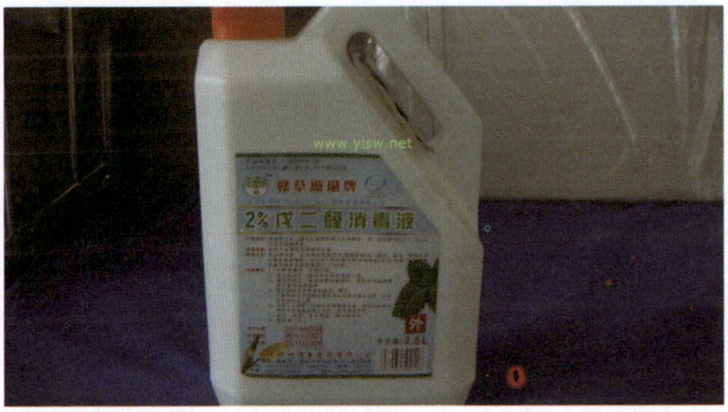

戊二醛

（2）适用范围

适用于医疗器械的浸泡消毒与灭菌。

（3）使用方法

消毒剂的配制	使用前应加入防锈剂（1 L 戊二醛加5 g 亚硝酸钠）和 pH 调节剂（碳酸氢钠），充分混匀，用 pH 试纸测戊二醛的酸碱度，pH 应在7.5～8.0 之间

第四站

续表

待消毒器械的清洗处理	污染的器械在消毒处理前应充分清洗干净、干燥；新启用的手术器械在消毒处理前应除去油污及保护膜，再用洗涤剂清洗去除油脂，干燥
医疗器械的浸泡消毒	将待消毒的器械放入2.0%~2.5%戊二醛消毒液浸泡，使其完全淹没，消毒容器加盖，常温下作用60分钟，取出后用无菌水冲洗干净，无菌纱布擦干，放入无菌器械盒内待用

（4）注意事项

①戊二醛消毒剂对皮肤和黏膜有刺激性，对人有毒性，戊二醛消毒剂使用液对眼睛有严重的伤害。应在通风良好处配制、使用，必要时，使用场所应有排风设备。操作时注意个人防护，戴防护口罩、防护手套和防护眼镜，如使用处空气中戊二醛浓度过高，建议配备自给式呼吸器（正压式防护面具）。如不慎接触，应立即用清水连续冲洗，如伤及眼睛应及早就医。

②用于浸泡器械的容器，必须洁净、加盖，使用前须先经消毒处理。

③在常温条件下，加入碳酸氢钠和亚硝酸钠后的戊二醛消毒液最多可连续使用14天。连续使用过程中，应加强日常监测，掌握其浓度变化，戊二醛浓度低于1.8%时应停止使用。

④消毒后的医疗器械以无菌方式取出，用无菌蒸馏水反复冲洗干净，再用无菌纱布等擦干后使用。

⑤用内镜清洗消毒机消毒处理时，所用的内镜清洗消毒机必须符合相关标准的规定。

⑥对醛过敏的操作人员禁用。

⑦不能用于注射针头、手术缝合线及棉线类物品的消毒。

三、擦拭消毒

（一）概述

擦拭消毒

擦拭消毒是指用布或其他擦拭物浸以消毒剂溶液，擦拭物体表面进行消毒的处理方法。

1.适用范围

适用于对家具、办公用具、生活用具、玩具、器械、车辆和装备等物体表面，以及医院和实验室环境表面实施消毒处理。对大件物品或其他不能采用浸泡法消毒的物品，可采用擦拭消毒法消毒。

2.使用要求

消毒时用干净的布或其他物品浸消毒剂溶液，依次往复擦拭拟消毒物品表面，作用至所用消毒剂要求的时间后，再用清水擦洗，去除残留消毒剂，以减轻可能引起的腐蚀、漂白等损坏作用。

3.注意事项

（1）不耐湿物品表面不能用该方法消毒。

（2）擦拭时应防止对擦拭物体表面的遗漏。

（3）污物可导致消毒剂有效浓度下降，因此表面污物较多时应适时更新消毒液，防止污物中的病原体对消毒剂溶液的污染。

（二）消毒处理

主要使用的消毒液有含氯消毒剂，消毒所用药物浓度和作用时间参见浸泡法。

真题演练

题目1：2015年8月，某市发生手足口病疫情，为预防儿童感染，在开学之前对幼儿园进行集中消毒。请使用含有效氯5%的“84”消毒液，配制成10 L浓度为1 000 mg/L的消毒液，对物体表面进行喷洒消毒。
要求：请模拟现场消毒的过程。
考试时间：8分钟（含准备时间）

续表

评分标准		总分:10 分
步骤	评分要点	分值
1	穿工作服、戴帽子和口罩	0.5 分
2	选择含有效氯 5%“84”消毒液(选择错误,考官提示后进入下一步操作)	1 分
3	计算药量:(10×1 000×0.1%)/5%=200(mL)	1 分
4	检查喷雾器是否正常,并试喷	1 分
5	量取 200 mL 含 5%有效氯的“84”消毒液倒入喷雾器内,加水至 10 L 刻度线	1 分
6	旋紧加药口,摇匀药液,给喷雾器打气	1 分
7	对需要消毒的物品表面喷洒消毒	1 分
8	放掉桶内余气,倒出药液,轻洗打药桶,用抹布擦干桶外表	1 分
9	脱掉防护用品	1 分
10	消毒并洗手	1 分
11	填写消毒记录单	0.5 分

题目 2:现有一批手术器械需要消毒,请在碘酒、含氯消毒剂和 2%戊二醛消毒液中选择,并进行操作。		
要求:请模拟现场消毒的过程		
评分标准		总分:10 分
步骤	评分要点	分值
1	操作前做好个人防护,戴帽子、口罩、橡胶手套	1 分
2	所需要的物品:2%戊二醛消毒液、亚硝酸钠、碳酸氢钠、加盖消毒容器、手术器械;应选取 2%戊二醛消毒液进行操作,将 2%戊二醛消毒液倒入消毒容器中,加 0.3%亚硝酸钠调节 PH 值,加 0.5%亚硝酸钠防锈	3 分
3	将清洗、晒干待消毒处理的手术器械放入到消毒容器中,完全浸没,加盖,浸泡消毒规定时长,消毒一般浸泡 20~45 分钟,灭菌一般浸泡 10 小时	2 分
4	用无菌水冲洗手术器械,浸泡规定时间后,打开盖子,用无菌水冲洗手术器械并擦干,放入无菌柜中保存	2 分
5	清理桌面,脱掉个人防护,洗手	1 分
6	盛装戊二醛消毒液的容器应加盖,放于通风良好处	1 分
注意事项: ①操作前做好个人防护;②使用戊二醛消毒手术器械,需要加 PH 调节剂调节 PH 值加 0.5%亚硝酸钠防锈;③手术器械要完全浸没,并加盖消毒;④用无菌水冲洗手术器械;⑤消毒完毕,洗手清洁;⑥盛装戊二醛消毒液的容器应加盖,放于通风良好处。		

第二节　个人防护操作

个人防护

个体防护是为保护突发公共卫生事件处置的工作人员免受化学、生物与放射性污染而穿戴的防护用品。

一、消化道传染病个人防护

(一)个人防护用品

进行肠道传染病流行病学调查工作的人员:工作服、鞋套或胶靴。

开展肠道传染病采样、消杀工作的人员:工作帽(一次性帽子)、外科口罩或医用防护口罩、防护服、鞋套或胶靴、乳胶手套。

(二)防护用品穿脱顺序(以开展采样和消杀工作人员个人防护用品为例)

1.穿戴防护用品

(1)**戴口罩**:戴好口罩,双手从中间向两侧下移压紧鼻夹,或用双指按压鼻夹,紧贴于鼻梁处。

(2)**戴帽子**:根据头的大小选择合适的帽子戴上,注意要把头发全部罩在帽子内。

(3)**穿防护服**:先检查防护服是否有破损,穿戴好防护服后,防护服上的拉链要拉到最上面,如果防护服上有帽子的,要把帽子戴上。

(4)**穿鞋套或胶靴**:如果穿鞋套,要检查鞋套是否有破损。如果穿胶靴,防护服要塞进胶靴内。

(5)**戴手套**:将手套套在防护服袖口外面。

2.脱防护用品

(1)**摘手套**:将手套反面朝外,操作时注意手不要触碰手套外面,放入医疗废物专用包装袋中。

(2)**解防护服**:解开防护服,防护服连同鞋套或胶靴一起脱下,防护服里面朝外包裹鞋套或胶靴,一起放入医疗废物专用包装袋中,操作时注意手不要触碰防护服外面。

(3)**摘帽子**:将手指内面朝外掏进帽子,将帽子轻轻摘下,将反面朝外,放入医疗废物专用包装袋中。

(4)**摘掉口罩**:一手按住口罩,另一只手将口罩带摘下,注意双手不接触面部,放入医疗废物专用包装袋中。

(5)**医疗废物专用包装袋口扎紧**。

(6)**手清洗、消毒**:用流动水清洗双手,再用手消毒剂消毒,最后用流动水冲洗干净双手;如果现场没有流动水,可用免洗手消毒剂消毒双手。

二、呼吸道传染病个人防护(一级防护)

(一)个人防护用品

主要包括工作帽(一次性帽子)、外科口罩或医用防护口罩、隔离服(或连体式防护服)、鞋套或胶靴、乳胶手套。

(二)个人防护用品穿脱顺序

1.穿戴防护用品

(1)**戴外科口罩或医用防护口罩**:双手从中间向两侧下移压紧鼻夹,或用双指按压鼻夹,紧贴于鼻梁处。

(2)**戴帽子**:根据头的大小选择合适的帽子戴上,注意要将头发全部罩在帽子内。

(3)**穿防护服**:先检查防护服是否有破损,穿戴好防护服后,防护服上的拉链要拉到最上面,如果防护服上有帽子,要把帽子戴上。

(4)**穿鞋套或胶靴**:如果穿鞋套,要检查鞋套是否有破损。如果穿胶靴,防护服要塞进胶靴内(埃博拉病毒的防护需防止液体进入,不用将防护服塞进胶靴内)。

(5)**戴上手套**:将手套套在防护服袖口外面。

2.脱防护用品

(1)**脱手套**:将手套反面朝外,操作时注意手不要触碰手套外面,放入医疗废物专用包装袋中。

(2)**解防护服**:解开防护服,防护服连同鞋套或胶靴一起脱下,防护服里面朝外包裹鞋套或胶靴,一起放入医疗废物专用包装袋中,操作时注意手不要触碰防护服外面。

(3)**摘帽子**:将手指内面朝外掏进帽子,将帽子轻轻摘下,将反面朝外,放入医疗废物专用包装袋中。

(4)**摘口罩**:一手按住口罩,另一只手将口罩带摘下,注意双手不接触面部,放入医疗废物专用包装袋中。

(5)**医疗废物专用包装袋口扎紧**。

(6)**手清洗、消毒**:用流动水清洗双手,再用手消毒剂消毒,最后用流动水冲洗干净双手;如果现场没有流动水,可用免洗手消毒剂消毒双手。

第三节 手卫生

手卫生

手卫生是洗手、卫生手消毒和外科手消毒的总称。手卫生主要是针对医护人员在工作中存在的交叉感染的风险而采取的措施,是控制医院感染的重要手段。通过手卫生,可有效降低医院感染。本节仅介绍洗手和卫生手消毒。

一、洗手与卫生手消毒原则

当手部有血液或其他体液等肉眼可见的污染时,应用肥皂(皂液)和流动水洗手;当手部没有肉眼可见污染时,宜使用速干手消毒剂消毒双手代替洗手。

1.医务人员应根据洗手与卫生手消毒原则选择洗手或使用速干手消毒剂。

(1)直接接触每个患者前后,从同一患者身体的污染部位移动到清洁部位时。

(2)接触患者黏膜、破损皮肤或伤口前后,接触患者的血液、体液、分泌物、排泄物、伤口敷料等之后。

(3)穿脱隔离衣前后,摘手套后。

(4)进行无菌操作,接触清洁、无菌物品之前。

(5)接触患者周围环境及物品后。

(6)处理药物或配餐前。

2.医务人员在下列情况时应先洗手,然后进行卫生手消毒。

(1)接触患者的血液、体液和分泌物以及被传染性致病微生物污染的物品后。

(2)直接为传染病患者进行检查、治疗、护理或处理传染患者污物之后。

二、医务人员洗手方法

1.在流动水下,使双手充分淋湿。

2.取适量肥皂(皂液),均匀涂抹至整个手掌、手背、手指和指缝。

3.认真揉搓双手至少15秒,应注意清洗双手所有皮肤,包括指背、指尖和指缝,具体揉搓步骤为:

(1)掌手相对,手指并拢,相互揉搓。

(2)手心相对,双手交叉指缝相互揉搓,交换进行。

(3)掌心相对,双手交叉指缝相互揉搓。

(4)弯曲手指使关节在另一手掌心旋转揉搓,交换进行。

(5)右手握住左手大拇指旋转揉搓,交换进行。

(6)将五个手指尖并拢放在另一手掌心旋转揉搓,交换进行。

4.在流动水下彻底冲净双手,擦干,取适量护手液护肤。

六步洗手法

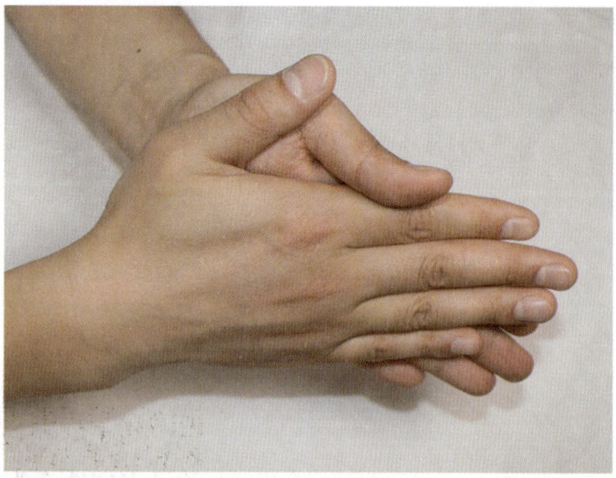

掌心对掌心搓揉

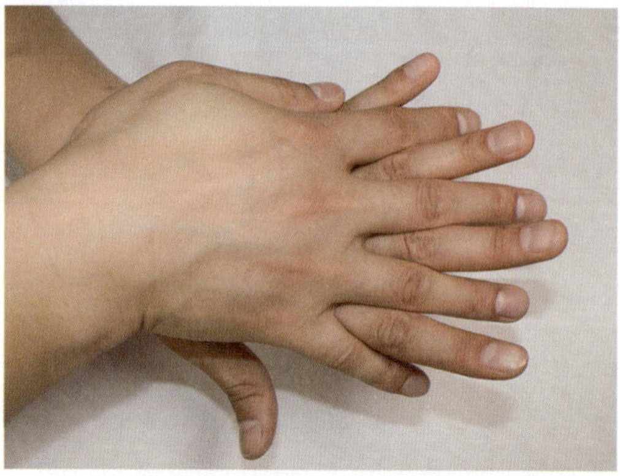

手指交叉，掌心对手背搓揉

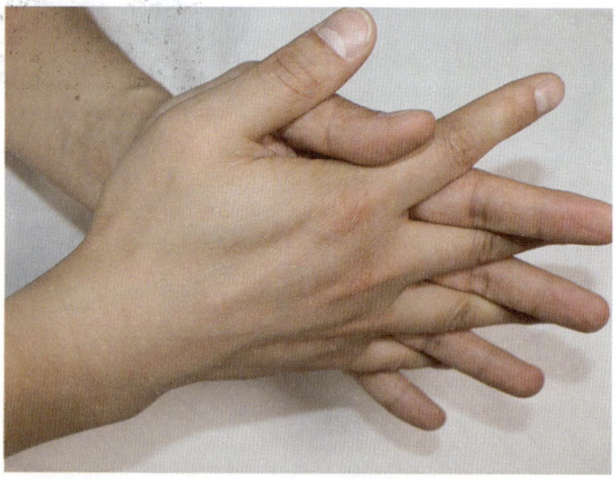

手指交叉，掌心对掌心搓揉

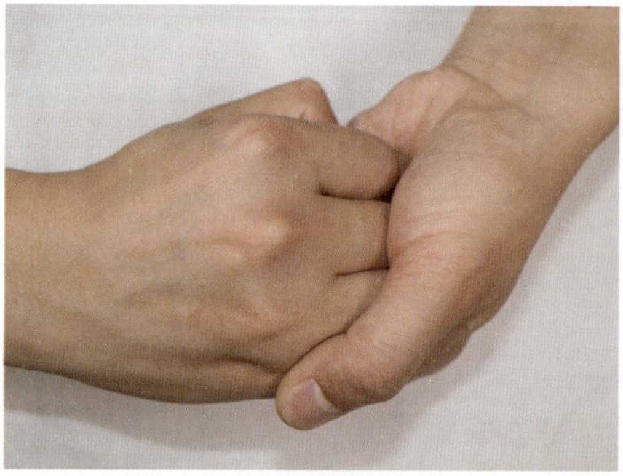

双手互握搓揉手指

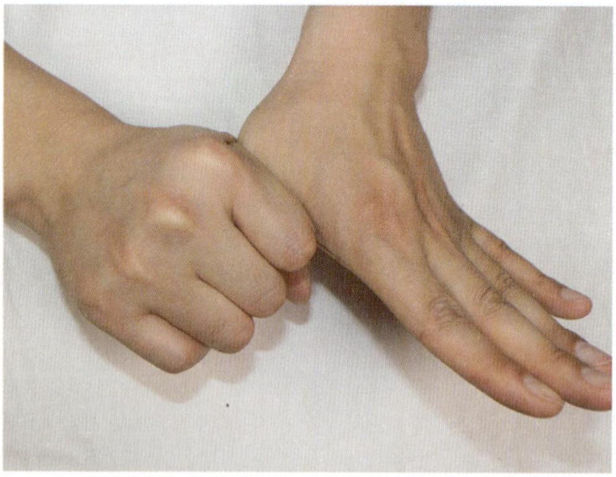

拇指在掌中搓揉

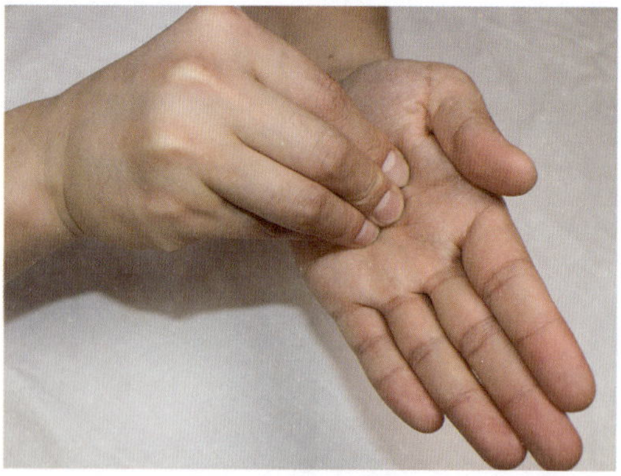

指尖在掌心中搓揉

注意事项：①每步至少来回搓揉 5 次；②尽可能使用专业的洗手液；③洗手时应稍加用力；④流动水冲洗，使用长柄或感应龙头；⑤建议使用一次性消毒手巾擦手。

三、卫生手消毒方法

1.取适量的速干手消毒剂于掌心。

2.严格按照医务人员洗手方法中的揉搓步骤进行揉搓。

3.揉搓时保证手消毒剂完全覆盖手部皮肤，直至手部干燥。

第四节　医疗废弃物处理

医疗废弃物处理

一、感染性废弃物

感染性废物是指携带病原微生物，具有引发感染性疾病传播危险的医疗废物，包括被病人血液、体液、排泄物污染的物品，传染病病人产生的垃圾等。

1.被病人血液、体液、排泄物污染的物品。包括：棉球、棉签、引流棉条、纱布及其他各种敷料；一次性使用卫生用品、一次性使用医疗用品及一次性医疗器械；废弃的被服；其他被病人血液、体液、排泄物污染的物品。

2.医疗机构收治的隔离传染病病人或者疑似传染病病人产生的生活垃圾。

3.病原体的培养基、标本和菌种、毒种保存液。

4.各种废弃的医学标本。

5.废弃的血液、血清。

6.使用后的一次性使用医疗用品及一次性医疗器械视为感染性废物。

二、损伤性废弃物

指能够刺伤或割伤人体的废弃的医用锐器，包括**医用针、解剖刀、手术刀、玻璃试管**等。

三、医疗废物处理流程

1.医务人员按《医疗废物分类目录》对医疗废物进行分类。

2.根据医疗废物的类别将医疗废物分置于专用包装物或容器内，但包装物和容器应符合《医疗废物专用包装物容器的标准和警示标识的规定》。

3.医务人员在盛装医疗废物前应当对包装物或容器进行认真检查，确保无破损、渗液和其他缺陷。

4.盛装的医疗废物达到包装物或容器的**3/4**时，应当使用有效的封口方式，使封口紧实、严密。

5.盛装医疗废物的每个包装物或容器外表面应当有警示标记并附中文标签，标签内容包括医疗废物**产生单位、产生日期、类别**。

6.放入包装物或容器内的感染性废物、病理性废物、损伤性废物不得任意取出。

7.医疗废物管理专职人员每天从医疗废物产生地点将分类包装的医疗废物按照规定的路线运送至院内临时贮存室。运送过程中应防止医疗废物的流失、泄漏，并防止医疗废物直接接触身体，每天运送工作结束后，应当对运送工具及时进行清洁和消毒。

8.医疗废物管理专职人员每天对产生地点的医疗废物进行过称、登记，登记内容包括来源、种类、重量、交接时间、最终去向、经办人。

9.临时贮存室的医疗废物由专职人员交由指定的专门人员处置，贮存时间不得超过2天，并填写危险废物转移联单。

10.医疗废物转交出去以后，专职人员应当对临时贮存地点、设施及时进行清洁和消毒处理，并做好记录。

四、注意事项

1.废弃的麻醉、精神、放射性、毒性等药品依照有关法律、行政、法规执行。

2.批量的废化学试剂、废消毒剂应当交由专门机构处置。

3.批量的含汞的体温计、血压计等医疗器具报废时应当交由专门机构处置。

4.病原体的培养基、标本和菌种、毒种保存液等高危险废物应当首先在产生地点进行高压灭菌或化学消毒处理，然后按感染性废物收集。

5.隔离的传染病病人或疑似病人产生的医疗废物应当使用双层包装物并及时密封。

第五节　针刺伤的处理

针刺伤的处理

医用针器对医务工作者的刺伤，可导致如人类免疫缺陷病毒(HIV)、乙型肝炎病毒(HBV)、梅毒等20余种血源性病原体的感染。针刺损伤发生的特点是护理人员发生针刺伤比例最高；门急诊是发生针刺伤的重要区域等。

一、针刺损伤的预防控制

预防控制针刺损伤的发生，从根本上讲应健全相关社会制度和法律法规；重视预防针刺伤的培训，包括发生职业暴露后的紧急处理流程、规范用药、规范医疗操作行为、规范操作过程的个人防护等；推广安全器具及锐器盒规范使用；完善医院暴露上报系统；加强宣传教育；高危人群接种疫苗等。

(一)增强自我防护意识

1.加强职业培训。

2.纠正不安全行为(回套针帽、徒手传递锐器、持锐器随意走动等)。

3.正确使用手套操作。

(二)正确处理锐器

使用后的锐器直接丢弃在锐器盒(要求：材质坚硬，防刺穿；避免开口过大，防止溅洒；一经封口不能打开)，避免二次分拣，严禁徒手弯曲或掰断针头。

二、发生针刺损伤时的处置

冲：立即用肥皂和流动水清洗损伤污染的皮肤，用生理盐水冲洗黏膜。

挤：立即在伤口旁端由近心端向远心端轻轻挤压，尽可能挤出损伤处的血液，再用皂液和流动水清洗，避免挤压伤口局部。

消：受伤部位的伤口冲洗后，应当用消毒液，如用0.5%碘伏或无刺激的消毒液进行消毒，并包扎伤口，被暴露的黏膜，应当反复用生理盐水冲洗干净。伤口较深大时，经初步处理后立即采取进一步处理。

报：及时报告相关部门，确保能得到及时、有效的预防措施。

治：根据暴露程度及患者的传染病史选择具体的预防或治疗措施。

检：当事人在损伤的当天进行肝炎病毒、梅毒、HIV等病毒检测，并在损伤后的第4周、第8周、第12周及6个月进行复检，每次有结果记录。

第五站

中医基本技能

考纲要求

一、针灸常用腧穴(30个)							
1.列缺	2.少商	3.合谷	4.曲池	5.肩髃	6.下关	7.天枢	8.足三里
9.三阴交	10.阴陵泉	11.神门	12.后溪	13.肾俞	14.大肠俞	15.委中	16.太溪
17.内关	18.支沟	19.风池	20.环跳	21.阳陵泉	22.太冲	23.大椎	24.百会
25.水沟	26.关元	27.中脘	28.太阳	29.四神聪	30.十宣		
二、针刺操作							
提插法、捻转法、平补平泻法							
三、艾灸操作							
隔姜灸、温和灸、隔盐灸、雀啄灸							
四、刮痧操作							
直线刮法、弧线刮法、摩擦法、梳刮法							
五、拔罐操作							
留罐法、走罐法、闪罐法							
六、推拿操作							
推法、拿法、按法、揉法、擦法							

第一节　常用腧穴的定位与操作

1.列缺

【定位】在前臂，腕掌侧远端横纹上1.5寸，拇短伸肌腱和拇长展肌腱之间，拇长展肌腱沟的凹陷中。简便取穴法：两手虎口自然平直交叉，一手示指按在另一手桡骨茎突上，指尖下凹陷处是穴。

【操作】向上斜刺0.5~0.8寸。

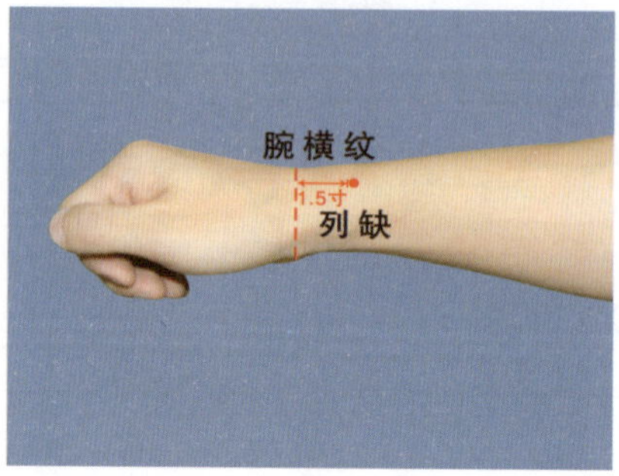

列缺

2.少商

【定位】在手指，拇指末节桡侧，指甲根角侧上方0.1寸处（指寸）。

【操作】浅刺0.1寸，或点刺出血。

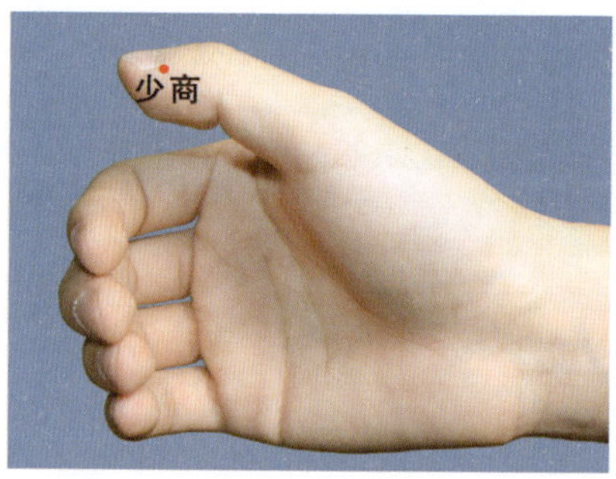

少商

3.合谷

【定位】在手背，第2掌骨桡侧的中点处。简便取穴法：拇、示两指张开，以另一手的拇指指关节横纹，放在指蹼缘上，拇指指端到达处取穴。

【操作】直刺0.5~1寸，可灸。孕妇禁针灸。

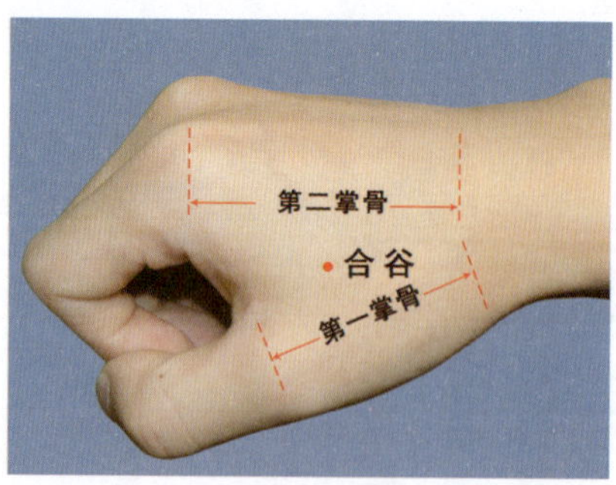

合谷

4.曲池

【定位】在肘区，尺泽与肱骨外上髁连线的中点处。

【操作】直刺1~1.5寸，可灸。

曲池

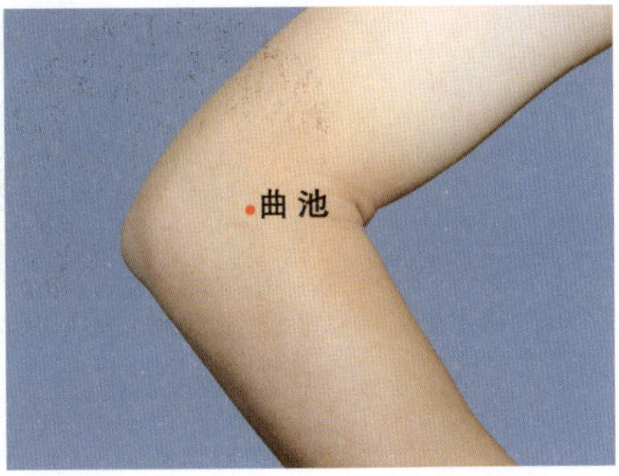

真题演练

题目:叙述并指出曲池、太冲的定位	
时间:7 分钟	
评分标准	总分:10 分
曲池:在肘区,尺泽与肱骨外上髁连线的中点处 太冲:在足背,第 1、第 2 跖骨间,跖骨底结合部前方凹陷中(或触及动脉搏动)	

5.肩髃

【定位】在三角肌区,肩峰外侧缘前端与肱骨大结节两骨间凹陷中。简便取穴法:屈臂外展,肩峰外侧缘呈现前后两个凹陷,前下方的凹陷即是本穴。

【操作】直刺或向下斜刺 0.8 ~1.5 寸。肩周炎宜向肩关节直刺,上肢不遂宜向三角肌方向斜刺。

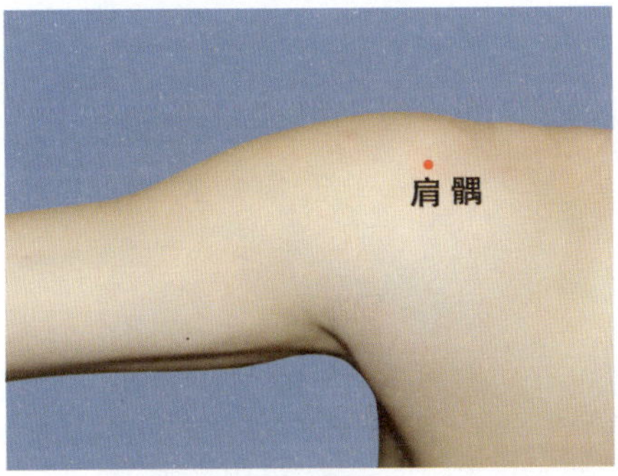

肩髃

真题演练

题目:叙述并指出肩髃、委中的定位	
时间:7 分钟	
评分标准	总分:10 分
肩髃:在三角肌区,肩峰外侧缘前端与肱骨大结节两骨间凹陷中。简便取穴法:屈臂外展,肩峰外侧缘呈现前后两个凹陷,前下方的凹陷即是本穴 委中:在膝后区,腘横纹中点,股二头肌肌腱与半腱肌肌腱的中间	

6.下关

【定位】在面部,颧弓下缘中央与下颌切迹之间凹陷中。

【操作】直刺 0.5~1 寸。留针时不可做张口动作,以免折针。

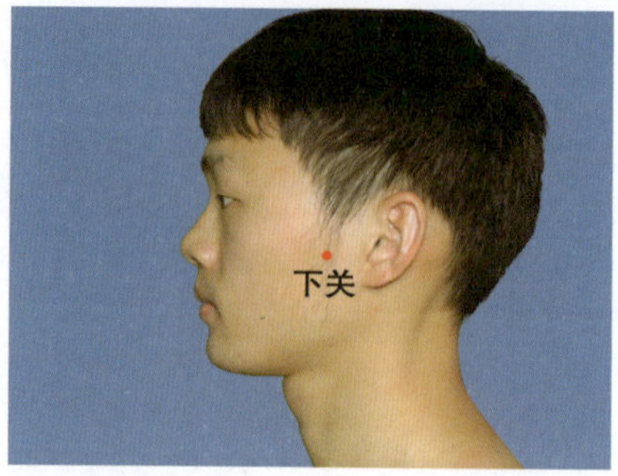

下关

7.天枢

【定位】在腹部，横平脐中，前正中线旁开 2 寸。

【操作】直刺 1~1.5 寸，可灸。

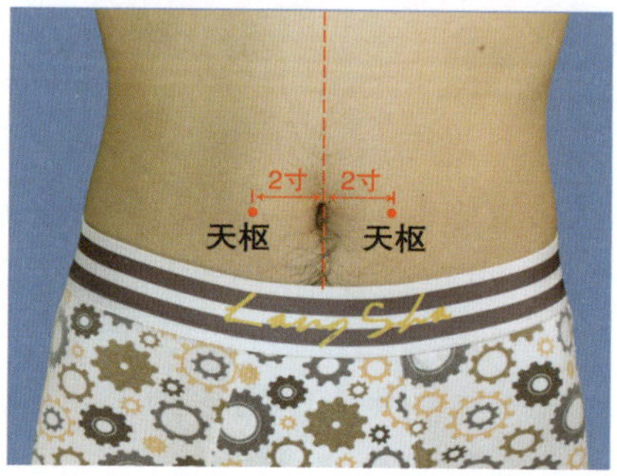

天枢

8.足三里

【定位】在小腿外侧，犊鼻穴下 3 寸，犊鼻与解溪连线上。

【操作】直刺 1~2 寸，可灸。

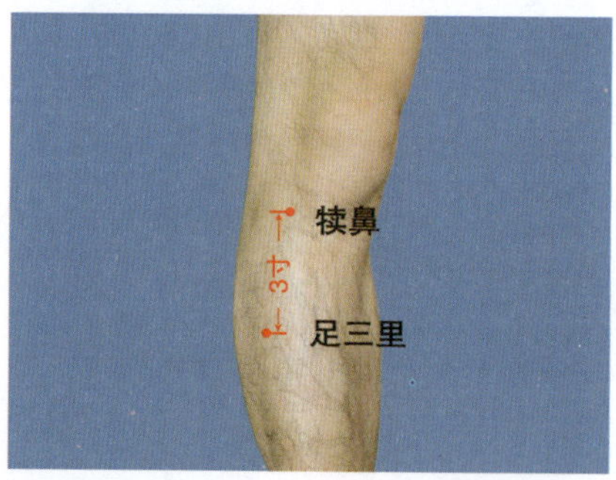

足三里

9.三阴交

【定位】在小腿内侧，内踝尖直上 3 寸，胫骨内侧缘后际。

【操作】直刺 1~1.5 寸，可灸。孕妇禁针。

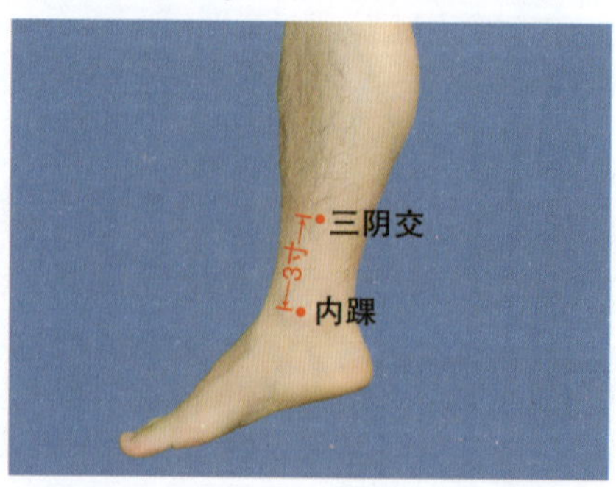

三阴交

真题演练

题目:叙述并指出三阴交、下关的定位	
时间:7 分钟	
评分标准	总分:10 分
三阴交:在小腿内侧,内踝尖直上 3 寸,胫骨内侧缘后际 下关:在面部,颧弓下缘中央与下颌切迹之间凹陷中	

10.阴陵泉

【定位】在小腿内侧,胫骨内侧髁下缘与胫骨内侧缘之间的凹陷中。

【操作】直刺 1~2 寸。

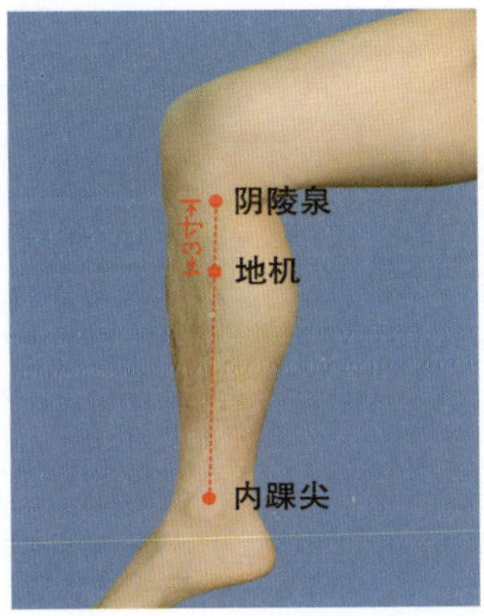

阴陵泉

11.神门

【定位】在腕前区,腕掌侧远端横纹尺侧端,尺侧腕屈肌腱的桡侧缘。

【操作】直刺 0.3~0.5 寸。

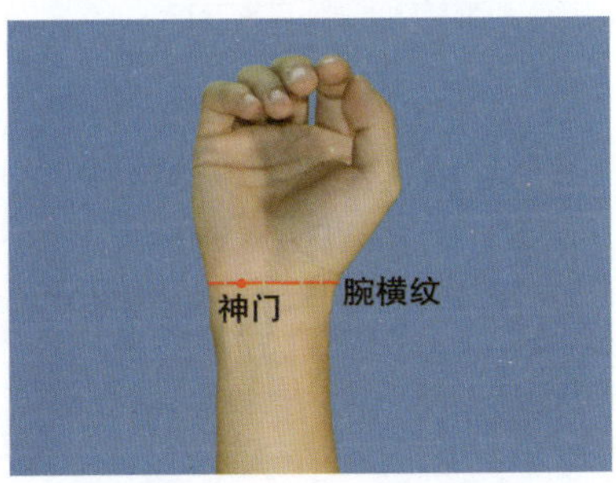

神门

12.后溪

【定位】在手内侧,第 5 掌指关节尺侧近端赤白肉际凹陷中。

【操作】直刺 0.5~1 寸。治手指挛痛可透刺合谷穴。

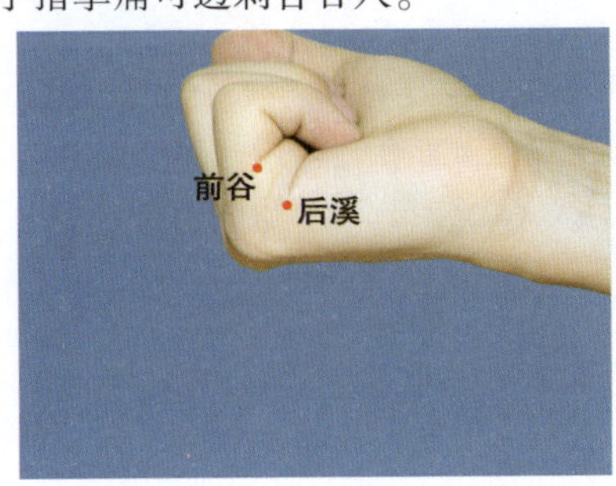

后溪

真题演练

题目:叙述并指出后溪、十宣的定位	
时间:7 分钟	
评分标准	总分:10 分
后溪:在手内侧,第 5 掌指关节尺侧近端赤白肉际凹陷中 十宣:在手指,十指尖端,距指甲游离缘 0.1 寸(指寸),左右共 10 穴	

13.肾俞

【定位】在脊柱区,第 2 腰椎棘突下,后正中线旁开 1.5 寸。

【操作】直刺 0.8~1.2 寸,可灸。

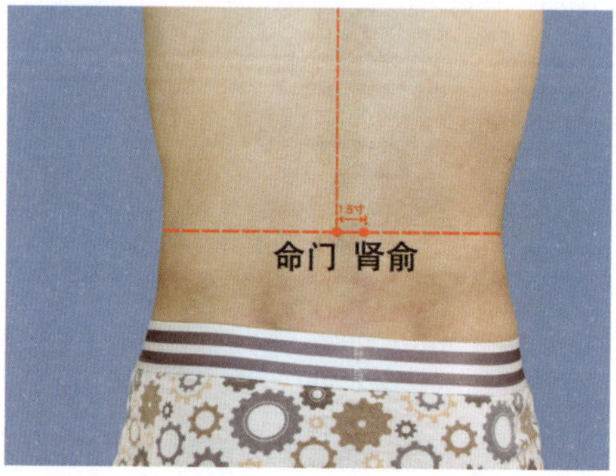

肾俞

真题演练

题目:叙述并指出肾俞、阳陵泉的定位	
时间:7 分钟	
评分标准	总分:10 分
肾俞:在脊柱区,第 2 腰椎棘突下,后正中线旁开 1.5 寸 阳陵泉:在小腿外侧,腓骨小头前下方凹陷处	

14.大肠俞

【定位】在脊柱区,第 4 腰椎棘突下,后正中线(督脉)旁开 1.5 寸。

【操作】直刺 0.8~1.2 寸。

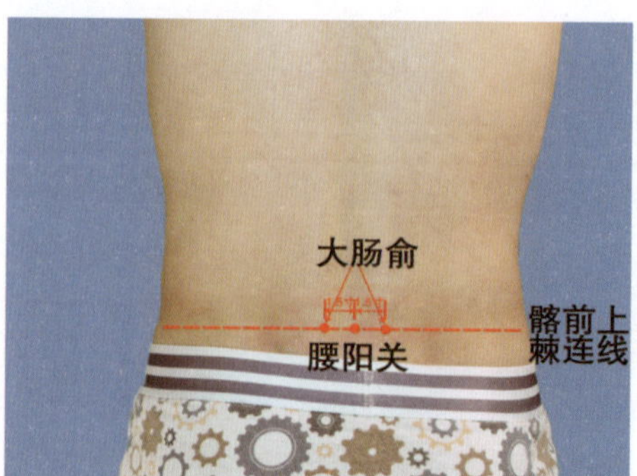

大肠俞

15.委中

【定位】在**膝后区**,**腘横纹中点**。

【操作】直刺 1~1.5 寸；或用三棱针点刺腘静脉出血。针刺不宜过快、过强、过深，以免损伤血管和神经。

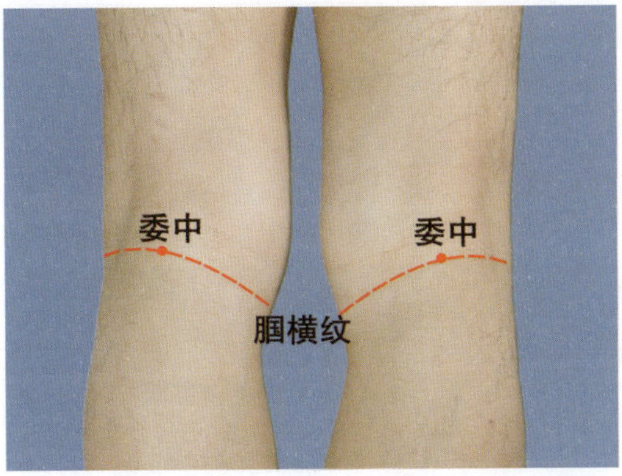

委中

16. 太溪

【定位】在踝区，内踝尖与跟腱之间的凹陷中。

【操作】直刺 0.5~1 寸，可灸。

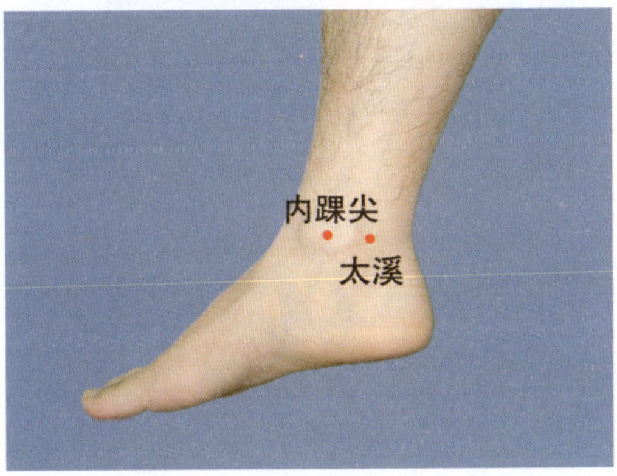

太溪

17. 内关

【定位】在前臂前区，腕掌侧远端横纹上 2 寸，掌长肌腱与桡侧腕屈肌腱之间。

【操作】直刺 0.5~1 寸，可灸。

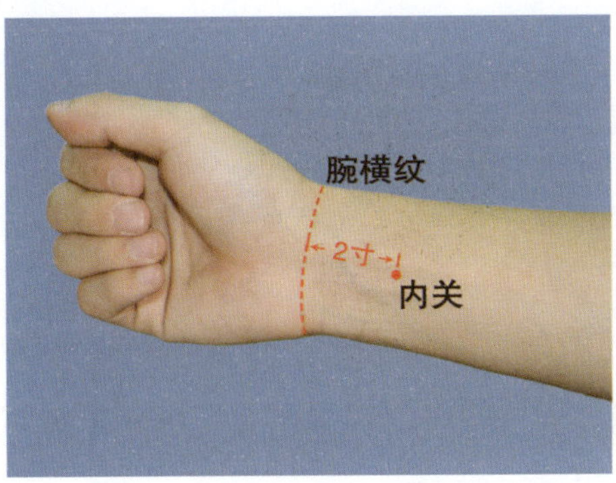

内关

真题演练

题目：叙述并指出内关、环跳的定位	
时间：7 分钟	
评分标准	总分：10 分

续表

内关：在前臂前区，腕掌侧远端横纹上 2 寸，掌长肌腱与桡侧腕屈肌腱之间 环跳：在臀部，当股骨大转子最高点与骶管裂孔连线的外 1/3 与内 2/3 交点处

18. 支沟

【定位】在前臂后区，腕背侧远端横纹上 3 寸，尺骨与桡骨间隙中点。

【操作】直刺 0.5~1 寸。

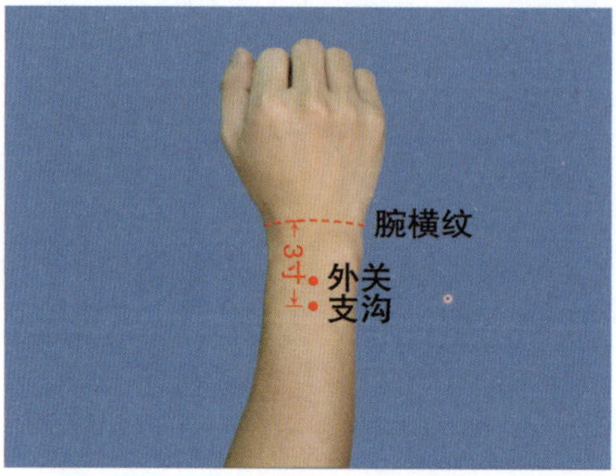

支沟

真题演练

题目：叙述并指出支沟、关元的定位	
时间：7 分钟	
评分标准	总分：10 分
支沟：在前臂后区，腕背侧远端横纹上 3 寸，尺骨与桡骨间隙中点 关元：在下腹前正中线上，脐中下 3 寸	

19. 风池

【定位】在颈后区，枕骨之下，胸锁乳突肌与斜方肌上端之间的凹陷中，平风府穴。

【操作】针尖微下，向鼻尖斜刺0.8~1.2 寸，或平刺透风府穴。深部中间为延髓，必须严格掌握针刺的角度与深度。

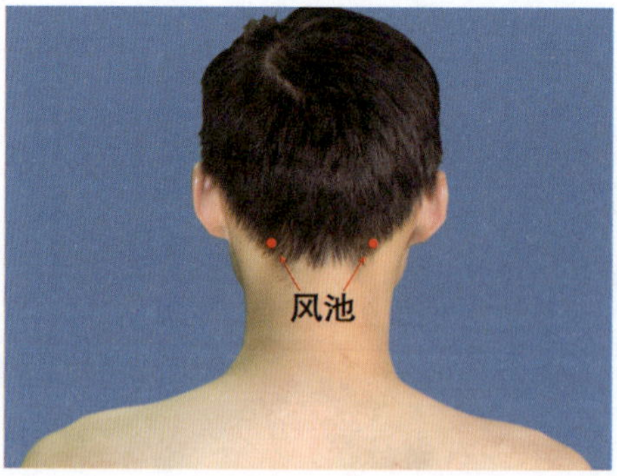

风池

真题演练

题目：叙述并指出风池、中脘的定位	
时间：7 分钟	
评分标准	总分：10 分

续表

风池：在颈后区，枕骨之下，胸锁乳突肌与斜方肌上端之间的凹陷中，平风府穴。
中脘：在上腹部，前正中线上，当脐中上 4 寸。

20.环跳

【定位】在臀部，当股骨大转子最高点与骶管裂孔连线的外 1/3 与内 2/3 交点处。

【操作】直刺 2~3 寸，可灸。

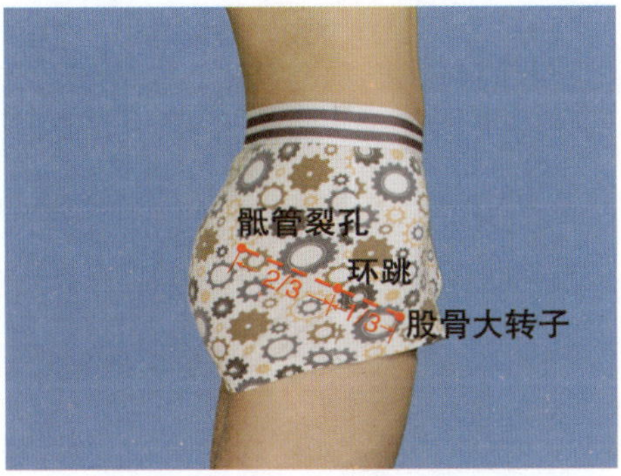

环跳

21.阳陵泉

【定位】在小腿外侧，腓骨小头前下方凹陷处。

【操作】直刺 1~1.5 寸，可灸。

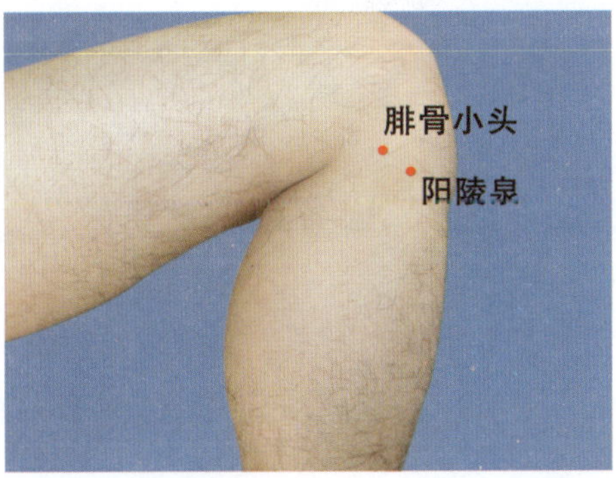

阳陵泉

22.太冲

【定位】在足背，第 1、2 跖骨间，跖骨底结合部前方凹陷中（或触及动脉搏动）。

【操作】直刺 0.5~0.8 寸，可灸。

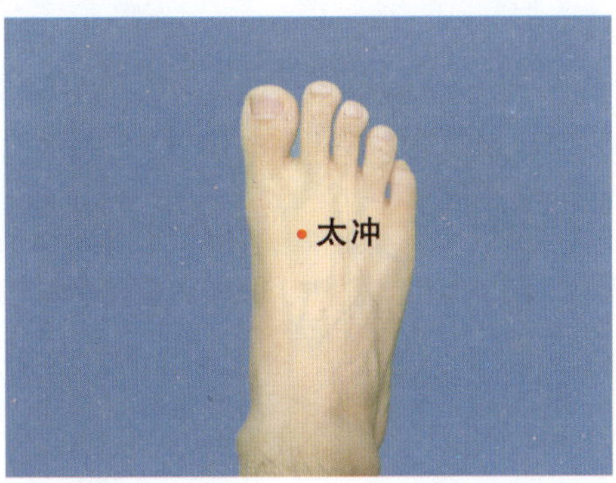

太冲

23.大椎

【定位】在脊柱区，后正中线上，第 7 颈椎棘突下凹陷中。

【操作】向上斜刺 0.5~1 寸，可灸。

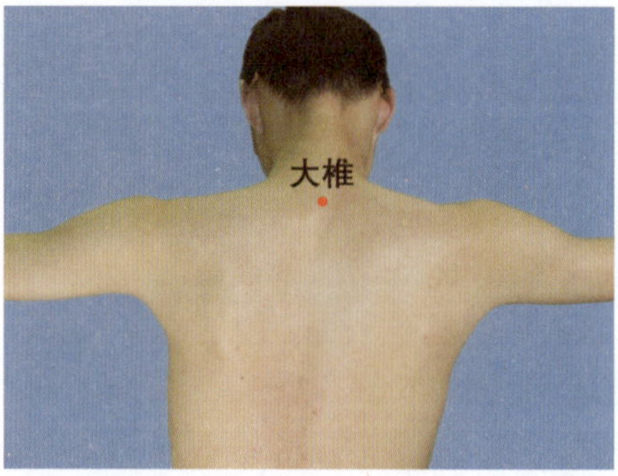

大椎

24.百会

【定位】在头部，前发际正中直上5寸。

【操作】平刺0.5~0.8寸，可灸。

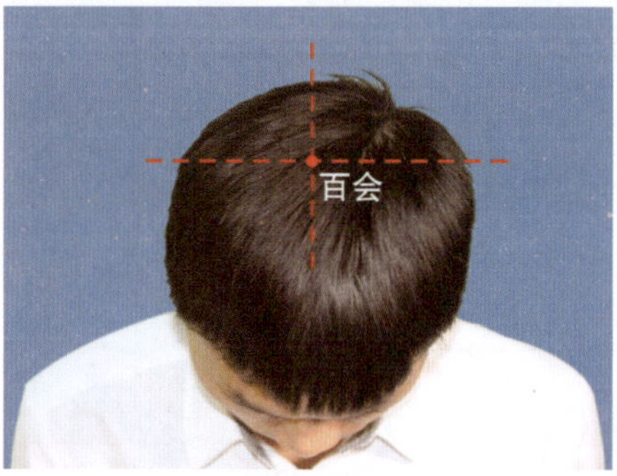

百会

真题演练

<table>
<tr><td colspan="2">题目：叙述并指出水沟、神门的定位</td></tr>
<tr><td colspan="2">时间：7分钟</td></tr>
<tr><td>评分标准</td><td>总分：10分</td></tr>
<tr><td colspan="2">水沟：在面部，人中沟的上1/3与下2/3交点处。
神门：在腕前区，腕掌侧远端横纹尺侧端，尺侧腕屈肌腱的桡侧缘。</td></tr>
</table>

25.水沟

【定位】在面部，人中沟的上1/3与下2/3交点处。

【操作】向上斜刺0.3~0.5寸，一般不灸。

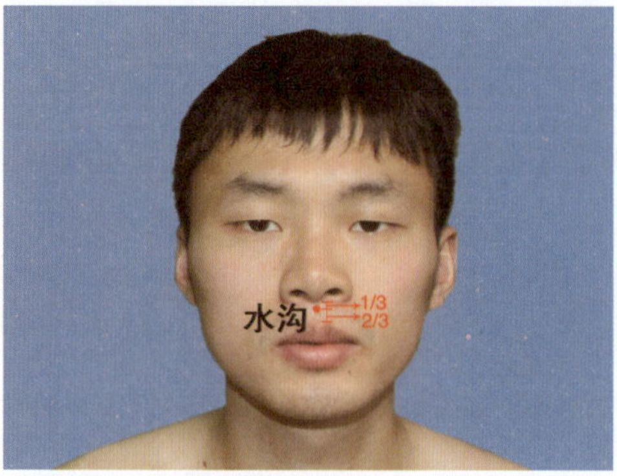

水沟

26.关元

【定位】在下腹前正中线上，脐中下3寸。

【操作】直刺 1~2 寸，需排尿后进行针刺，可灸。孕妇慎用。

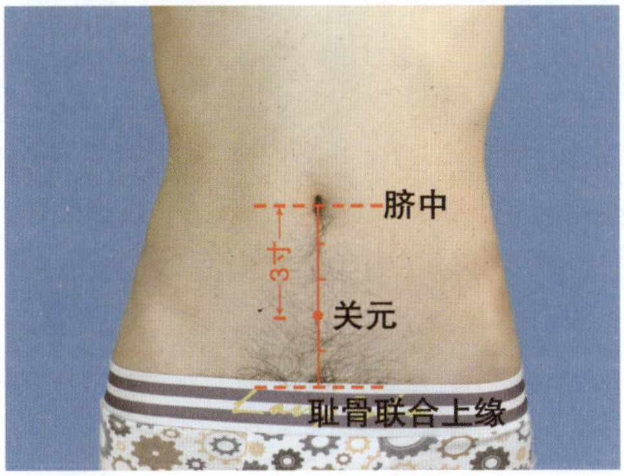

关元

27. 中脘

【定位】在上腹部，前正中线上，当脐中上 4 寸。

【操作】直刺 1.0~1.5 寸，可灸。

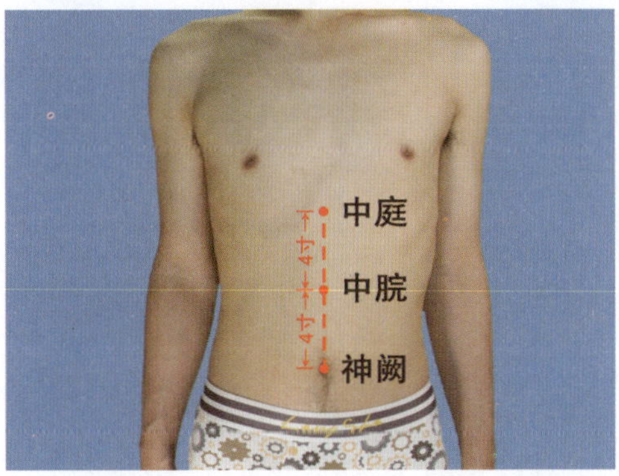

中脘

28. 太阳

【定位】在头部，眉梢与目外眦之间，向后约一横指的凹陷处。

【操作】直刺 0.3~0.5 寸，可灸。

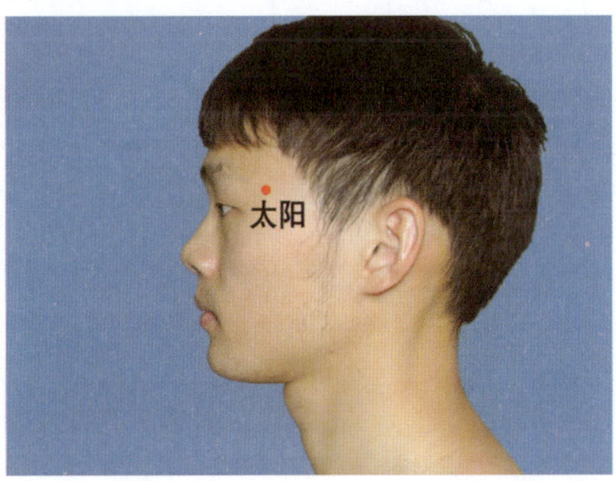

太阳

29. 四神聪

【定位】在头顶部，百会前后左右各旁开 1 寸，共 4 穴。

【操作】平刺 0.5~0.8 寸，可灸。

四神聪

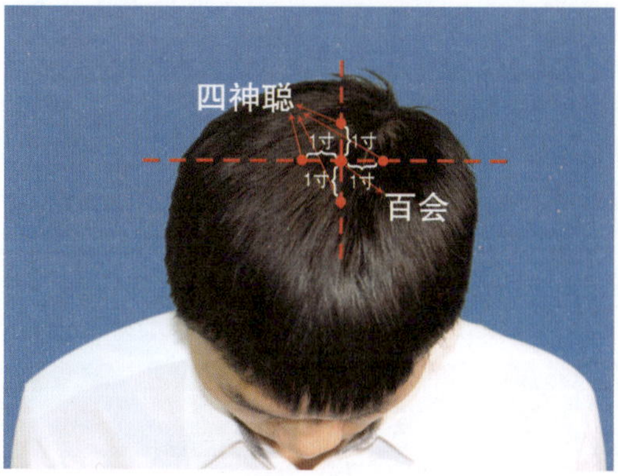

30.十宣

【**定位**】在手指,**十指尖端,距指甲游离缘 0.1 寸**(指寸),左右共 10 穴。

【**操作**】浅刺 0.1~0.2 寸,或点刺出血。

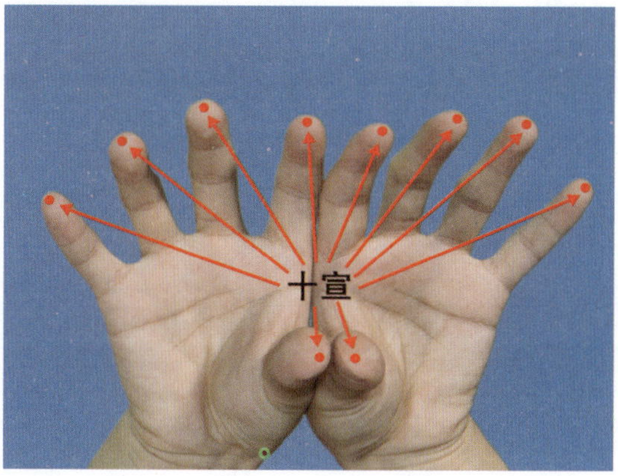

十宣

真题演练

题目:叙述并指出合谷、天枢的定位	
时间:7 分钟	
评分标准	总分:10 分
合谷:在手背,第 2 掌骨桡侧的中点处。简便取穴法:拇、示两指张开,以另一手的拇指指关节横纹,放在指蹼缘上,拇指指端到达处取穴。 天枢:在腹部,横平脐中,前正中线旁开 2 寸。	

第二节　针刺操作

提插法

一、提插法

定义	将针刺入腧穴一定深度后,施以上提下插的操作手法 插:针由浅层向下刺入深层的操作 提:针从深层向上引退至浅层的操作

续表

器材准备	毫针、75%酒精、消毒干棉球、消毒棉签、棉球缸、针盘、镊子或止血钳等
操作要点	①消毒：腧穴皮肤、医生双手 ②选择合适的毫针，刺入毫针 ③实施提插操作，反复多次
注意事项	①提插的幅度、层次的变化、频率和操作的时间，应根据患者情况灵活掌握 ②指力要均匀一致，幅度不宜过大，一般以3~5分钟为宜，频率不宜过快，每分钟60次左右，提插过程中要保持针身垂直 ③多用于肌肉较丰厚部位的行针，肌肉浅薄部位的腧穴一般不用提插法。某些特殊部位的腧穴，如睛明、承泣等也不适合用提插法 ④注意上提时不要提出皮肤，下插时不要刺伤脏器与筋骨 ⑤提插法可与捻转法结合应用
刺激量	提插的幅度大，频率快，刺激量就大 提插的幅度小，频率慢，刺激量就小

【具体图解】

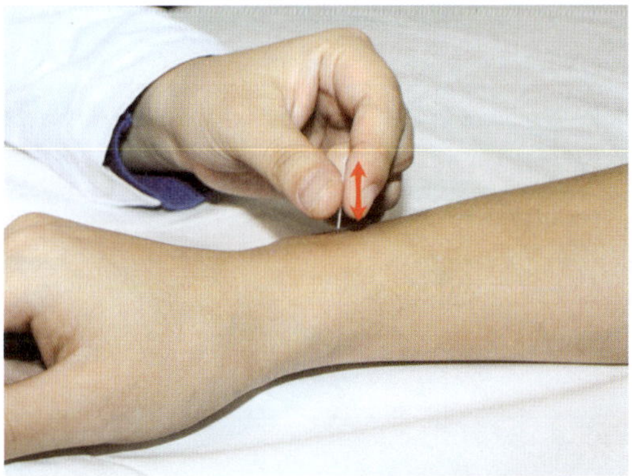

二、捻转法

定义	将针刺入腧穴一定深度后，施以向前向后的捻转动作，使针在腧穴内反复前后来回旋转的操作手法
器材准备	毫针、75%酒精、消毒干棉球、消毒棉签、棉球缸、针盘、镊子或止血钳等
操作要点	①消毒：腧穴皮肤、医生双手 ②选择合适的毫针，刺入毫针 ③实施捻转操作
注意事项	①捻转的角度、频率、时间等，应根据患者情况而定 ②指力要均匀，角度要适当，一般应掌握在180°~360°，频率快慢要一致 ③捻转法适用于人体绝大多数部位的腧穴 ④捻转手法应轻快自然，有连续交替性，不要在向前向后之间有停顿 ⑤捻转法可与提插法结合应用 ⑥不能单向捻针，否则针身易被肌纤维等缠绕，引起局部疼痛和导致滞针而使出针困难

第五站

续表

刺激量	捻转角度大，频率快，用力重，刺激量就大 捻转角度小，频率慢，用力轻，刺激量就小

【具体图解】

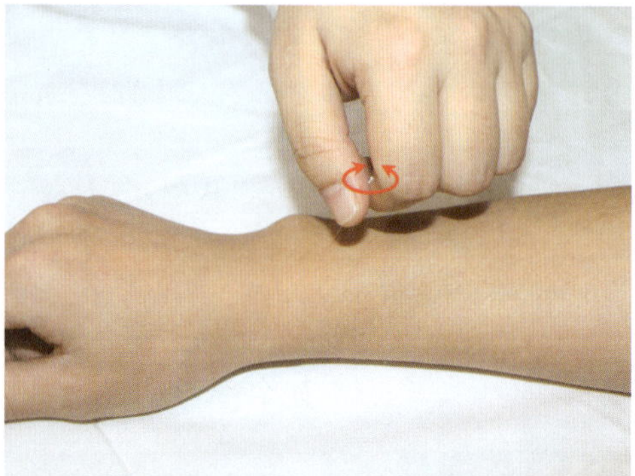

捻转法

平补平泻法

三、平补平泻法

器材准备	毫针、75%酒精、消毒干棉球、消毒棉签、棉球缸、针盘、镊子或止血钳等
操作步骤	进针得气后，施予**均匀的**提插、捻转手法。即每次提插的幅度、捻转的角度要**基本一致，频率适中，节律和缓，针感强弱适当**
注意事项	①操作时间的长短要适中，要根据患者的体质、病情、腧穴的部位而定 ②适用于虚实不明显或虚实兼有的病情

真题演练

题目：叙述曲池定位，口述进针深度，做捻转法	
时间：7 分钟	
评分标准	总分：10 分
1.物品准备：毫针、75%酒精、消毒干棉球、消毒棉签、棉球缸、针盘、镊子或止血钳等 2.定位：在肘区，尺泽与肱骨外上髁连线的中点处 3.进针深度：直刺 1～1.5 寸，可灸 4.捻转法：①常规消毒：曲池穴部位皮肤、医生双手 ②刺入毫针 ③实施捻转操作。指力均匀，频率一致。角度应掌握在 180°～360°。不可单向捻针 ④出针、用消毒棉签轻压穴位皮肤，以防出血	

第三节　艾灸操作

一、隔姜灸

器材准备	艾绒、艾炷器、洗净的新鲜老姜、菜刀、毫针、镊子、弯盘、火柴、线香、消毒棉签、酒精灯、万花油等

续表

操作步骤	①制备姜片:切取生姜数片,每片直径约2~3 cm,厚度约0.3 cm左右,用针在姜片中心部穿刺数孔 ②选择体位,定取腧穴:以仰卧位或俯卧位为宜,体位要舒适,充分暴露待灸部位,准确定取腧穴 ③放置姜片和艾炷,点燃艾炷:将姜片对准腧穴,置于穴上,把中号或大号艾炷置于姜片中心,点燃艾炷尖端,任其自燃 ④调适温度:如患者感觉施灸局部灼痛不可耐受,术者可用镊子将姜片一侧夹住端起,稍待片刻,重新放下再灸 ⑤更换艾炷和姜片:艾炷燃尽,除去艾灰,更换艾炷依前法再灸。施灸中,若因壮数较多致姜片焦干萎缩时,应置换新的姜片 ⑥掌握灸量:一般每穴灸5~7壮,至局部皮肤潮红,灸毕去除姜片及艾灰 ⑦灸后处理:若灸后有轻微烫伤起泡,应该用消毒棉签蘸万花油涂擦局部
注意事项	①隔姜灸应选用新鲜老姜,宜现切现用,不可用干姜或嫩姜 ②施灸中患者不可移动体位,以免艾炷滑落,灼伤患者,烧损衣物 ③艾炷不宜过小,否则影响疗效 ④随时观察局部皮肤情况,不要施灸过量,以免局部起泡。如若烫伤起泡,必须注意防止感染

【具体图解】

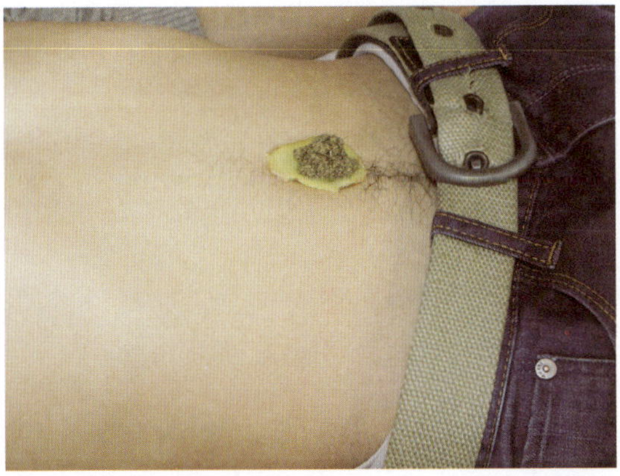

隔姜灸

二、温和灸

器材准备	纯艾卷、弯盘、火柴、消毒棉签、酒精灯、万花油等
操作步骤	①选择体位、腧穴:根据施灸腧穴选择舒适的体位,充分暴露待灸部位,准确定取腧穴 ②点燃艾卷:选用纯艾卷,将其一端点燃 ③燃艾施灸:术者手持艾卷的中上部分,将艾卷燃烧端对准腧穴,距腧穴皮肤2~3 cm进行熏烤。注意艾卷与施灸处皮肤的距离应保持相对固定。若患者感到局部温热舒适可固定不动,若感觉太烫可加大距离。若遇到小儿或局部知觉减退者,医者可将示、中两指,置于施灸部位两侧,通过医者的手指来测知患者局部受热程度,以便随时调节施灸时间和距离,防止烫伤 ④把握灸量:灸至局部皮肤出现红晕,有温热感而无灼痛为宜,一般每穴灸10~15分钟 ⑤清除艾灰:将艾灰及时掸除抖落在弯盘中

续表

注意事项	①施灸中患者尽量不要移动体位,以免灼伤皮肤,烧损衣物 ②施灸时手持艾卷宜上下调适与皮肤的距离,不要前后左右移动 ③随时观察局部皮肤情况,不要施灸过量,以免局部起泡 ④如若烫伤起泡,应及时处理,防止感染

【具体图解】

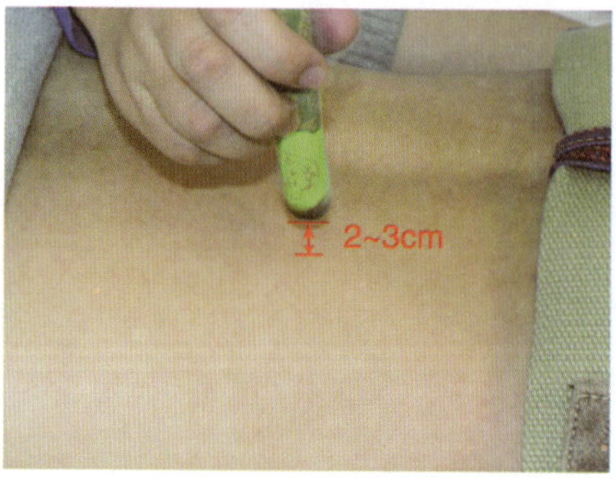

温和灸

隔盐灸

三、隔盐灸

器材准备	艾绒、艾炷器、干燥纯净的精制食盐、镊子、弯盘、火柴、线香、消毒棉签、酒精灯、万花油等
操作步骤	①选择体位,定取腧穴:患者宜采取仰卧位,身体放松,充分暴露腹部,准确定取神阙穴 ②**食盐填脐**:取纯净干燥的精盐适量,将脐窝填平,也可适当高出。为避免燃艾时温度过高烫伤皮肤,也可于盐上再放置一姜片 ③置放艾炷:将中号或大号艾炷置于盐上(或姜片上),对准脐窝中心,点燃艾炷尖端,任其自燃 ④调适温度,更换艾炷:如患者感觉施灸局部灼痛不可耐受,术者用镊子挟去残炷,换炷再灸 ⑤把握灸量:如上反复施灸,灸满规定壮数,一般灸 5~10 壮 ⑥清理脐中食盐:灸毕,先除去艾灰,再让患者侧卧将食盐取出 ⑦若有轻微起泡,用消毒棉签蘸万花油涂擦局部
注意事项	①施灸中患者不可移动体位,以免艾炷滑落,灼伤患者,烧损衣物 ②本法只用于脐部,脐窝太浅者,填盐时可适当增加盐的厚度,高出皮肤,以避免烫伤 ③如若局部起泡,必须注意皮肤清洁,及时更换外用药物,防止感染

四、雀啄灸

雀啄灸

器材准备	纯艾卷、弯盘、火柴、消毒棉签、酒精灯、万花油等
操作步骤	①选择体位、腧穴:根据施灸腧穴选择舒适的体位,充分暴露待灸部位,准确定取腧穴 ②点燃艾卷:选用纯艾卷,将其一端点燃 ③燃艾施灸:术者手持艾卷的中上部分,**将艾卷燃烧端对准腧穴,像麻雀啄米样一上一下移动**,动作要匀速。如此操作,艾卷燃烧端与皮肤的距离远近不一,给予施灸局部以变量刺激 ④把握灸量:灸至皮肤出现红晕,一般约灸 5~10 分钟。施灸过程中,术者应常以示指和中指分置穴区两旁感知灸热程度,以免烫伤患者 ⑤清除艾灰,灸毕灭火:施灸过程中,要及时除去艾卷艾灰,以免影响热效

续表

注意事项	①施灸中患者尽量不要移动体位,以免灼伤皮肤,烧损衣物 ②施灸时手持艾卷宜上下移动,但不要前后左右移动 ③随时观察局部皮肤情况,不要施灸过量,以免局部起泡 ④如若烫伤起泡,应及时处理,防止感染

真题演练

题目:请演示三阴交温和灸的方法	
时间:7 分钟	
评分标准	总分:10 分
1.物品准备:艾条、打火机、棉签、弯盘等 2.三阴交定穴:小腿内侧、内踝尖直上三寸,胫骨内侧缘后际 3.将艾条的一端点燃,对准三阴交部位,距皮肤 2~3 cm 进行熏烤,使患者局部有温热感而无灼痛为宜 4.灸 5~10 分钟,至皮肤出现红晕为度,及时清除艾灰 5.对于晕厥或局部知觉迟钝的患者,可将中、示二指张开,置于施灸部位的两侧。通过医者手指的感觉来测知受热程度,以便随时调节施灸的距离和时间,防止烫伤 6.灭火,整理物品	

第四节　刮痧操作

刮痧操作

一、握持及运板方法

握持	①单手握板,将刮痧板放置掌心 ②由拇指和示指、中指夹住刮痧板,无名指和小指紧贴刮痧板边角,从三个角度固定刮痧板
运板	①利用指力和腕力调整刮痧板角度,使刮痧板与皮肤之间夹角约 45°~90° ②以肘关节为轴心,前臂做有规律的移动

二、刮痧方向和顺序

总原则	①先头面后手足,先背腰后胸腹,先上肢后下肢 ②由上向下、由内向外,单方向刮拭,尽可能拉长距离
分部操作方向	①头部:一般采用梳头法,由前向后 ②面部:一般由正中向两侧,由下颌向外上刮拭 ③颈肩背部正中、两侧:由上往下 ④肩上:由内向外 ⑤肩前、肩外、肩后:由上向下 ⑥胸部正中:由上向下 ⑦肋间:由内向外 ⑧腹部:由上向下,逐步由内向外扩展 ⑨四肢:向末梢方向刮拭

三、刮痧力度和补泻

刮痧力度	①用力要均匀，由轻到重，先轻刮6~10次，然后力量逐渐加重 ②尤其是经过穴位部位，以患者能够耐受力度，刮拭6~10次后，再逐渐减力，轻刮6~10次
刮痧补法	①刮痧板按压的力度小，刮拭速度慢，刮拭时间相对较长 ②适用于体弱多病、久病虚弱的虚证患者，或对疼痛敏感者等
刮痧泻法	①刮痧板按压的力度大，刮拭速度快，刮拭时间相对较短 ②适用于身体强壮、疾病初期的实证患者、骨关节疼痛患者
刮痧平补平泻法	①刮痧板按压的力度和速度适中，时间因人而异 ②适用于虚实夹杂体质的患者、亚健康人群、慢性疾病患者的康复刮痧

四、刮痧的时间和疗程

治疗时间	①每个部位一般刮拭20~30次，每位患者通常选3~5个部位 ②局部刮痧一般5~10分钟，全身刮痧10~20分钟
治疗间隔	①两次刮痧宜间隔3~6天，或以皮肤上痧退、手压皮肤无疼痛感为宜 ②若病情需要，或刮痧部位的痧斑未退，不宜在原部位进行刮拭，可另选其他相关部位进行刮痧
疗程	急性病疗程以痊愈为止，慢性疾病一般以7~10次为一个疗程

五、刮痧程度

力量强度	用力要均匀，由轻到重，以患者能够承受为度
出痧程度	①刮至皮肤出现潮红、紫红色等颜色变化，或出现粟粒状、丘疹样斑点，或片状、条索状斑块等形态变化，并伴有局部热感或轻微疼痛 ②对不易出痧或出痧较少的患者，不可强求出痧

六、刮痧手法

直线刮法	①用刮痧板在人体体表进行有一定长度的直线刮拭 ②适用于身体比较平坦的部位，如背部、胸腹部、四肢部位
弧线刮法	①刮拭方向呈弧线形，刮拭后体表出现弧线形的痧痕，操作时刮痧方向多循肌肉走行或根据骨骼结构特点而定 ②适用于胸背部肋间隙、肩关节和膝关节周围等部位
摩擦法	①将刮痧板与皮肤直接紧贴，或隔衣布进行有规律的旋转移动，或直线式往返移动，使皮肤产生热感 ②适用于麻木、发凉或绵绵隐痛的部位，如肩胛内侧、腰部和腹部；也可用于刮痧前，使患者放松

续表

梳刮法	①用刮痧板或刮痧梳从前额发际处及双侧太阳穴处向后发际处做有规律的单方向刮拭，如梳头状 ②适用于头痛、头晕、疲劳、失眠和精神紧张等病证

七、注意事项

刮痧时	注意室内保暖 冬季应避免感受风寒；夏季应避免风扇、空调直接吹刮拭部位
刮痧后	不宜即刻食用生冷食物，出痧后 30 分钟内不宜洗澡
轻刮法刮拭	年迈体弱、儿童、对疼痛较敏感的患者宜用轻刮法刮拭
刮痧板的应用	①肌肉丰满处：宜用刮痧板的横面刮拭 ②肌肉较少、凹凸较多的部位：宜用刮痧板的棱角刮拭
逆刮法	下肢静脉曲张或下肢肿胀者，宜采用逆刮法，由下向上刮拭

八、刮痧禁忌证

浮肿	严重心脑血管疾病、肝肾功能不全等疾病出现浮肿者
有出血倾向的疾病	如严重贫血、血小板减少性紫癜、白血病、血友病等
感染性疾病	如急性骨髓炎、结核性关节炎、传染性皮肤病、皮肤疖肿包块等
皮肤损伤	急性扭挫伤、皮肤出现肿胀破溃者
刮痧不配合者	如醉酒、精神分裂症、抽搐等
特殊部位	如眼睛、口唇、舌体、耳孔、鼻孔、乳头、肚脐、前后二阴以及大血管显现处等部位，孕妇的腹部、腰骶部

真题演练

题目：请演示头部刮痧的操作方法	
时间：7 分钟	
评分标准	总分：10 分
一、握持 1.单手握板，将刮痧板放置于掌心 2.由拇指和示指夹住刮痧板，无名指和小指紧贴刮痧板边角，从三个角度固定刮痧板	
二、运板 1.利用指力和腕力调整刮痧板角度，使刮痧板与皮肤之间夹角约 45°～90° 2.以肘关节为轴心，前臂做有规律的移动	

续表

三、刮痧操作
1.操作方向:采用梳头法。用刮痧板或刮痧梳从前额发际处及双侧太阳穴处向后发际处做有规律的单方向刮拭,如梳头状 2.刮痧力度:用力要均匀,由轻到重,先轻刮 6~10 次,然后力量逐渐加重 3.治疗时间:一般刮拭 20~30 次,时间为 5~10 分钟 4.力量强度:用力要均匀,由轻到重,以患者能够承受为度

第五节　拔罐操作

留罐法

一、留罐法

将罐吸附在体表后,使罐子吸拔留置于施术部位 10~15 分钟,然后将罐起下。

闪火法操作留罐:

器材准备	罐具(玻璃罐、陶罐、竹罐或木罐等)、止血钳或镊子、火柴(打火机),95%酒精、棉球等
操作步骤	①选择体位:根据病情、体质、穴位所在部位等选取坐位或卧位,暴露施术部位 ②选择罐具:根据需要选用合适的罐具 ③吸附留罐:用止血钳或镊子夹住 95%的酒精棉球,点燃后在火罐内壁中段绕 1~2 圈,或短暂停留后迅速退出,并及时将火罐迅速拔在施术部位上,即可吸住 ④留置火罐:罐子吸附于皮肤穴位上后,根据病情、年龄、体质、病人耐受程度、拔罐时肤色变化等决定留罐时间,一般为 10~15 分钟,以局部皮肤红润、充血或瘀血为度 ⑤起罐:一手握罐,另一手用拇指或示指按压罐口周围的皮肤,使之凹陷,空气进入罐内,罐体自然脱下
注意事项	①罐具选择:罐的大小应与施术部位相应,胸背部宜选用中小罐,腰腹部宜选用中大罐。体质强壮、肌肉丰厚、病变范围广,后背膀胱经者宜选用较大者,反之宜选用较小者 ②留罐过程中体位不移动为好 ③吸拔力大小的选择:要根据体质、肌肉丰厚程度、留罐部位、患者的耐受力而定 ④吸拔力大小的控制与调节:根据火源的大小、火源在罐内停留时间的长短、闪拔动作的快慢对吸拔力的大小进行调节。另外在留罐过程中,若感觉吸拔力过大,可以采用启罐时的动作往罐内放进少许空气 ⑤动作娴熟程度:吸拔罐时不应为增加吸拔力而用力将罐具按压在皮肤上,应使其依靠负压自然吸附 ⑥留罐时间要适当:留罐时间过长可致皮肤表面起水泡;过短影响疗效 ⑦起罐时不应强拽:起罐时强拉硬拽会导致施术处皮肤疼痛

【具体图解】

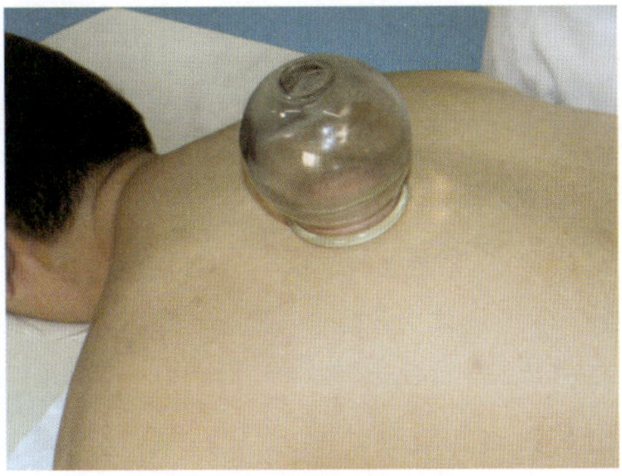

走罐法

二、走罐法

器材准备	玻璃罐、润滑剂(凡士林、万花油等)、止血钳或镊子、打火机、95%酒精、棉球等
操作步骤	①选择体位:一般多选取卧位,暴露施术部位 ②选择罐具:选择大小合适的玻璃罐 ③**在施术部位涂抹适量的润滑剂**:选择起润滑作用的液体,如凡士林、水,也可选择红花油等中药制剂 ④走罐:先用闪火法将罐吸拔在施术部位上,然后用单手或双手握住罐体,在施术部位上下、左右往返推移,以施术部位红润、充血甚至瘀血为度。吸拔力、推拉速度要合适 ⑤起罐
注意事项	①体位选择:多取卧位,以施术部位保持平坦为原则 ②走罐部位选择:多选择背部、下肢部等肌肉比较丰厚、面积较大的部位 ③罐具选择:根据病情、走罐部位、体质、年龄等选择大小适中的罐。罐口以光滑弧圆者为佳 ④吸拔力的选择、控制:吸力要适中,以皮肤潮红、患者可耐受为原则。吸力过松,应起罐重拔;吸力过紧时,应稍压罐口周围的皮肤,适当放入气体,减小吸拔力 ⑤用力方向的控制:推拉用力要求均匀一致。走罐时将罐口的前进侧的边缘稍抬起,另一侧边缘稍着力,可以减轻阻力,利于罐子的推拉 ⑥推拉速度的选择:虚证推拉速度不宜过快,实证可适当增加推拉速度 ⑦起罐:不可强拉硬拽,以免导致施术处皮肤疼痛
适用部位	面积较大、肌肉丰厚部位,如脊背、腰臀、大腿等部位

【具体图解】

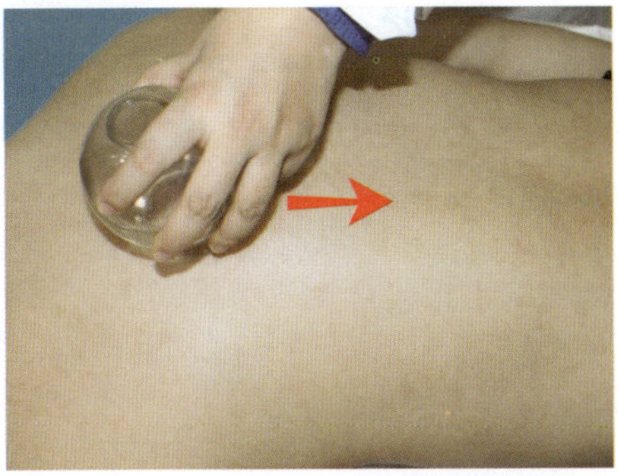

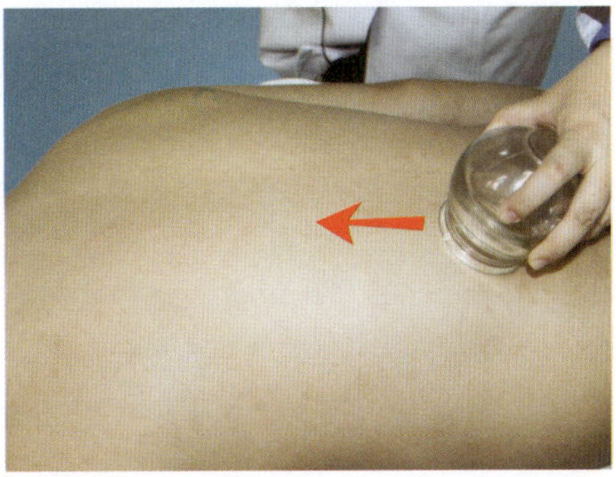

三、闪罐法

器材准备	罐(玻璃罐、陶罐、竹罐等)、止血钳或镊子、95%酒精、棉球、打火机等
操作步骤	①选择体位:可取坐、卧位,充分暴露施术部位 ②选择罐具:常选用大小适宜的玻璃罐 ③闪拔:用止血钳或镊子夹住95%的酒精棉球,点燃后使着火的棉球在罐内绕1~2圈,或短暂停留后迅速将火退出,并迅速将罐拔在施术部位,再立即将罐起下,如此反复多次的拔住起下、起下拔住,直至施术部皮肤潮红、充血或瘀血为度
注意事项	①体位选择:根据需要取坐位或卧位,要使拔罐部位保持平坦,肌肉放松 ②罐具选择:根据施术部位、病情、体质决定罐的大小。如面部多选小罐,腰背等皮肉丰厚部位多选用稍大火罐等 ③吸拔操作:闪火、吸拔、起罐动作要连贯,不能有间隙停顿,手腕要求放松,吸拔时翻转灵活自如 ④点火操作:闪拔时火焰在罐口停留不可过久或用一个罐子操作时间不宜过长,以免罐口烧烫,烫伤皮肤 ⑤起罐:不可强拉硬拽,以免导致施术处皮肤疼痛
适用部位	局部皮肤麻木、疼痛或功能减退等疾患 尤其适用于不宜留罐的患者,如小儿、年轻女性的面部

【具体图解】

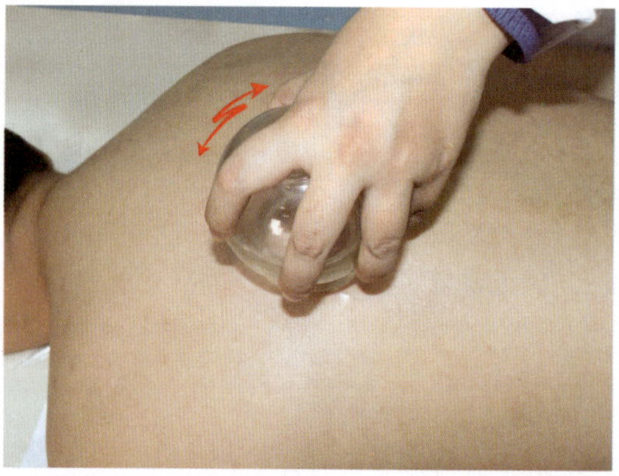

闪罐法

真题演练

题目:请演示走罐法的操作方法	
时间:7分钟	
评分标准	总分:10分
1.物品准备:选择大小合适的玻璃罐、润滑剂(凡士林、万花油等)、止血钳或镊子、打火机、95%酒精、棉球 2.选择体位:取卧位,暴露施术部位 3.在施术部位涂抹适量的润滑剂:选择起润滑作用的液体,如凡士林、水,也可选择红花油等中药制剂 4.走罐:先用闪火法将罐吸拔在施术部位上,灭火,然后用单手或双手握住罐体,在施术部位上下、左右往返推移,以施术部位红润、充血甚至瘀血为度。吸拔力、推拉速度要合适 5.起罐	

第六节 推拿操作

推法

一、推法

(一)推法操作方法

1.平推法

补泻原则:顺经为补,逆经为泻。

拇指平推法	①术者用拇指面着力紧贴体表,其余四指分开助力 ②肘关节屈伸带动拇指,按经络循行或肌纤维平行方向做单方向沉缓推动 ③连续操作5~15次
掌平推法	①术者用手掌按于体表,以掌根部(或全掌)为着力点 ②肘关节屈伸带动手掌,向一定方向沉缓推动 ③连续操作5~15次
肘平推法	①术者屈肘,以肘尖(尺骨鹰嘴)部着力于一定部位 ②沿经络循行或肌纤维走行方向做直线缓慢推动

【具体图解】

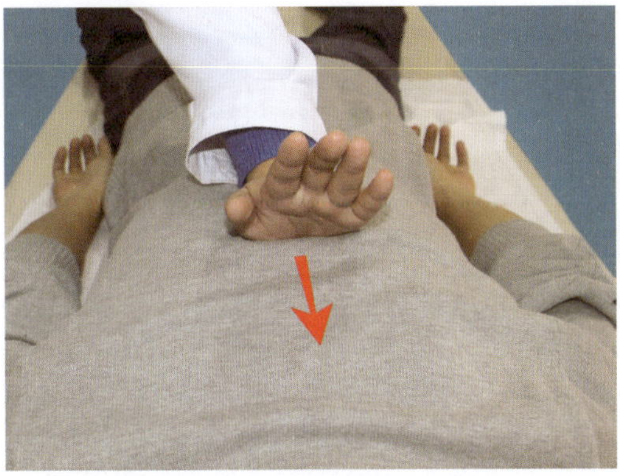

掌平推法

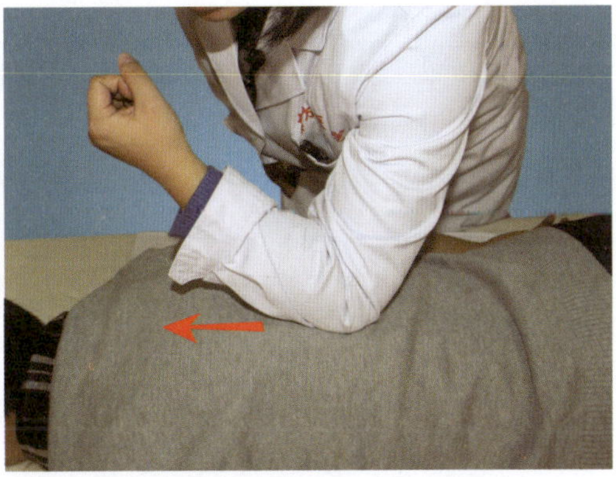

肘平推法

2.直推法

操作方法	①术者用拇指桡侧面或示、中两指螺纹面着力于一定部位或穴位上 ②做单方向直线推动

3.旋推法

操作方法	术者用拇指螺纹面在穴位上做螺旋形推动
频率	每分钟200次

4.分推法

操作方法	双手拇指螺纹面或掌面紧贴体表,自中心部位分别向左右两侧单方向推开
频率	每分钟120次

【具体图解】

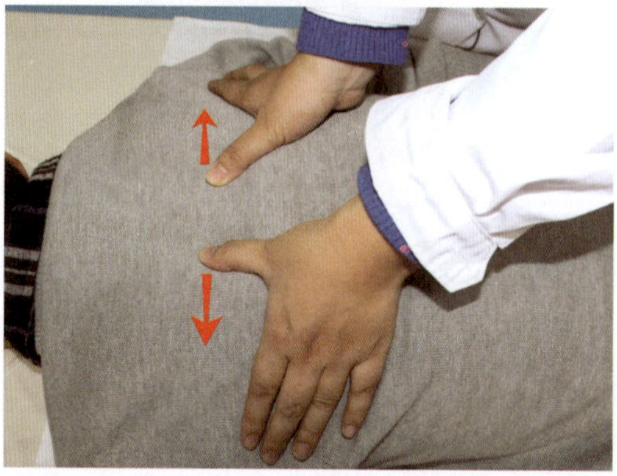

5.合推法 操作方法

术者用双手拇指螺纹面或掌面紧贴在体表上，自穴位两旁推向穴位中间。

(二)动作要领

1.平推法 推法中着力较大的一种，用力平稳，推进速度缓慢，沿直线做单方向运动。

拇指平推法	①以肘关节屈伸幅度较小，拇指及腕臂部主动用力 ②向拇指端方向做短距离单方向直线推动
掌推法	①以掌根部(或全掌)为着力点，腕关节略背伸，以肩关节为运动支点 ②上臂主动用力，带动肘关节屈伸 ③使手掌向前做单方向推动
肘平推法	借助躯体力量推动，刺激较强

2.其他推法

直推法	①以肘关节的伸屈带动腕、掌、指，做单方向的直线运动 ②所用压力较平推法较轻，动作要求轻快连续，以推后皮肤不发红为佳
旋推法	①肘、腕关节放松，仅靠拇指做小幅度的环转运动 ②不带动皮下组织运动
分推法	①操作时，要求两手用力均匀，动作柔和、协调一致 ②向两旁分推时既可做直线推动，也可沿弧形推动
合推法	①操作要领同分推法，但方向相反 ②常与分推法配合使用。一分一合，起到相辅相成的作用

二、拿法

操作方法	①腕关节放松，拇指与示、中指或其余手指的螺纹面相对用力夹紧治疗部位 ②将肌纤维提起，并做轻重交替而连续的揉捏动作
动作要领	①腕关节放松，手指伸直，以平坦的指腹着力夹住治疗部位，与拇指相对手指掌指关节屈曲，类似剪刀式相对用力提捏皮肤及皮下软组织 ②用力缓慢柔和而均匀，由轻到重，再由重到轻，揉捏动作连贯

【具体图解】

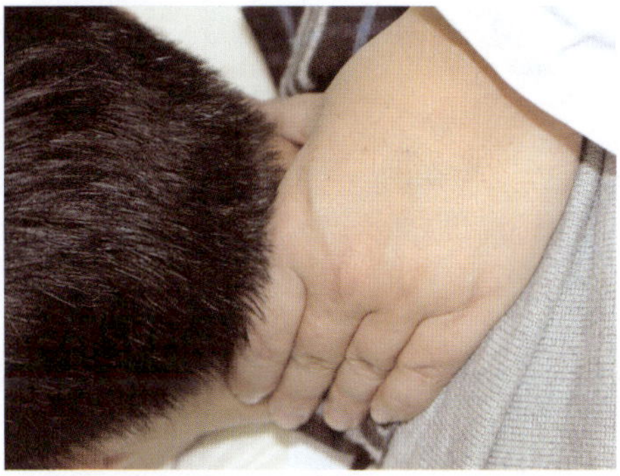

拿法

按法

三、按法

指按法	①拇指伸直,指端或螺纹面按压穴位上,其余四指张开,扶持在旁以助力 ②单手指力不足时可用另一手拇指重叠按压其上,使拇指指面用力向下按压
掌按法	①用掌根、鱼际或全掌着力按压体表 ②单手力量不足时,可用双手掌重叠按压
动作要领	①按压方向要垂直 ②用力要由轻到重,稳而持续,使刺激充分透达到机体组织的深部,然后逐渐减轻压力,遵循从轻到重再到轻的原则 ③按法如需较大刺激时,可略前倾身体,借助躯干的力量增加刺激

【具体图解】

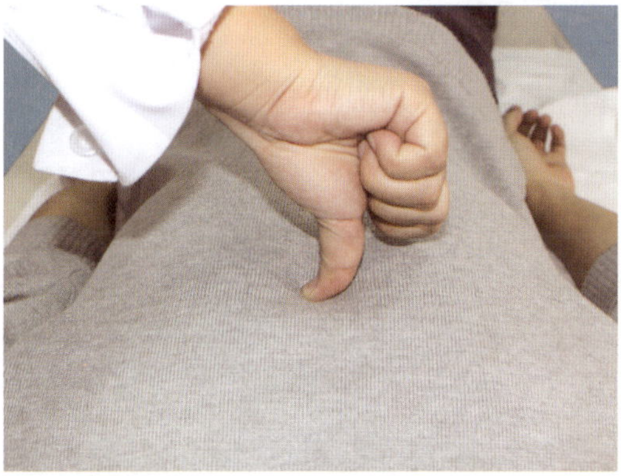

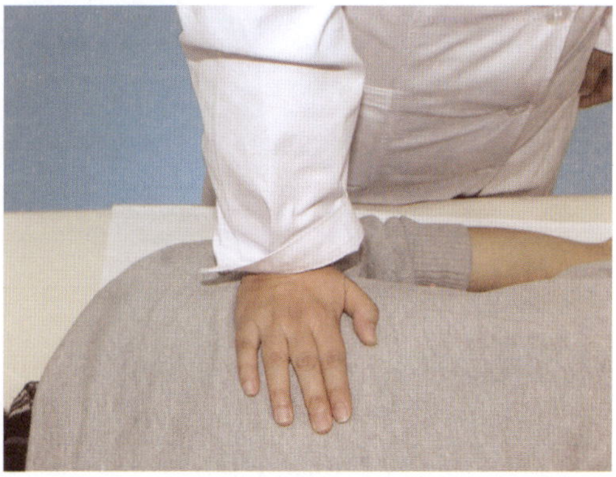

四、揉法

(一)操作方法

1.鱼际揉法

操作方法	①以手掌鱼际部着力 ②肘关节微屈 120°~140° ③以肘关节为支点,前臂做主动摆动,带动鱼际在治疗部位揉动摆动
频率	每分钟 120~160 次

第五站

【具体图解】

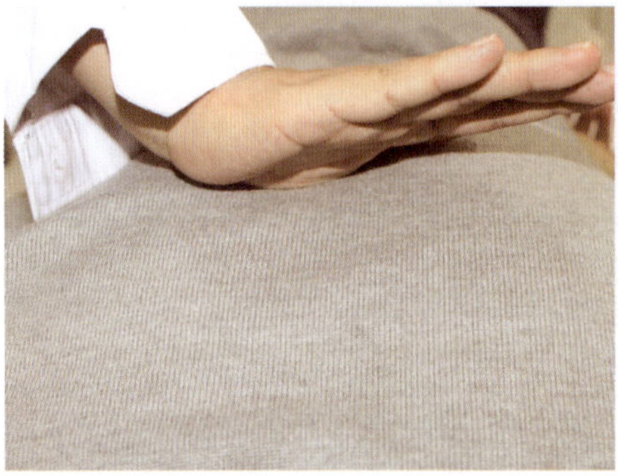

揉法

2.掌根揉法

操作方法	①掌根部位着力 ②手指自然弯曲,腕关节略背伸 ③肘关节微屈并作为支点,前臂做主动摆动,带动掌根在治疗部位揉动
频率	每分钟 120~160 次

【具体图解】

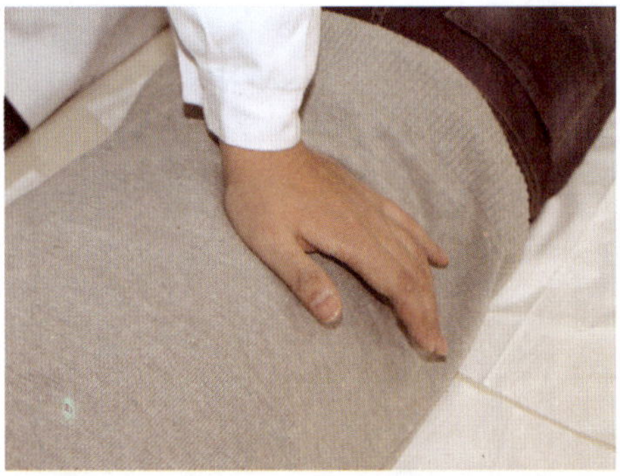

3.拇指揉法

操作方法	①以拇指螺纹面着力 ②其余手指扶持于合适部位,腕关节微屈或伸直 ③前臂做小幅度摆动,带动拇指在施术部位上做环转运动
频率	每分钟 120~160 次

【具体图解】

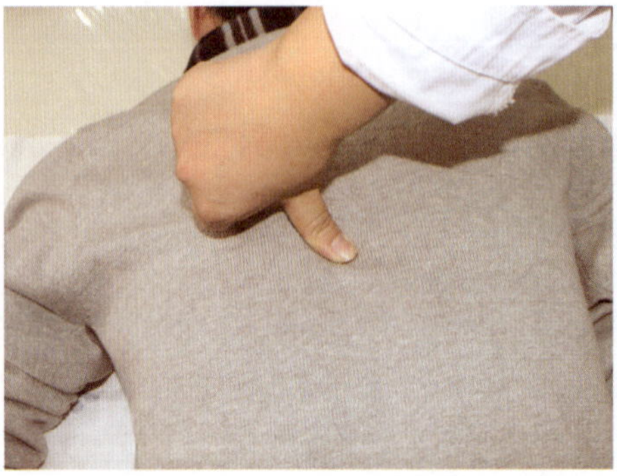

4.中指揉法

中指揉法	①以中指螺纹面着力,中指指尖关节伸直,掌指关节微屈 ②以肘关节为支点,前臂做小幅度主动运动,带动中指螺纹面在施术部位做环转运动
示指揉法	用示指做指揉法,操作要领同中指揉法
三指揉法	示、中、无名指并拢做指揉法,操作要领同中指揉法
频率	每分钟 120~160 次

【具体图解】

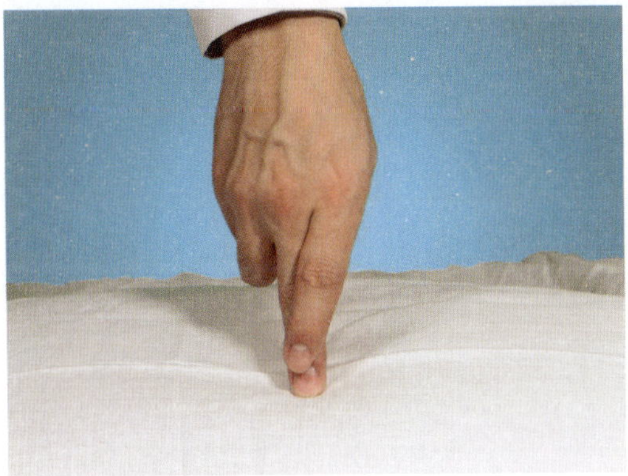

(二)动作要领

肢体关节	①沉肩,垂肘,腕关节放松 ②前臂做主动的小幅度摆动,通过腕关节传递,带动接触部位回转运动
操作	动作要灵活协调而有节律,带动皮下组织一起运动
压力	所施压力要适中,以受术者感到舒适为度

五、㨰法

操作方法	①拇指自然伸直,手握空拳。小指、无名指的掌指关节自然屈曲约 90° ②其余手指掌指关节屈曲角度依次减小,使手背沿掌横弓排列成弧面 ③手掌背部近小指侧部分贴附于治疗部位上 ④前臂主动摆动,带动腕关节较大幅度的屈伸和前臂旋转的协同运动,使手背尺侧在治疗部位上持续不断地来回滚动
频率	每分钟 120 次左右
动作要领	①沉肩,垂肘,肘关节自然屈曲 140°,距胸壁一拳左右,松腕,手握空拳 ②小指至示指掌指关节屈曲角度依次减小,手背呈弧形,吸定于治疗部位 ③腕关节屈伸幅度在 120°左右:外摆时屈腕约 80°,回摆时伸腕约 40° ④使手掌背部分的 1/2 面积依次接触治疗部位 ⑤外摆的同时前臂外旋,回摆时前臂内旋 ⑥刺激轻重交替,前㨰与回㨰时着力重轻之比为 3∶1,即"㨰三回一" ⑦在体表移动时应在吸定的基础上,保持固有频率,移动速度不宜过快 ⑧可配合患者肢体的被动运动,一手做㨰法的同时,另一手协同肢体做被动运动,两手要协调,被动运动要"轻巧、短促、随发随收"

第五站

【具体图解】

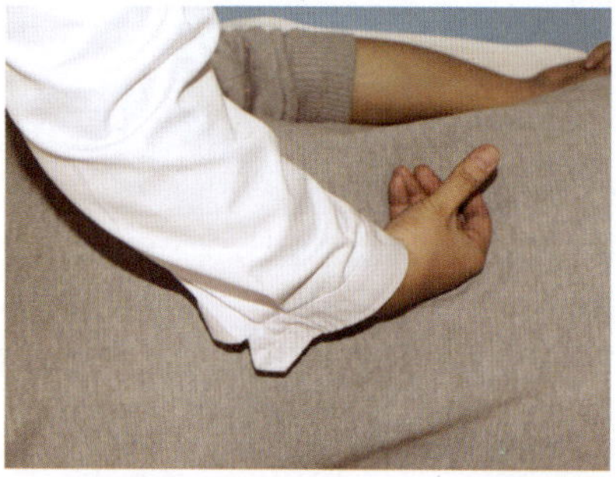

擦法(1)

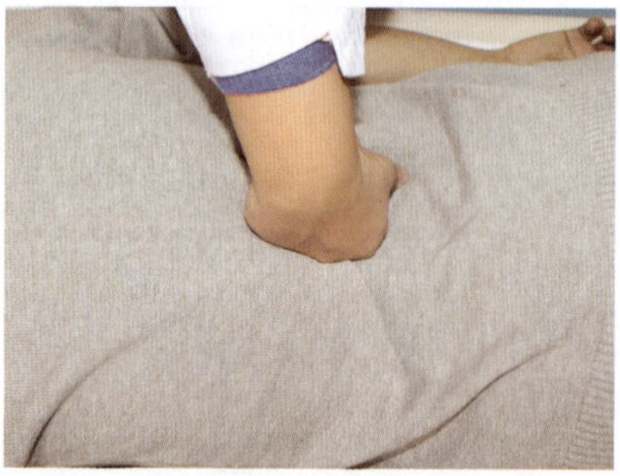

擦法(2)

擦法

真题演练

题目:请演示腹部大鱼际揉法的操作方法	
时间:7 分钟	
评分标准	总分:5 分
1.以手掌鱼际部着力于腹部 2.肘关节微屈 120°~140° 3.以肘关节为支点,前臂做主动摆动,带动鱼际在治疗部位揉动摆动 4.频率每分钟 120~160 次	

附录一　医学人文基本技能

一、医患沟通

医患沟通技巧

(一)医患沟通的技巧

医患沟通过程主要是以言语沟通和非言语沟通两种方式进行的。

1.言语沟通

言语沟通是信息交流的一个重要方式,主要指以口头言语为主的沟通方式即交谈或称晤谈,而书面语的形式虽然较少使用,但在签署某重要医疗文书(如术前知情同意书)的时候却必不可少。交谈能准确地表达和传递信息,只要沟通双方对语言及语境理解一致,沟通中损失的信息最少。交谈是医患之间最主要的沟通方式,医务人员询问病情、了解病史、进行治疗及健康指导一般都是通过交谈来完成的。

(1)交谈的原则

1)尊重患者:交谈要在平等和谐的医患关系中进行。在医患关系中,患者一方常处于弱势地位,因而在医疗过程中经常会出现医务人员居高临下,患者被动服从的情形,这时患者信息往往不能很好地表达,产生沟通障碍。

2)有针对性:医患沟通毕竟是医疗活动的一部分,交谈应该有目的、有计划地进行。在交谈之前,医务人员应做充分的准备,明确交谈的目的、步骤、方式。

3)及时反馈:在交谈过程中应及时反馈,采用插话、点头肯定、表情等手段对患者的谈话进行应答。及时的反馈有利于交谈过程顺利进行,也有利于医患间的双向信息交流。另外,对交谈中获得的信息也应及时整理分析,并将有关内容反馈给患者,如对疾病的诊断、病情的进展、治疗方案的实施、疾病的预后等。

(2)交谈的技巧

1)注意倾听:在医患交流中,“听”往往比说更重要。听的过程,既是获得患者有关信息的过程,同时又是对这些信息进行归纳、总结的过程。倾听时,也有一定的技巧和需求,比如应与患者有一定的目光接触,而不能一边做其他事一边听。倾听的过程,是让患者表达自己思想感情的过程,患者向医务人员“倾诉”还可以起到消除心理紧张的作用。

2)体会患者的感受:患者谈到的许多感受,都是医务人员没有亲身经历过的,如不能很好体会,容易导致理解的偏差。因此,在交谈中医务人员应学会“心理换位”,设身处地从患者的角度去理解、体会他所谈的问题,做到“同感”。这样会促进医患双方的认识及情感交流,加强交谈的效果。

3)抓住主要问题:交谈中应广泛思索,思考患者讲了什么内容,这些内容说明什么问题,并理解患者谈话中的感情色彩、心理倾向等弦外之音。结合交谈目的和提纲,抓住主要问题作进一步深入的了解,以节省时间,提高交谈效率。

4)善用引导话题:交谈过程必须围绕交谈目的,既要充分交流,又要简单明了。运用提问引导话题有利于抓住核心问题。但在提问时切忌生硬地打断患者,而应在恰当的时机,比如患者谈话的间隙,礼貌地提出问题,转移话题。

5)恰当应对反应:根据谈话的内容和情景,医务人员可用点头、微笑、沉默、重复患者谈话、使用“是”“好”“是吗”等语言来应答患者的谈话。比如患者谈到生病后出现家庭矛盾,此时医生可以注视患者,说:“家庭矛盾?”暗示患者谈出家庭矛盾的内容。交谈中的反应可以起到鼓励患者交谈的作用,是交谈顺利进行的保障。

2.非言语沟通

非言语沟通在人际沟通中亦占有重要地位,因为人们相互沟通在许多情况下不可能全部以言语的方式来表达,但可以通过表情动作、目光接触、周围环境信息等手段表达自己的情感,从而达到沟通的目的。

非言语沟通可分为动态与静态两种。动态主要包括面部表情、身段表情和人际距离等。静态包括衣着打扮、环境信息等。

(1)面部表情:面部表情动作包括眼、嘴、颜面肌肉的变化。面部表情的变化是医生获得患者变化的一个重要信息来源,同时也是患者了解医生心灵的窗口。医生既要有善于表达情感的面部表情,也要细心体察患者的面部表情。

(2)身段表情:身段表情是身体各部分的姿势动作,例如沉痛时肃立低头,惧怕时手足无措。此外挥手、耸肩、点头等方式都表达一定的意思。临床活动中,医务人员诚恳友善地点头,患者的温暖和安全感就油然而生。

(3)目光接触:"眼睛是心灵的窗口",它既可以表达和传递情感,也可以揭示某些人格心理特征,是非言语沟通中的主要信息渠道。临床上,医务人员与患者交谈,双方往往通过目光接触判断对方的心理状态和信息接受的程度。

(4)人际距离:两人沟通的距离取决于彼此间会见亲密的程度,它在沟通初期就显得十分重要,直接影响到双方继续沟通的程度。医患之间的距离一般在 0.5~1.2 m。心理医生与来访者或患者交谈的距离,一般可以设置在 1.2~1.5 m。医生对孤独自怜的患者、儿童和老年患者,可以适当地缩短人际距离,促进情感间的沟通。

(二)医患交往的障碍与处理

医患双方在医疗活动中围绕患者的疾病和健康问题进行不断深化的信息交流,交流的信息既包括同疾病诊治直接有关的内容,也包括医患双方的思想、情感、愿望和要求等方面的表达。医患沟通是为了增加相互了解,但由于信息传递与理解上的差异,使医患交往不尽如人意,以致影响医患关系。

1.医患交往的障碍

导致医患沟通不良的因素可来自于医患双方。对患者来说,主要是认为自己获得的信息不足,听不懂医生的术语,医生同情心差,记不住医嘱等,医生方面则认为患者的依从性差,提供信息有误等。

(1)信息缺乏或不足:患者就医的动机主要是希望从医生那里了解自己患了什么病,病情严重程度如何,需要采用怎样的治疗手段,效果如何,预后怎样,这些信息本可以在医患沟通中获得。然而,在医疗活动中,由于医生往往只看到"病"而没有看到"患者",漠视医患沟通的现象极为普遍。首先医生只重视仪器的检测与观察,而忽视体验层面的叙述;其次,医生对症状的理解指向生物化、机械化,而漠视症状后丰富、动态的心理、社会内涵,没有诉说,没有故事,没有鲜活的诊断素材;最后,医患之间信息严重隔离,交流不畅,这些都是导致医患沟通障碍的原因。

(2)沟通方式问题:医患之间有时虽有信息往来,但是这些信息并未被对方理解,甚至造成双方误解。例如患者对医务人员经常使用的"行话"难以理解。如像"流脑"(流行性脑脊髓膜炎),"传单"(传染性单核细胞增多症),"腔梗"(腔隙性脑梗死)等缩略语令患者不知所云。当然,患者用"土话""方言"描述症状也常使医生困惑不解,以致无法在病历中用规范的文字记录,如"脑袋迷糊"(北方话,指头晕)等。对同一医学名词由于双方认识上的差异,可能产生不同的理解;医生书写病历字迹潦草,可能产生误解,甚至导致意外事故的发生。

(3)记不住医嘱:研究发现,患者离开诊所后 5 分钟就有约一半的信息丢失,这是因为人类的短时记忆容量有限,若要长期保存信息,则需要对所接受的信息进行编码。因此,医生在给患者医嘱时应考虑恰当的方法,以便能帮助患者记忆。

研究表明医生采用以下措施有助于患者的记忆:①将医嘱内容进行归纳:所患疾病的名称;病情可能出现的变化;需要进一步做的检查;要进行的处理;生活方式应做哪些改变等。②指导力求具体:对需要患者进行配合的要求应明确、具体,不要一般而言或模糊笼统,如要求糖尿病患者"每天食量应控制在 6 两",而不是笼统地说"您必须进行饮食控制"。③重要的医嘱首先提出。④语句表达通俗易懂,简洁明了。⑤复述可以增强记忆。在患者离开前让其将医嘱复述一遍,有利于增强记忆。

(4)同情心不够:我国自古就把医学定义为"仁术",其内涵主要包括爱人、尊生、重义、轻利等几个方面。爱人就是同情、关怀患者,所以同情心是医务人员应具备的道德素质之一。同时富有同情心也是患者对医生角色期待的重要内容。在技术权威与富有同情心的医生之间,多数患者更愿选择后者。

(5)依从性差:依从性又称为遵医行为,是指患者对医嘱的执行率。有人用如下公式来强调依从性的重要性:

治疗效果=医生的临床知识与技能×患者的依从性

依从性低的常见原因有两个方面,一方面是患者的原因:①患者对病情的认知与医务人员不同,由于症状不明显或自以为病情已好转时,患者常不愿意执行医嘱;②医嘱的经济费用过高或对患者的工作造成不良影响时,患者往往不遵医嘱;③医嘱过于复杂,患者难以理解,导致文化水平较低的患者不遵从;④患者不遵医嘱最常见的原因是医疗措施和药物治疗给患者带来较大的痛苦和不良反应,导致患者拒绝治疗。

依从性低的另一个常见原因来自于医务人员的行为:①医务人员冷漠、粗暴等态度引起患者不信任,这是患者不遵医的主要原因;②医嘱要求不易执行,如服药的种类较多,时间不一,患者难以把握。患者依从性差是医患沟通中的最大障碍,医务人员应及时查找原因,提高患者的遵医依从性。

2.建立良好的医患关系

良好的医患关系是医患双方共同努力的结果,两者缺一不可。然而,医疗部门与医务人员在提供医疗保健服务的过程中仍起主导作用。所以,改善医患关系的措施应当主要着眼于对医务人员的要求。

(1)树立新的医学模式下的医学观:现代生物-心理-社会医学模式认为患病不仅仅是一个生物学过程,也是一种心理体验和社会文化体验。患者对自身疾病的认知、体验,对疾病症状意义的解释等各方面都是一种个人体验,这种体验是由社会文化、个人经历、心理特征等多种因素决定的。因此,医生在诊治患者时不能只见疾病不见患者,只注意局部忽略全身,而应该从单纯的生物学诊治转向生物、心理、社会的立体诊治。

(2)具备广博的专业知识和精湛的技术:医学是一门极为深奥、广博的科学,要求医者博学多才,"上知天文,中知人事,下知地理"。清代著名医学家赵晴初在《存存斋医话·稿序》中指出:"医非博不能通,非通不能精,非精不能专,必精而专,始能博而约。"在诊治患者的过程中,医生高超的医术、娴熟的技能容易使医患之间在技术水平上的沟通获得成功,进而有利于非技术水平上的沟通和良好医患关系的建立。

(3)培养良好的道德品质和心理素质:医务工作者要自觉进行道德品质的塑造,把符合社会要求的医德规范,如爱惜生命、尊重患者、恪尽职守、不谋私利等内化为自身的医德要求。医德信念的树立是一个长期积累、强化的过程。医务人员应经常自觉地自我省察,经过长期的自我教育,将社会要求的各种医德规范变成自己稳固的观念。同时,医务人员应具备良好的心理素质,困难面前百折不挠,应对从容,培养对应激与挫折的承受能力,以饱满的精神、积极的情绪,激励患者树立战胜疾病的信心。

二、医学伦理学概述

医学伦理概述

医学的服务对象是人,人不同于一般的自然物,而是有情感、有需求的个体,需要医疗从业者给予人文关怀。为了不给或者说尽量减少对患者造成的伤害,促进患者的健康和康复,在全科医疗执业活动中就要求执业人员应当遵循一定的伦理原则和行为规范,恪守各项医学伦理的基本要求。

要了解医学伦理学,首先需要知道什么是伦理学,并且又需要知道什么是伦理、伦理与道德有什么不同等问题。

(一)什么是道德

马克思主义经典作家认为:"道德是人们在社会生活实践中形成并由经济基础决定的,用善恶作为评价标准,依靠社会舆论、内心信念和传统习俗为指导的人格完善及调节人与人、人与自然关系的行为规范体系。"

道德往往与具体的现象相联系,并以特定的事实表现出来,道德现象即"有关善恶是非的现象"。道德现象同政治、法律、文化等现象一样,都是由经济基础决定的,同属于上层建筑,这是道德现象的一般本质。道德现象的特殊本质则是其特殊的规范性和实践精神:特殊规范性表明其不同于政治、法律规范,而是一种非制度化或内化的规范,不使用强制性手段为自己的实现开辟道路;实践精神表明其是以指导人类的实践行动为目的,形成人们正确的行为方式的具体实践活动。

（二）什么是伦理

伦理与道德都以善为追求目标，但是道德追求具有较强的主观性和层次性，最高层次的道德是善的理想形式，而伦理则是善在现实社会生活中的展现，具体化为普遍的道德规范或道德规范体系，以不同的方式规定在某些社会场景中人们应该如何行动或应该做什么等，具有较强的普遍性和现实性。在现代社会生活中，伦理规范日益地被趋同法律化，而道德则日渐私人化。相较于道德，伦理具有某种更强的约束性。如医生在医疗活动中若违背知情同意伦理原则而引起患方的不满，需要承担其应有的道德甚至法律责任并受到一定形式的惩处。

（三）什么是伦理学

伦理学是以道德现象作为研究客体的学科，即研究道德的起源、本质、作用及其发展规律的学科；或者说，由于伦理学主要是以哲学反思的方式对人类社会生活中的道德现象进行思考，所以伦理学又称道德哲学。简言之，伦理学就是研究善恶与义务，以及道德原则、道德评价与道德行为等道德现象的学科。

（四）什么是医学伦理学

医学伦理学是伦理学在医疗实践中的具体应用，即运用伦理学的一般理论来分析和解决医学实践、医学科学发展中的各种关系之间的道德问题而形成的一门学科，它属于应用规范伦理学。

在中西方的社会文化传承中，医学伦理学基本上历经了医德学、医学伦理学和生命伦理学三个历史发展阶段：医德学关注医生应有的美德及对待患者的正当态度；医学伦理学关注变化了的医患关系、医师对患者的责任，规范不断发展的医院和医生职业行为；生命伦理学则是主要关注现代生物医学对传统医学道德价值观念挑战及其所引生的伦理问题。

中医学的道德传统

三、中医学的道德传统

（一）对待患者——至亲之想

中国古代医家认为，医生应从患者的痛苦出发，把患者当作亲人来对待。“不得问其贵贱贫富，长幼妍媸，怨亲善友，华夷愚智，普同一等，皆如至亲之想。”“凡病家大小贫富人等，请视者便可往之，勿得迟延厌弃，欲往而不往，不为平易。”

（二）治学态度——至精至微

中国古代医家注重道德的一个重要特征是精于医术。“博极医源，精勤不倦。”省疾问病，要“至意深心，详察形候，纤毫勿失，处判汤药，无得参差”。

（三）服务态度——一心赴救

中国古代医家把及时地抢救患者作为自己的天职。“见彼苦恼，若己有之，深心凄怆，勿避险巇、昼夜、寒暑、饥渴、疲劳，一心赴救。”

（四）医疗作风——端正纯良

中国古代医家十分重视医生的作风和仪表。医生要“正己正物”。“正己”指精通医理，严肃医风；“正物”指诊断正确，用药恰当。

（五）对待同道——谦和谨慎

谦和谨慎是古代医家处理同道关系的道德原则。认为“道说是非，议论人物，炫耀声名，訾毁诸医，自矜己德。偶然治瘥一病，则昂首戴面而有自许之貌，谓天下无双，此医人之膏肓也。”

医学伦理学基本原则

四、医学伦理学的基本原则

医学伦理学的基本原则是指在医学实践活动中调节医疗人际关系以及医务人员、医疗卫生保健机构与社会关系的最基本的出发点和指导准则，具体包括尊重、有利、不伤害、公正四个原则。

（一）尊重原则

尊重原则是指在医护实践中对患者的人格尊严、隐私及其自主性的尊重。人格尊严是人生来就有的、不被侵犯和污辱的权利，不管是什么样的人，只要是人，其人格尊严就应得到肯定和保护。患者的自主性是指患者对有关自己的医护问题，经过深思熟虑所作出的合乎理性的决定并据以采取的行动。知情同意、知情选择等均是患者自主性的体现。

但是，患者的自主性不是绝对的，而是有条件的，这包括：①它是建立在医护人员为患者提供适量、正确且患者能够理解的信息基础之上的。②患者必须具有一定的自主能力。对于丧失自主能力的患者（如处于精神病发作期的患者、昏迷状态和植物人状态的患者等）或缺乏自主能力的患者（如婴幼儿、少年患者，先天性严重智力低下的患者等）是不适用的。他们的自主性需要由家属、监护人或代理人代理。③患者作出决定时情绪必须处于稳定状态，是基于理性的考量。④患者的自主性决定必须是经过深思熟虑、完全自愿的。也就是说，患者在作出决定时，能理解和明白各种可能的医疗选择、医护问题的种种选择办法及它们的可能后果，能够对这些后果作出利弊评价，是经权衡并与家属商讨后作出的抉择。⑤患者自主性决定不会与他人、社会的利益发生严重冲突。也就是说，当患者的自主性会对他人、社会利益构成严重危害时，也应受到必要的限制。

这一原则要求医务人员：①平等尊重患者及其家属的人格与尊严。②尊重患者知情同意和选择的权利，而对于缺乏或丧失知情同意和选择能力的患者，应该尊重家属或监护人的知情同意和选择的权利。然而，在生命的危急时刻，家属或监护人不在场而又来不及赶到医疗机构时，医务人员出于患者的利益和责任，可以按照相关规定和程序行使“特殊干涉权”。③要履行帮助、劝导，甚至限制患者选择的责任。为了使患者知情同意和选择，医务人员要帮助患者，如提供正确、适量、适度的信息，并让患者能够理解，在此前提下让患者自由地同意和选择。当患者的选择不当时，应劝导患者，不能采取听之任之、出问题自负的态度。当然在劝导无效时仍应尊重患者或家属的自主权并请其签字以示负责。同时，当患者的选择与他人、社会的利益发生矛盾时，医务人员要协助患者进行调整，以履行对他人、对社会的责任，并使患者的损失降低到最低限度。如果患者的选择会对他人的健康和生命构成威胁或对社会造成严重危害，医务人员对患者的选择进行适当限制是符合伦理的。

（二）不伤害原则

在医学实践中，不伤害是指在诊治、护理过程中不使患者的躯体、精神、经济等方面受到损害。一般来说，凡是在医疗、护理上必需的或者是属于适应证范围内的，那么所实施的诊治、护理手段是符合不伤害原则的。相反，如果实施的诊治、护理手段对患者是无益、不必要的或是禁忌的，而有意或无意地去勉强实施，从而使患者受到伤害，也就违背了不伤害原则。但是，符合适应证并不意味着可以忽视对患者的伤害，应努力避免各种伤害的可能或将伤害减少到最低限度。

为预防对患者的蓄意伤害，或为使伤害减少到最低限度，对医务人员有以下要求：①培养为患者利益和健康着想的动机和意向，杜绝有意和责任伤害；②尽力提供最佳的诊治、护理手段，防范无意但却可知的伤害，把不可避免但可控的伤害控制在最低限度；③对有危险或有伤害的医护措施要进行评价，要选择利大于弊的措施等。

（三）有利原则

在医学实践中，有利原则有狭义和广义之分。狭义的有利原则是医务人员的诊治、护理行为应当对患者确有助益，要能够减轻患者的痛苦，促进其康复；广义的有利原则不仅对患者有利，而且医务人员的行为还应当有利于医学事业和医学科学的发展，有利于促进人群、人类的健康和福利。

为使医务人员的行为对患者确有助益，对医务人员有以下要求：①医务人员的行为应尽可能减轻或解除患者的痛苦；②对患者利害共存时，要使行为给患者带来最大的益处和最小的危害；③在使患者受益的同时而不会给他人带来太大的伤害等。

（四）公正原则

公正即公平与正义。公正又包括形式公正和实质公正。形式公正是指分配负担和收益时，相同的人同样对待，不同的人不同对待；在医护实践中，形式公正是指类似的个案以同样的准则处理，不同的个案以不同的准则处理，在我国仅限于基本的医疗护理及公共卫生服务。实质公正是指应当根据个人的需要、能力、对社会的贡献、在家庭中的角色地位等分配负担和收益，现阶段我国稀有卫生资源的分配，依据的就是实质公正。

这一原则要求医务人员：①公正地分配卫生资源：医务人员应根据形式公正和实质公正的要求，运用自己的权利，尽力实现患者基本医疗和护理的平等；②不仅在卫生资源分配上，而且态度上能够公正地对待患者，特别是老年患者、精神病患者、残疾患者、年幼患者等；③在医患纠纷、医护差错事故的处理中，要坚持实事求是，站在公正的立场上。

上述四个医学伦理学基本原则，在具体运用过程中相互间可能发生冲突，此时需要进行权衡。一般来说，尊重原则与不伤害原则是最底线原则。

五、医师行为规范

医师行为规范

规范就是一种标准或准则，这种标准或准则既可以是人们约定俗成的，也可以是人们有意识制定的。医学伦理学规范是指在医学伦理学基本原则指导下，协调医务人员人际关系及医务人员、医疗卫生保健机构与社会关系的行为准则或具体要求，它主要以医务人员应履行的义务为内容，以“应该做什么、不应该做什么以及如何做”的形式出现，所以也是培养医务人员医学道德品质的具体标准。2012 年，由原国家卫生部、国家食品药品监督管理局和国家中医药管理局联合发布的《医疗机构从业人员行为规范》，对医师的行为规范提出了具体要求。

（一）尊重科学

所谓尊重科学，就是要求医师遵循医学科学规律，不断更新医学理念和知识，保证医疗技术应用的科学性、合理性。

医学是自然科学、人文社会科学、工程技术等相结合的综合学科，有着自身特定的内在规律。医师是医学的传承者、践行者和创新者。在执业过程中，医师遵循的首要原则就是尊重医学科学规律，保证医疗技术应用的科学合理，同时应不断更新医学理念和知识，积极探索新的医学规律，使之为人类的健康服务。

（二）规范行医

所谓规范行医，就是要求医师严格遵循临床诊疗和技术规范，使用适宜的诊疗技术和药物，因病施治，合理诊疗，不隐瞒、误导或夸大病情，不实施过度医疗。

规范行医，要求医师充分认识疾病发生发展规律、疾病中人体各部分之间的相互联系及所导致的机体状态变化规律，遵循以科学证据而制定的疾病诊疗规范，在患者知情同意下，采取科学合理的医疗技术手段诊疗疾病，因病施治，合理医疗，实现患者利益最大化。

规范行医是提高医疗服务质量和安全的重要保障，可保证患者所接受的诊疗项目精细化、标准化、程序化，减少治疗过程的随意化，降低医疗风险，提高医疗资源的利用率。

（三）重视人文

所谓重视人文，就是要求医师学习掌握医学人文知识，提高人文素养，对患者实行人文关怀，真诚、耐心地与患者沟通，具备医学人文执业能力。

人文是医学的灵魂。医师在临床工作中，不但要拥有高超的医疗技能，更应具备人文意识；不仅要关注疾病治疗过程，更应关注患者体验，耐心地与患者沟通，增强患者战胜疾病的信心。

医患沟通是医患之间信息的传递与交流，不仅是交换意见和观点，更是传递感情的过程。医师应掌握医患沟通技能，对患者充分尊重、耐心倾听，使用语言和肢体、目光和表情等传递出尊重与仁爱、真诚与温情。

（四）规范文书

所谓规范文书，就是要求医师认真执行医疗文书书写与管理制度，规范书写、妥善保存病历材料，不隐匿、伪造或违规涂改、销毁医学文书及有关资料，不违规签署医学证明文件。

医疗文书是医疗机构从业人员对患者诊疗过程的书面记载，是临床活动的真实记录，是探索医学科学规律、进行医学科学研究的基础资料。在发生医疗纠纷时，医疗文书又是证明医疗行为是否正确的主要甚至唯一证据。规范医疗文书的书写、保管，确保医疗文书的客观、真实、准确、及时、完整，对保护医疗机构从业人员的自身权益和防范、解决医患纠纷都具有重要的法律意义。

（五）严格报告

所谓严格报告，就是要求医师依法履行医疗质量安全事件、传染病疫情、药品不良反应、食源性疾病和涉嫌伤害事件或非正常死亡等法定报告职责。

依法履行报告职责，既是医疗机构从业人员应尽的工作职责，更是医务工作者必须承担的法律义务和社会责任。及时准确的报告，不仅可以提供科学、有效的防治决策信息，便于指导医疗机构及相关部门妥善处置相关事件，还可以切实保障医疗安全，有效预防、控制和消除事件危害，保障公众身体健康与生命安全。

（六）救死扶伤

所谓救死扶伤，就是要求医师认真履行医师职责，积极救治，尽职尽责为患者服务，增强责任安全意识，努力防范和控制医疗责任差错事件。

每一位医师应牢记自身职责，以高度的责任心贯穿执业全过程，担负起救死扶伤、保护人民健康的神圣使命。责任心是医师职业道德的核心。责任心保障了医疗技术的实现和对有可能发生的医疗风险的预判，它要求医务人员要用心去发现和处理患者每一细微的病情变化。具有责任心的医师，不需强制，无须监督，责任心也会成为医师不断进步的动力和成功的基石。

（七）严格权限

所谓严格权限，就是要求医师严格按照执业类别、执业范围进行执业。遵守医疗技术临床应用管理规范和单位内部规定的医师执业等级权限，不越权使用特殊药品，不违规应用新的临床医疗技术。

医疗技术的创新发展，能够提高治愈疾病的能力，有效改进医疗质量。但医疗技术是双刃剑，具有两面性，科学合理使用才能提高质量、保障安全、造福人民。否则，无论是不成熟的医疗技术应用于临床，还是成熟技术的滥用、乱用，都会对患者造成伤害。医师在工作中应坚持谨慎科学的态度，严格遵守医疗技术临床应用管理规范，不越权使用医疗技术，不违规应用新技术。

（八）规范试验

所谓规范试验，就是要求医师严格遵守药物和医疗技术临床试验有关规定，进行试验性临床医疗，充分保障患者本人或其家属的知情同意权。

试验性医疗在推动医学发展的同时，也存在一定的风险性。医师参与的试验性临床医疗是医学创新技术在临床应用的最后一道关卡。医师要本着对患者不伤害、有利、尊重和数据公正评价的原则，坚守医学伦理，在患方充分知情并同意的条件下，按照已确定的临床试验方案进行临床试验，规避试验性医疗的风险，保障医学健康的发展和进步。

六、医患关系的伦理要求

（一）医患关系的概念

医患关系的概念与模式

医患关系有狭义与广义之分。一般认为，所谓狭义的医患关系是特指医师与患者之间的人际关系。广义的医患关系则指以医师为中心的群体（医方）与以患者为中心的群体（患方）在医疗活动中所建立起来的人际关系。在此，“医”既包括医师，也包括护士、药学技术人员、医技人员，以及在医疗机构从事行政、后勤管理和服务的其他人员。

“患”未必就是患有疾病的人,也包括有求医行为的健康者。同时,“患”也包括与患者有关联的亲属、监护人、组织等群体。尤其是患者不具备或失去行为判断能力时(如婴儿、昏迷的患者等),与患者有关的人往往直接代表患者的利益。

(二)医患关系模式

所谓医患关系模式,就是医患之间相互影响、相互作用的基本样式。1956 年,美国医生萨斯和荷伦德依据在医疗措施的决定和执行中医师和患者各自主动性的大小,将狭义的医患关系模式分为主动-被动模式、指导-合作模式和共同参与模式。

1.主动-被动模式

在这种模式中,医师处于主动地位,患者处于被动地位并以服从为前提,这类似于父母与婴儿的关系。它主要适用于昏迷、休克、精神病患者发作期、严重智力低下者以及婴幼儿等一些难以表达主观意志的患者。

2.指导-合作模式

在这种模式中,患者具有一定的主动性,能够主动述说病情,但医者仍居于主导地位,这类似于父母与少年的关系。它适用于大多数患者,这种模式有助于发挥患者的积极性,提高诊治效果,也是较普遍采用的一种模式。

3.共同参与模式

在这种模式中,医患双方共同参与医疗方案的决定与实施,这类似于成人与成人之间的关系。但是,这种模式主要适用于具有一定医学知识背景或长期的慢性病患者。从理论上说,这种模式是最理想的,不但可以提高诊治水平,而且有利于建立和谐的医患关系。但是,并不是所有患者都具有参与的能力或意愿,即使具有自主能力的患者也往往因缺乏必要的医学知识而难以真正实施。

以上三种医患关系模式各有其特点,在其特定的范围内都是适当、有效的,但对大多数患者来说应当按照指导-合作模式或共同参与模式来实施诊疗。

(三)医患双方的道德权利与义务

医患双方的道德权利与义务

1.医师的道德权利与道德义务

(1)医师的道德权利:①在注册的执业范围内,进行医学检查、疾病调查、医学处置、出具相应的医学证明文件,选择合理的医疗、预防、保健方案;②按照国务院卫生行政部门规定的标准,获得与本人执业活动相当的医疗设备基本条件;③从事医学研究、学术交流,参加专业学术团体;④参加专业培训,接受医学继续教育;⑤在执业活动中,人格尊严、人身安全不受侵犯;⑥获取工资报酬和津贴,享受国家规定的福利待遇;⑦对所在机构的医疗、预防、保健工作和卫生行政部门的工作提出意见和建议,依法参与所在医疗机构的管理。以上既是医师的法律权利,也是其道德权利。此外,医师还有要求患者和家属配合诊治、在特殊情况下享有干涉患者行为的道德权利。

(2)医师的道德义务:①遵守法律、法规,遵守技术操作规范;②树立敬业精神,遵守职业道德,履行医师职责,尽职尽责为患者服务;③关心、爱护、尊重患者,保护患者的隐私;④努力钻研业务,更新知识,提高专业技术水平;⑤宣传卫生保健知识,对患者进行健康教育。以上既是医师的法律义务,也是医师的道德义务。此外,医师的道德义务还要求把对患者应尽义务与对他人、社会应尽义务统一起来,并且把维护和促进患者权利的实现也视为应尽的义务。

2.患者的道德权利与道德义务

(1)患者的道德权利,即患者在医疗活动中在道德上享有的正当权利和利益。①平等医疗权:平等医疗权要求医务人员平等待患者,对患者一视同仁,普同一等;在分配医疗卫生资源时,要坚持公平公正。②知情同意权:知情同意是尊重患者自主性的具体体现,是指在临床过程中,医务人员为患者作出诊断和治疗方案后,应当向患者提供包括诊断结论、治疗决策、病情预后以及诊治费用等方面的真实、充分的信息,尤其是诊疗方案的性质、作用、依据、损伤、风险以及不可预测的意外等情况,使患者或其家属经过深思熟虑自主地作出选择,并以相应的方式表达其接受或者拒绝此种诊疗方案的意愿和承诺。在得到患方明确承诺后，才可最终确定和实施拟定的诊治方案。③隐私保护权：为了诊治的需要，患者有义务将自己与疾病有关的隐私如实地告知医务人员，但是患者也有权维护自己的隐私不受侵害，对于医务人员已经了解的患者隐私，患者享有不被擅自公开的权利。④损害索赔权：在医疗活动中，因医疗机构及其医务人员过错造成患者人身损害、精神损害或财产损失时，患者及其家属有权提出经济赔偿的要求，并追究有关人员或单位的法律责任。⑤医疗监督权：在就医过程中，患者及其家属有权对医疗活动的合理性、公正性等进行监督；有权检举、控告侵害患者权益的医疗机构及其工作人员的违法失职行为；有权对保护患者权益方面的工作提出批评、咨询和建议。

（2）患者的道德义务：①配合医者诊疗的义务：在医患关系中，患者应如实陈述病史、病情，按医嘱进行各项检查并按医师的指示接受治疗。②遵守医院规章制度，尊重医务人员及其劳动的义务：患者应自觉遵守医疗卫生机构各种规章制度，尊重医务人员的辛勤劳动，尊重医务人员的人格尊严。③给付医疗费用的义务：医疗服务不以治疗是否有效或是否成功作为收取费用的前提，哪怕是治疗失败，只要医师付出了劳动，并且尽职尽责、尽心尽力，不存在过错，就应当得到报酬，患者不能以无效或失败为理由拒付医疗费。④保持和恢复健康的义务：每一个人都有保持自身健康且不危害他人健康，并为他人健康积极行动的义务。那种“健康是自己的事，他人无权干涉”的观点，是对健康道德的背离。⑤支持临床实习和医学发展的义务：医学科学的发展和医学生的培养离不开患者的配合和支持，支持医学生临床实习和医学人体试验，是提高医学生培养质量、促进医学进步的需要，应成为每一个患者的道德义务。但是，作为一种道德义务必须以患者的知情同意为前提。在医学实践中任何人都不能假借社会、医学的名义，侵犯他人的人身权利。

（四）构建和谐医患关系的伦理要求

1.医患双方应密切地沟通与交流

为了防范医患纠纷，促进医患关系的和谐，医患之间应当加强语言和非语言的密切沟通与交流，并且要注意克服彼此的心理障碍、文化差异，医务人员还要主动并正确使用沟通技术，以达到相互之间的了解、理解和发生矛盾时的宽容、谅解，将医患纠纷消灭在萌芽状态。

2.医患双方应自觉维护对方的权利

防范医患纠纷和促进医患和谐，既需要医务人员自觉维护患者的权利，也需要患者自觉维护医务人员的权利。但是，在处理维护医患双方权利的关系时，要把维护患者的权利放在优先的地位，只有维护了患者的权利，医务人员的权利才能得到切实维护。同时，还应认识到维护患者权利的关键是保证医疗的质量和安全，而维护医务人员权利的关键是尊重其人格尊严和人身安全。

3.医患双方应自觉履行各自的义务

为防范医患纠纷，促进医患和谐，医患双方都必须履行各自的义务。首先，医患双方都要提高认识、端正态度，认识到履行各自义务有助于保障相应权利的实现、医患关系的协调与合作以及缓解医患关系紧张而减少医患纠纷等。其次，医患双方还要克服认识或观念上的一些误区，在履行各自的义务时，必须发自内心并认为是必须或应该尽的职责，而不能认为是约束自由；最后，双方履行各自义务的关键是做到“尊医爱患”。

4.医患双方应加强道德自律并遵守共同的医学道德规范

就医务人员而言，首先在医疗卫生保健服务中要重视对患者的情感投入，开展人性化服务，视患者为亲人，使患者有一种温暖感和信赖感；其次，要认真负责，一丝不苟，提高责任感和事业感；最后，要做到廉洁服务，不接受患者的吃请、红包等，重塑白衣天使的形象。就患者而言，首先要文明就医，要理解医务人员的辛苦和医疗卫生保健的困难；其次，要尊重医务人员的劳动和人格尊严，不恶语伤人，不做违法之事；最后，要实事求是地对待疾病，冷静、客观地要求医务人员。

在上述双方加强道德自律的基础上，双方还要遵守以下共同的道德规范：彼此平等和尊重；互相理解和信任；彼此关爱和帮助；共同遵守法律和法规等。

七、乡村医疗服务中的伦理问题

乡村全科医生的工作内容是为农村居民提供基本医疗服务、基本公共卫生服务和全面掌握签约农村居民的健康状况，建立和完善居民健康档案，并制订健康促进方案，指导农村居民进行相应的预防保健。所以，乡村全科医师的主要职责是组织协调辖区内居民做好疾病的防控和健康教育工作，以及居民出现健康问题时提供必要的诊断和治疗，做好“守门人”的工作，并且对不能施治的患者及时进行转诊。为了很好地完成这三项基本职责，乡村全科医生要了解乡村全科医疗实践中存在的主要伦理问题，出色地掌握完成每项职责应遵循的伦理要求。

（一）疾病防控的伦理要求

疾病防控
的伦理要求

现代医学的飞速发展，使得人类掌握了比以往时代更加先进、强大的医疗技术，但疾病对人类健康的威胁从某种意义上说一直没有减弱。21世纪以来，新发传染病的流行、古老传染病的再现以及病原体耐药性的出现，都明确地警醒人们；自然生态的破坏、食品安全问题的频发、药品安全问题及抗生素的滥用等使预防和控制传染病增加了难度和复杂性；更为甚者是恐怖威胁活动、心理和精神疾患、酗酒和药物滥用等人类不健康的行为和生活方式导致了越来越严重的公共卫生问题。不仅如此，随着人类预期寿命的延长、社会生活方式的改变以及医疗制度的变迁，特别是全球主要国家老龄社会的到来，疾病对人类的影响不仅没有减弱，反而增强了，故而疾病防控成为现代人类社会生活中最为重要的任务之一。中国是一个农村人口占主体的国家，所以乡村全科医生作为我国绝大多数人口的健康“守门人”，肩负着重要的疾病防控的任务，不仅要重视传染病的防控，而且须做好慢性非传染性疾病的防控工作。

1.传染病防控的伦理要求

传染病是对人类健康危害最大的疾病，它具有起病急、传播快、死亡率高的特点。疫苗的出现曾一度给消灭传染病带来了希望，但是当前传染病发病率依然还很高，一些多年得以控制的传染病再度暴发流行。在农村地区，80%的传染病是由厕所粪便污染和饮水不卫生引起，常见的有痢疾、霍乱、肝炎、感染性腹泻等。同时一些新的传染病及病原体也不断被发现，病毒变异，耐药菌株的出现以及社会因素、自然环境因素引发的传染病流行都给传染病的防控提出了新的问题，严重威胁着人们的身体健康，并给人们造成恐慌的心理。所以传染病的防控依然是政府和社会应当重视的卫生工作，而乡村全科医生作为基层医务人员，是能够较早发现、治疗或转诊传染患者的前哨和主力军。

农村传染病的防控工作主要包括两个方面，即传染病的预防和管理。前者主要是通过免疫接种、健康教育和卫生环境改善以及提供农民的卫生和健康意识与能力；后者主要是对传染患者和易感人群的治疗、隔离等以避免疫情进一步扩散。当前，在中国农村，由于群众对传染病的认识程度不高、大量流动人口管理上的困难以及传染病防控经费投入上的不足等客观条件的限制，农村的传染病防控存在着一些困难。但是随着政府对农村公共卫生问题的重视，已经在这个领域有所改善。对于乡村全科医生来说，为了做好传染病防控工作，应遵循以下的伦理要求：①要具有对自己所签约居民健康负责的意识，积极开展传染病防控；②要认真做好传染病的监测和报告，履行法定的传染病防控责任；③尊重科学，掌握传染病防控的知识，具有职业奉献精神；④在传染病防控中，尊重传染病患者的权利和人格尊严。

2.慢性非传染性疾病防控的伦理要求

慢性非传染性疾病，简称“慢病”，已成为导致当今人类过早死亡和影响健康水平的主要原因。它不仅损害国民健康，威胁劳动力人口，大量增加疾病造成的心理和经济负担，如不加以控制还会影响和谐社会构建，妨碍社会稳定和经济可持续发展。近年来，我国农村地区的疾病谱发生了巨大变化，传染病已基本得到了控制，慢性非传染性疾病的患者数量在逐年增加，因病致贫的家庭持续上升。所以在农村加大对慢性病防治的宣传，不仅是健康促进的需要，也是从经济角度的考量。目前越来越多的医学研究证据表明，慢病是可防可控的。2010年，卫生部下发《慢性非传染性疾病综合防控示范区工作指导方案》，确定了我国慢病防控的具体目标和实施细则，指出政府主导、部门协作和社区行动是防控慢性病的有效策略。

慢性非传染性疾病的防控不仅仅是个人和家庭的责任，也是全社会的责任，更是政府的责任。面对防控慢性非传染性疾病的严峻挑战，必须发动全社会力量，政府主导、部门合作、全民参与，尽快扭转慢性非传染性疾病高发态势。同时，作为防控慢性非传染性疾病中坚力量的乡村全科医生，在从事慢病防控的工作中应遵循如下伦理要求：①对健康或处于亚健康的居民，要积极开展健康教育，促进人们健康行为、生活方式的转变。乡村全科医生要了解签约居民的生活习惯，引导其树立健康的生活习惯，及时纠正不良的健康习惯，并采取积极有效的方法促进居民转变旧的、不利于健康的生活方式。②对处于健康风险中的人群，要加强慢病的监测、筛查和普查工作，履行早发现、早诊断和早治疗的职业责任。乡村全科医生要定期对居民进行体检和健康状况调查，建立健康档案，发现患者要尽快确诊并积极予以治疗或转诊，以免患者病情加重。对于转诊而来的病患，要积极给予康复指导，并及时将非本辖区居民的诊疗情况反馈给辖区责任医生。

（二）健康教育与健康管理的伦理要求

健康教育的伦理要求

健康教育是指通过有计划、有组织的社会性的教育活动，促进人们能够自觉地采纳有益于身心健康的行为和生活方式，消除或减轻影响健康的危险因素，以达到从群体的角度预防疾病，促进人群健康和提高人们生活质量的目的。健康教育从改变人群的生活方式入手，注重人群健康意识与健康技能的培养，帮助人们建立起健康的生活方式。行之有效的健康教育须依赖或借助一系列致力于健康促进的相关政策、制度和社会环境等支持系统。当前，在城市中健康教育系统已经初步完善，越来越多的城市居民具备了一定的健康意识。但是在农村，健康教育系统依然缺乏，健康教育依然是最薄弱的环节。不仅如此，由于劳动力流动性的提高，以及农村居民膳食、生活习惯的改变和环境污染加重，农村人口面临的健康风险因素变得日益复杂，从而使得农村人口成为遭遇疾病风险的主要群体。有资料显示，目前我国70%~80%的艾滋病、结核病和疟疾患者是15~49岁的农村青壮年劳力。针对这种情况，中国政府在21世纪初提出9亿农民健康教育运动，对于乡村全科医生来说，对农村居民进行健康教育不仅是一种职业责任，也是一种社会责任。

健康教育本身是一项复杂、艰巨而长期的任务，其原因在于一方面人们对健康的影响因素尚没有全面的认识，另一方面是公共卫生的干预实践缺乏充分证据，容易让民众无所适从。在农村开展健康教育更是一项困难的任务，主要是农村的很多不良生活习惯和习俗有悠久的历史，同时由于农民大多数长期生活在一个同质的生活环境中，对更健康的、更高品质生活的认知缺乏。所以在农村居民中开展健康教育，必须按照农村人群的不同学习需求和知识起点，设计不同的教育方式和内容，同时要充分利用各种资源，努力取得好的教育效果。为此，在健康教育和健康促进工作中，乡村全科医生应遵循以下伦理要求：①要认识到健康教育是一项法律义务，乡村全科医生要充分利用一切机会和场合积极主动地开展健康教育。②乡村全科医生在农村健康教育的第一线，要积极参与有利于健康促进的公共政策的制定、支持性环境的创建和卫生保健体系的建立。③深入农村居民中间，将健康教育工作渗透到初级卫生保健等日常的工作中。④不断完善自我，提高个人的健康观念和健康知识水平，并以科学态度和群众喜闻乐见的形式开展健康教育工作，比如借用现代媒体以及农村居民易于接受的健康教育形式，逐步提高农村居民的健康认知水平和自我健康管理能力。

（三）疾病诊治中的伦理要求

疾病诊治的伦理要求

乡村全科医生的诊疗工作主要集中在对于居民的常见病，通过采集病史、体格检查和药物治疗，为患者提供基本的医疗服务，从而促进患者康复、减轻患者痛苦。对于超出自己医疗服务范围或者限于医疗条件和技术水平不能诊治的患者，应当如实向患者或者其家属介绍病情，并应及时转诊。在疾病的诊治中，乡村全科医生应严格地遵守诊断、治疗中的各项伦理要求，同时要不断地提高自己的治疗技术水平，以便使各项治疗措施取得最佳效果。

1.病史采集的伦理要求

病史采集是乡村全科医生进行疾病临床诊断的第一步。询问病史是医生通过与患者、患者家属或有关人员的交谈，了解疾病的发生和发展过程、治疗情况以及患者既往的健康状况等，也是获得患者病情资料的首要环节和疾病诊断的主要依据之一。因此，能否取得齐全、可靠的病史，关系到下一步的检查、诊断、治疗和护理。在询问病史过程中，乡村全科医生应遵循以下伦理要求：

（1）举止端庄，态度热情

在询问病史时，医生的举止、态度都会影响与患者的沟通与交流。医生的举止端庄、态度热情，可以使患者产生信赖感和亲切感,这不仅能使患者就诊时的紧张心理得以缓解,而且有利于患者倾诉病情、告知与疾病有关的隐私,从而获得全面、可靠的病史资料。相反,医生的衣冠不整、举止轻浮、态度冷淡或傲慢,患者就容易产生不安全感或心理压抑情绪,因此不愿意畅所欲言,结果形成一种简单、刻板的问答式交流,难以获得全面的病史资料,从而影响疾病的诊断,甚至造成漏诊或误诊。

(2)全神贯注,语言得当

在询问病史时,医生的精神集中而冷静,语言通俗、贴切而有礼貌,能使患者增强信任感和感到温暖,从而有利于获得准确的病史。相反,医生询问病史时,无精打采、他事干扰过多或漫无边际地反复提问,使患者产生不信任感。而专业性过强的术语使患者难以理解,惊叹、惋惜、埋怨的语言增加患者的心理负担,生硬、粗鲁、轻蔑的语言会引起患者的反感等,这些都会影响病史资料的收集,甚至会发生医患纠纷。

(3)耐心倾听,正确引导

由于患者求医心切,期盼尽早解除病痛,因此在医生询问病情时,患者生怕遗漏而往往滔滔不绝。此时,医生不要轻易打断患者的陈述或显得不耐烦,要耐心倾听,并随时点头以示领悟。有些资料似乎是生活经历,但可能对分析患者的心理、疾病的社会背景有利;有些患者为忧虑或隐私困扰,通过宣泄或抒发,既能够使患者感到心里痛快,也有利于找到疾病的根源和治疗。但是,询问病史的时间有限,如果患者的诉说离题太远或患者不善于表达自己的病情,医生可以引导患者转到疾病的陈述上来或抓住患者的关键问题询问清楚,避免机械地听记。然而,医生要避免有意识的暗示或诱导患者提供希望出现的资料,否则主观片面地引导会使问诊走向斜路,以致造成误诊或漏诊。另外,当询问与疾病有关的隐私时,要首先讲明目的及意义,以免产生不必要的误会。

2.体格检查的伦理要求

体格检查是乡村全科医生运用自己的感官和简便的诊断工具对患者的身体状况进行检查的方法。中医体格检查包括望诊、闻诊、问诊、切诊,而西医包括视诊、触诊、叩诊、听诊。它是简便、经济的诊断方法,也是确定诊断的重要环节。

在体格检查过程中,乡村全科医生应遵循以下伦理要求:

(1)全面系统,认真细致

在体格检查过程中,医生要按照一定的顺序进行系统检查而不遗漏部位和内容,不放过任何疑点,尤其是重点部位;对于模棱两可的体征,要反复检查或请上级医生复查,做到一丝不苟;在体格检查中,要避免主观片面、丢三落四或粗枝大叶、草率从事,否则会造成漏诊或误诊。

(2)关心体贴,减少痛苦

患者疾病缠身、心烦体虚和焦虑恐惧,需要医生关心体贴以减少痛苦。因此,医生在体格检查过程中,要根据患者病情选择舒适体位,注意寒冷季节保暖,对痛苦较大的患者要边检查边安慰。同时,检查动作要敏捷,手法要轻柔,检查敏感部位时要用语言转移患者注意力,不要长时间检查一个部位和让患者频繁改换体位,更不能我行我素、动作粗暴,以免增加患者的痛苦。

(3)尊重患者,心正无私

医生在体格检查过程中,思想要集中,并根据专业界限依次暴露和检查一定的部位;在检查异性、畸形患者时态度尤要庄重;男医生为女患者进行妇科检查时要有护士或第三者在场。偶遇不合作或拒绝检查的患者时不要勉强,做好说服工作后再检查。相反,在为患者检查时有轻浮、歧视的表情或言语,强行为一些头脑清醒而不合作的患者等进行检查,都是不符合伦理要求的,甚至是违法的。

在体格检查中,乡村全科医生也会借助一些辅助检查手段,对于辅助检查的使用,乡村全科医生应遵循的伦理要求:①综合考虑确定检查项目,目的纯正。辅助检查要根据患者的诊疗需要、患者耐受性、患者支付费用的能力等综合考虑确定检查项目。对于简单检查能解决的问题,就不要做复杂而有危险的检查;少数几项检查能说明问题,就不要做更多的检查。出于"经济效益"的驱动而进行"大撒网"式或不必要的过度检查,或为了满足医生的某种需要而又未征得患者的同意进行与疾病无关的检查,都是不符合伦理要求的。②患者知情同意,医生尽职尽责。医生一定要向患者或患者家属讲清楚检查的目的、意义、费用和风险,让其理解并表示同意后再行检查。只要这些检查是必要的,医生应尽职尽责地向患者解释和规劝,以便尽早确定诊断和进行治疗,不能听其自然而不负责任,也不能强制检查而剥夺患者的自主权。③综合分析检查结果，切忌片面性。辅助检查手段能够使医务人员更深入、细致、准确地认识疾病，为疾病的诊断提供重要依据，特别是一些疾病的早期，在没有明显症状和体征时，辅助检查有助于及早作出诊断。但任何辅助检查都受到种种条件的严格限制，而且结果反映的是局部表现或瞬间状态。因此，为避免辅助检查结果的局限性要与病史、体格检查的资料一起综合分析才能作出正确的诊断，如果片面夸大辅助检查在诊断中的价值，就会发生诊断的错误。

3.药物治疗的伦理要求

药物是医务人员维护和促进人类健康的有力工具，它不仅能控制疾病的发生和发展，而且也能提高人体抵御疾病的能力。但是，任何药物都有双重效应，即治疗作用与轻重不等的毒副作用。因此，乡村全科医生在药物治疗中要发挥药物的有利作用，防止用药不当给患者造成危害。乡村全科医生在使用药物进行治疗时，应遵循以下伦理要求：

(1)对症下药，剂量安全

对症下药是医生根据临床诊断选择相适应的药物进行治疗。为此，医生必须首先明确疾病的诊断和药物的性能、适应证和禁忌证，然后选择治本或标本兼治的药物。如果疾病诊断未明且病情较为严重时，或者诊断明确而暂时还没有可供选择的治本或标本兼治的药物，都可以暂时应用治标药物，以减轻病痛和避免并发症。但是，医生要警惕药物对症状掩盖的假象，以防止给诊断带来困难和延误病情及发生意外。剂量安全是指医生在对症下药的前提下，要因人而异地掌握药物剂量。因为用药剂量与患者的年龄、体重、体质、重要脏器的功能状况、用药史等多种因素有关，医生应具体了解患者的以上情况，用药灵活、有针对性，努力使给药量在体内既达到最佳治疗量而又不至于发生蓄积中毒，即防止用药不足或过量给患者带来危害。

(2)合理配伍，细致观察

在联合用药时，合理配伍可以提高药物抵御疾病的能力，也可以克服或对抗一些药物的副作用，从而使药物发挥更大的疗效。但是，要达到合理配伍首先要掌握药物的配伍禁忌，其次要限制药位数。否则，滥用联合用药，由于药物的拮抗作用有可能近期给患者带来危害，而且由于耐药的发生也会给日后的治疗设置障碍。因此有些医生盲目地采用“多头堵”“大包围”或为追求高的经济效益乱开大方的现象是不符合伦理要求的。在用药过程中，不管是联合还是单独用药，都应细致观察，了解药物的疗效和毒副作用，并随着病情的变化调整药物的种类和剂量，以取得较好的治疗效果和预防药源性疾病发生。忽视细致观察，或在观察中发现了问题而采取熟视无睹、听之任之的态度，都是不符合伦理要求的。

(3)节约费用，公正分配

在用药物治疗时，乡村全科医生应在确保疗效的前提下尽量节约患者的费用。医生应尽可能地选用常规药品、医疗目录中的药品。少量药能解决治疗问题，就不要开大方，也不要开“人情方”“搭车方”等。同时，也不能因亲友、熟人而随便滥开这些药物，更不能以药谋私。

(4)严格用药，避免滥用

对乡村全科医生来说，必须要严格按照用药目录规定实施药物治疗，认真执行从乡镇卫生院统一调拨、配送基本药物的规定，并执行零差率销售政策，不得从其他渠道购买任何药品。同时，能够服药解决的疾病问题，尽量不要打针；能够打针治疗的疾病，尽量不要静脉输液，特别要避免抗生素滥用的问题。严格按照用药规范用药不仅是伦理的要求，也是乡村全科医师职业法律规范的要求。

4.患者转诊的伦理要求

乡村全科医生在诊疗活动中，如果遇到村民患有疑难、急重症或受条件限制自身不能施治的患者，应该积极地向上级医疗机构转诊患者。为确保患者的健康福利，在转诊中乡村全科医生应遵循以下伦理要求：

(1)以患者健康利益为重，果断、及时转诊

乡村全科医生在接诊危重的患者时，果断对疾病的严重情况和危险程度作出判断，不要对自身的治疗能力过于自信而耽误患者的转诊，从而延误病情，耽误患者的救治。医生应以最大限度保护患者生命健康为目的，及时地转诊患者。对需要转院转诊的患者，乡村全科医生除承担着法定的义务外，还要严格遵守转诊的程序。如果乡村全科医生没有按照规定进行转诊，就属于违法行为。正确合理地转院转诊，

不仅对于减少医疗纠纷、提高医疗质量有着重要的意义，也是医生的法律义务。而对于情况紧急不能转诊的患者，医生应当先行抢救并及时向有抢救条件的上级医疗卫生机构求助。

(2)积极配合患者家属转诊患者，准确提供安全指导

乡村全科医生在指导患者家属转诊患者时，一方面要履行转诊手续，同时也要积极地为家属提供必要的技术指导，不能把转诊患者的事情交给患者家属而完全放手不管。对于一些特殊的患者，如发生在农村的急性心肌梗死的患者等，由于患者家属对疾病的认识不足、缺乏抢救经验，有时会因手忙脚乱盲目转诊而加重病情甚至死亡，所以需要医生给予必要的技术指导。

(3)改变服务模式，不断提高医疗技术水平与能力

乡村全科医生应以上门服务为主，定期对每位居民特别是65岁以上老年人、困难群体等重点人群积极提供上门服务，对有健康问题的开展连续服务，对纳入重点慢病的患者进行系统管理，对出院后转诊回来的患者，积极做好后续随访及恢复期的健康教育、康复指导工作。

附录二　医学文书的书写

医学文书的书写

(一)门诊医学文书书写

1.门诊病历书写的基本格式和项目

(1)就诊日期、科室。

(2)主诉。

(3)现病史。

(4)婚育史。

(5)既往史。

(6)体格检查。

(7)初步诊断或印象诊断(应与处方诊断一致)。

(8)处理意见。

(9)辅助检查结果。

(10)医师签名。

2.初诊病历记录要求

(1)一般项目:要求有就诊日期(根据病情记录具体时间)科别，患者性别、年龄等。

(2)主诉:患者就诊的主要症状及持续时间，要求精练。

(3)现病史:全面记录患者此次就诊的主要病史。内容应包括:发病情况，主要症状、体征及演变情况，伴随症状，发病以来在外院的诊治情况及结果，因何来门诊就诊，要求突出重点和特点。

(4)既往史:记录与本病有关的各系统的疾患。

(5)体格检查:一般情况，血压，体重，浅表淋巴结，心、肺、肝、脾情况，与主诉有关的常规查体不能缺项。

(6)临床诊断的书写

①对已明确诊断的要写出中文诊断全称，已明确临床病理分型的也要写出具体内容。

②不能明确诊断的应写出症状诊断，在待查下面写出临床上首先考虑的可能性诊断，如诊断难定时可在病名后加“?”，如“慢性胃炎?”等。

(7)处理意见:处方应有药物名称、剂量及用法。

①出具诊断证明书等其他医疗证明书时，要将其内容复写记录在病历里。

②记录向患者交代的重要注意事项。

③如病情需要请求及时会诊时，会诊的科室医师要将会诊后的检查情况及处理意见写在病历上立即转回。

(8)辅助检查

①记录所开各种化验及影像学检查项目。

②记录所采取的各种治疗措施。

(9)医师签名:要求医师签出能辨认的全名。

3.复诊病程记录要求

(1)一般项目:就诊日期、科别。

(2)主诉:简要的主诉,对已经诊断明确且此次就诊为复诊的病历,可在主诉的位置写"病史同前"。

(3)现病史:重点记录经过治疗后的效果及病情变化情况。

(4)体格检查:根据病情变化记录必要的体格检查。

(5)辅助检查:将阳性和重要的阴性检查结果抄写在记录中。

(6)诊断:如无变化,可以简略;如有变化或换了医生,则应写出即时的诊断。

(7)处理意见:其余要求同初诊病历。

(8)医师签名:要求医师签出能辨认的全名。

(二)处方书写

1.处方组成

(1)前记:包括医疗机构名称,处方编号,费别,患者姓名、性别、年龄,门诊或住院病历号,科别或病室和床号,临床诊断,开具日期等,并可添列专科要求的项目。

(2)正文:以 Rp 或 R 标示,分列药品名称、规格、数量、用法用量。

(3)后记:医师签名和/或加盖专用签章,药品金额以及审核、调配、核对、发药的药剂人员签名(签全名,并清晰可辨)。

2.基本要求

(1)医师开具处方需由在本院注册执业医师签字,科主任负责把关。一般项目完整,字迹清晰,药品易辨认,并与病历记载相一致。麻醉处方应由具有开具麻醉处方资格的医师书写。

(2)处方应当用钢笔、碳素笔、圆珠笔的蓝色或黑色墨水书写。处方中修改、增加、减少之处,均需医师签名及注明修改日期。每张处方只限于一名患者的用药。

(3)处方一律用规范的中文或英文名称书写(不得用两种文字、分子式、自编缩写或用代号、错别字)。书写药品名称、剂量、规格、用法、用量要准确规范,不得使用"遵医嘱""自用"等含糊不清字句。

(4)年龄必须写实足年龄,婴幼儿写日、月龄;必要时,婴幼儿要注明体重。西药、中成药、中药饮片要分别开具处方。

(5)西药、中成药处方,每种药品须另起一行,每张处方不得超过 5 种药品。开具处方后的空白处应划一斜线,以示处方完毕。

(6)中药饮片处方的书写,可按君、臣、佐、使的顺序排列;药物调剂、煎煮的特殊要求,注明在药品之后上方,并加括号,如包煎、先煎、后下等;对药物的产地、炮制有特殊要求的,应在药名之前写出;剂量写在右下方;数量及煎服法分别注明。

(7)用量一般应按照药品说明书中的常用剂量使用,特殊情况需超剂量使用时,应注明原因并再次签名。

(8)药品剂量与数量一律用阿拉伯数字书写。剂量应当使用公制单位:重量以克(g)、毫克(mg)、微克(μg)、纳克(ng)为单位;容量以升(L)、毫升(mL)为单位;国际单位(IU)、单位(U)计算片剂、丸剂、胶囊剂、冲剂分别以片、丸、粒、袋为单位;溶液剂以支、瓶为单位;软膏及霜剂以支、盒为单位;注射剂以支、瓶为单位,应注明含量;饮片以剂或付为单位。

(9)处方一般不得超过 7 日用量;急诊处方一般不得超过 3 日用量;对于某些慢性病、老年病或特殊情况,处方用量可适当延长,但医师必须注明理由。麻醉、精神药品的处方用量应当严格执行国家有关规定,开具麻醉处方时应有病历记录。

(10)过敏性药物根据药品说明书规定,需做皮试的,一定要在处方上注明"皮试"或"续用"。

(11)处方为开具当日有效,特殊情况需延长有效期的,由开具处方的医师注明有效期限,但最长不得超过3天。

（12）为便于药学专业技术人员审核处方，医师开具处方时，除特殊情况外，必须注明临床诊断，对暂不能确诊的病例，可用“某某症状待查”。

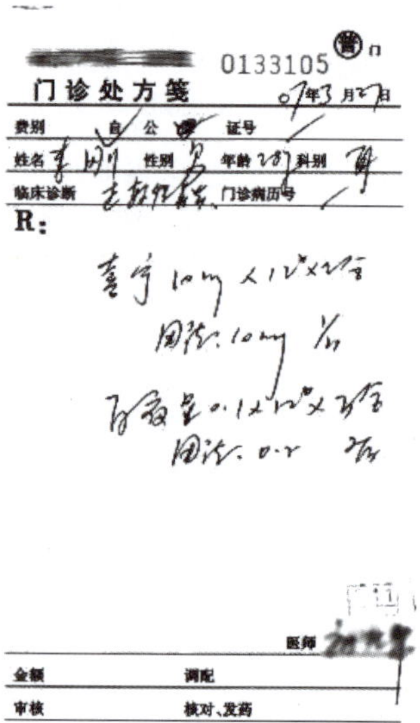

处方前记包括机构名称，费别，患者姓名、年龄、性别等，临床诊断，开具日期等

处方正文以Rp或R标示，分列药品的名称、剂型、规格、数量、用法用量

处方后记有医师签名或加盖专用章，药品金额以及审核、调配、核对的药学技术人员签名加盖专用章

处方格式

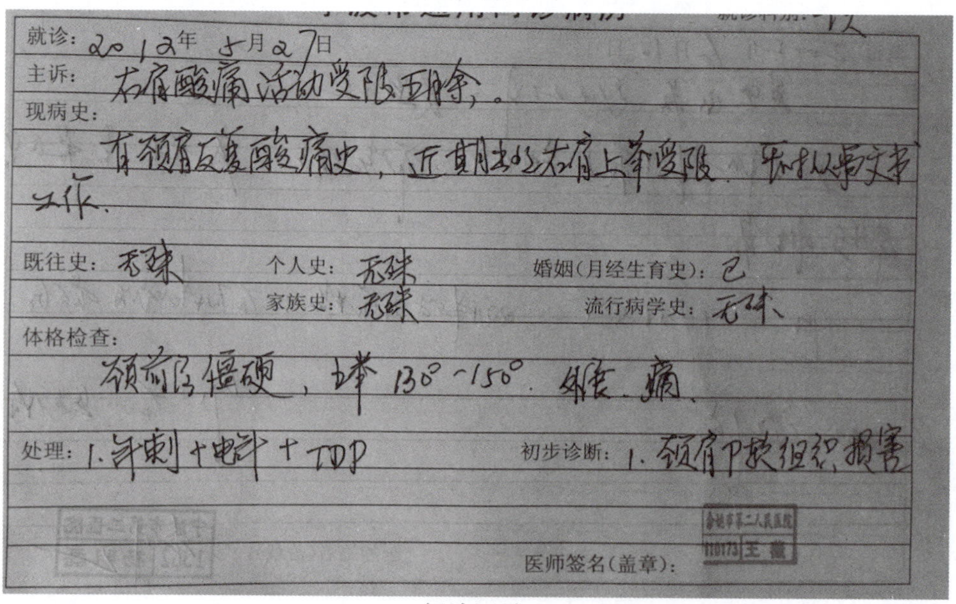

门诊记录